Clinical Molecular Biology

통합 임상 분자생물학

《 분자진단 실습편 》

임상 분자생물학 교재편찬위원회

정문각 JMK

머리말

분자진단은 현대 의학의 최전선에 있으며, 질병을 탐지, 모니터링 및 치료하는 방식에 혁명을 일으키고 있다. 기술 발전이 이 분야를 계속 확장함에 따라 학생, 연구자 및 의료 전문가가 분자진단 기술에 대한 견고한 기초를 개발하는 것이 필수가 되었다. 이 교과서는 진단 검사 및 환자 치료에 중요한 역할을 하는 임상병리사에 특히 초점을 맞춰 임상병리학과 대학생을 위한 포괄적인 내용으로 설계되었다.

인간 게놈 프로젝트(HGP)의 완료는 분자진단의 전환점을 나타내며 게놈 의학의 주요 혁신을 위한 길을 열었다. 고처리량 시퀀싱 기술, Real Time-PCR과 같은 기술과 결과해석에 필요한 생물정보학의 발달로 진단 정확도가 크게 향상되어 조기 질병 탐지와 표적 치료 개입이 가능해졌다. 생물정보학과 인공 지능의 접목으로 신속한 데이터 분석과 예측 모델링이 가능해져 분자진단이 더욱 정교해지고, 가까운 미래에 더욱 빠르고, 더욱 정확한 진단이 가능하리라고 예측된다. 따라서 분자진단 검사영역은 임상병리사에게 더욱 중요한 업무가 될 것으로 확신하며, 이 책이 임상 현장에서의 직무 수행에 도움이 되기 바란다.

이 책은 "통합 임상분자생물학" 이론과 직무실습 시리즈의 직무실습에 해당되는 한 권으로, 자체적으로도 독립적으로 사용될 수 있다. 책의 구성은 크게 세 가지 영역으로 나누어져 있으며, 첫 번째 영역 Part 01은 분자진단검사의 기본 사항인 실습실의 주의(안전)사항, 실습 기초, 분자진단을 위한 정도관리 및 오염방의 내용을 포함하고 있다. 두번째 영역 Part 02는 분자진단 검사 원리로써 분자진단을 위한 검체로부터 핵산 추출, 핵산 증폭, DNA 전기영동, DNA 염기서열 분석, 생물정보학에 대한 내용을 간단히 설명하고 있다. 세번째 영역 Part 03은 임상에서 분자진단 기술로 질병을 진단하는 대표적인 실례 중심으로 각 질환별 분자진단 방법을 설명하고, 진단 결과를 해석하여 판독하는 방법을 제시하고 있다. 특히 최근 전 인류를 위협한 Sars-Cov-2를 진단하는 방법, NGS 기반 유전자 검사를 통한 지병 예측과 같은 최신 임상 분자진단 기술을 포함하고 있다.

학습을 용이하게 하기 위해 각 장에서는 설명 다이어그램, 실질적 검사방법을 포함하고 있기 때문에 미래의 임상병리사가 될 전공학생들에게는 현실적인 직무학습 교재가 될 것으로생각된다. 또한 이미 임상 현직에 있는 임상병리사에게는 분자진단 검사에 대한 포괄적인 지식을 제공해 주어 분자진단 업무가 주어질 때 사전 교육으로 큰 도움이 될 것이다.

미래를 내다보면, 분자진단은 액체 생검, 단일 세포 시퀀싱, 검사 센서의 발전과 함께 진단검사 영역의 혁신의 주체가 되고 있다. 이러한 혁신은 비침습적 질병 모니터링, 실시간 진단, 개인화된 치료 전략을 용이하게 하여 궁극적으로 환자의 질병치료 결과를 크게 개선할 것이다. 이런 이유로 분자진단 영역의 미래는 더욱 확대될 것으로 예상되고, 중요성이 더욱 부각될 것으로 예측된다.

끝으로 이 책이 나오기까지 힘써 집필에 참여하신 저자 교수님들께 감사드리며, 의도하지 않은 실수나 오류는 빠른 시일 내에 수정할 것을 약속드린다. 그리고, 발간을 위해 애써 주신 정문각 김재민 사장님과 편집에 노고를 아끼지 않은 출판 관계자 여러분에게 진심으로 감사의 인사를 드린다.

2025. 5

분자진단 실습편 교재편찬 집필진 일동

차례

제 3 부 임상 분자진단 검사법 · 167

PART 01

분자진단검사 기본

Chapter 01

분자진단검사 실습실 주의사항

실험실 안전수칙

1. 각 실험실에서 이루어지는 실험은 반드시 안전관리자의 승인을 받고 실험시작 전에 안전수칙을 충분히 숙지하여야 하며, 적절한 안전관련 보호 장비를 착용한 후 실험하여야 함
2. 시약병은 깨끗하게 유지하고, 라벨(Label)에는 물질명, 위험 · 경고 · 주의표지, 뚜껑을 개봉한 날짜를 기록해 두어야 함
3. 실험실에서는 원칙적으로 침식할 수 없음
4. 실험실에서는 금연, 정숙, 청결, 정리정돈을 유지하여야 할 것
5. 실험실에서는 난방용 전열기구 및 가스기구(실험용 가스기구는 제외) 등을 사용할 수 없음
6. 실험실 이용자는 실험 중에 자리를 이탈해서는 아니 되며, 부득이할 경우 안전관리자의 허락을 받아 안전수칙을 숙지시킨 대리인을 두어야 함
7. 실험장치의 가동 중에는 정비 및 청소를 하지 말 것
8. 실험장치용 장비의 밸브는 서서히 열고 서서히 잠그도록 할 것
9. 가연물질은 진행 중인 실험에 필요한 최소량만을 보관할 것
10. 모든 실험장치는 담당자 이외에는 손대지 말 것
11. 폭발물이나 스파크 등이 발생하는 위험한 실험의 경우에는 안전관리자의 입회하에 실험토록 할 것
12. 실험장치 사용의 제한사항은 반드시 준수할 것
13. 인화성물질을 사용하는 실험실에는 화기 엄금토록 하며, 구급 및 소방관리를 철저히 할 것(소화기, 화재경보장치, 구급약품 등)
14. 인화성물질(유류, 가스 등)은 공기유통이 잘 되고 사람의 접근이 많은 곳에서 격리시켜 보관하고, 통제구역표시를 할 것
15. 통제구역은 임의로 출입하여서는 안 되며, 필요할 경우에는 통제구역 담당자 또는 안전관리자의 승인을 받을 것
16. 실험실 최종 퇴실자는 전기기구의 전원차단, 인화성물질 격리, 위험물의 안전한 정리정돈, 시건장치 등을 확인할 것

<출처 : 국가법령정보센터(http ://www. law. go. kr / LSW / admRulInfoP. do ? admRulSeq = 2000000071569)>

실험실 안전 관련 교육 동영상

한국화학연구원 실험실 안전 교육 동영상(15분 + 15분 + 10분 = 총 40분)

http://m.blog.naver.com/smy5402?Redirect=Log&logNo=220091646795&jumpingVid=2DD62937C5F952E6D05D80984DBA7DB6F067

광주과기원 실험실 폭발(1:22)

http://m.news.naver.com/read.nhn?oid=052&aid=0000661588&sid1=%EC%82%AC%ED% 9A%8C&mode=LSD

초등실험실안전교육(9분)

http://m.blog.naver.com/bbk880?Redirect=Log&logNo=220267785067&jumpingVid =7B5150C7770F620624F2D965C951DBEDF8C2

실험실생물안전규칙(국립보건원)(3분)

http://m.blog.naver.com/jekalwon?Redirect=Log&logNo=220171353227& jumpingVid=BF876DD452CAAF9B1B3E19E3EE1BB08EFD89

1. 실험실 안전 장치

1) 실험실 부스

(1) 제어풍속은 부스를 개방한 상태로 개구면에서 0.4 m/s 정도로 유지되어야 한다. 다만, 부스가 없는 실험대에서 실험을 할 경우 상방향 후드의 제어풍속은 실험대 상부에서 1.0 m/s 정도로 유지되어야 한다.

(2) 부스 입구의 공기의 흐름방향은 입구 면에 수직이고 안쪽으로 향하여야 한다.

(3) 부득이하게 시약을 부스내에 보관할 경우는 항상 후드의 배기장치를 켜두어야 한다.

2) 유해물질 저장 캐비넷

(1) 실험실 내에 시약 등 유해물질을 저장할 경우에는 강제배기장치가 설치되어 통풍이 되는 캐비넷에 저장되어야 한다.

(2) 유해물질은 물성이나 특성별로 저장하여야 하며 알파벳순이나 가나다순 등 이름 분류로 저장하지 않아야 한다.

(3) 서로 반응할 수 있는 유해물질을 함께 두지 않아야 한다.

3) 세안장치

(1) 세안장치는 유해물질을 취급하는 실험실에 설치하여야 하며, 실험실 내의 모든 인원이 쉽게 접근하고 사용할 수 있도록 준비되어 있어야 한다. 이 지침에서 규정되지 않은 사항에 대해서는 KOSHA GUIDE D-44(세안설비 등의 성능 및 설치에 관한 기술지침)을 적용할 수 있다.

(2) 세안장치는 실험실의 모든 장소에서 10초 이내에 도달할 수 있는 위치에 확실히 알아볼 수 있는 표시와 함께 설치되어 있어야 한다.

(3) 실험실 작업자들은 눈을 감은 상태에서도 가장 가까운 세안장치에 접근할 수 있어야 한다.

2. 실습 안전수칙

1) 실습 전

(1) 실습에 참여하기 전에는 실습복을 반드시 착용하여 실습자와 의복을 약품으로부터 보호하여야 한다.
(2) 실습복은 화염에 쉽게 인화될 위험이 있으므로 약품 등이 묻어 있으면 바로 세탁을 하도록 한다.
(3) 실습복이 꽉 끼일 경우에는 실습을 위한 행동에 지장을 줄 수 있으므로 치수를 여유 있게 선택하는 것이 좋다.
(4) 음식물을 실험실 내 시약 저장 냉장고에 보관하지 말고, 또한 실험실 내에서 음식을 먹어서는 안되기 때문에 음식물을 가지고 입실하지 않도록 한다.
(5) 일부 실습의 경우에는 지도교수나 조교의 지시에 따라서 보호안경을 반드시 착용하여 눈을 보호하여야 한다.
(6) UV-Transilluminator 등과 같이 자외선이 나오는 기구를 사용할 때에는 반드시 보호안경을 착용하여야 한다.
(7) 실습실은 화재나 폭발과 같은 위험성이 있을 수 있기 때문에 실습에 들어가기 전에 실습할 내용을 충분히 숙지하고 이해하도록 한다.
(8) 실습에 사용할 약품을 점검하고 각 약품의 위험성 여부와 위험 부위를 정확하게 숙지하여야 한다.
(9) 실습에 사용할 기구 및 기기의 그 사용법을 정확하게 알아두고, 작동 여부를 확인한다.
(10) 인화성 물질을 사용할 때에는 화재에 주의하도록 하고, 만일의 경우를 대비하여 소화기나 소독제 등의 안전장치를 준비하도록 한다.
(11) 시계, 반지 등의 액세서리는 가급적 벗어 놓고, 머리카락이 긴 실습자는 머리카락에 불이 붙거나 약품에 닿을 수 있으므로 실습 전에 반드시 끈 등으로 묶어야 한다.
(12) 이외에 필요한 사항은 반드시 담당교수나 조교에게 질문하거나 지시를 따르도록 한다.

2) 실습 중

(1) 실험대 사용

① 실험대, 실험부스, 안전통로 등은 항상 청결하게 유지하여야 한다.
② 실험대 위에는 실험에 필요한 도구를 제외하고는 어떤 물질도 올려놓아서는 안된다.
③ 실험실의 전반적인 구조를 숙지하고 있어야 하며, 특히 출입구는 항상 피난이 가능한 상태로 유지하여야 한다.

(2) 약품 취급 시

① 안전을 위하여 약품을 취급할 때에는 다음의 사항을 반드시 지키도록 한다.
② 실험에 필요한 시약만 실험대에 놓아두고, 또한 실험실 내에 일일 사용에 필요한 최소량만 보관하여야 한다.
③ 시약병은 깨끗하게 유지하고, 라벨(Label)에는 물질명, 위험 · 경고 · 주의표지, 뚜껑을 개봉한 날짜를 기록해 두어야 한다.
④ 시약이 담겨진 병이나 기구를 옮길 때는 흔들리거나 떨어지지 않도록 조심하여야 한다.

⑤ 유해물질, 방사성물질 등을 취급하는 실험실에서 실험실 종사자는 실험복, 보안경 등의 보호장비를 착용하고 실험을 하여야 한다.

⑥ 유해물질을 취급하는 실험을 할 때에는 부스(Booth)에서 실시하여야 한다.

⑦ 인체에 유독한 시약이 많으므로 절대로 맛을 보거나 피부와 접촉하지 않도록 한다.

⑧ 피부에 유독한 물질(예: EtBr 등)을 취급할 때에는 일회용 장갑이나 latex장갑을 반드시 착용하여야 한다.

⑨ 시약 사용 전에 반드시 시약의 이름을 한 번 더 확인하도록 한다.

⑩ 액체 시약의 사용

- 액체를 따를 때는 시약병 안에 파이펫이나 스포이드를 절대로 넣지 않도록 한다.
- 시약을 따를 때 시약병 마개는 실습자가 쥔 채로 시약을 따른다.
- 만약 덜어서 사용하고 난 후 남을 경우에는 원래 시약병에 다시 넣어서는 안된다.
- 증기가 발생하는 시약의 취급이나 냄새가 나거나 연기가 나는 실습은 반드시 후드 안에서 실시한다.
- 휘발성이 있는 액체나 기체를 절대로 들이마시면 안되지만, 부득이하게 냄새를 맡아야 할 경우에는 용기를 코에서 멀리 떨어지게 한 후 실습자의 코를 향해 손으로 부채질하여 살짝 냄새를 맡도록 한다.

⑪ 고체 시약

- 고체 시약을 덜어낼 때에는 깨끗이 씻은 후 바짝 말린 스푼을 사용하여야 한다.
- 덜어내고 남은 시약이나 다른 깃에 접촉한 시약은 절대로 시약병에 다시 넣어서는 안된다.

⑫ 효소 시약

- 효소 시약은 대부분이 고가이므로 보관 온도나 시간 등을 잘 지키도록 한다.
- 가급적이면 효소 시약을 덜어서 사용하여 활성도를 낮추지 않도록 한다.
- 사용이 끝난 효소 시약은 반드시 곧바로 냉장고나 냉동고에 넣도록 한다.

3) 실습 후

(1) 실습이 끝나면 가장 먼저 전기기구의 전원을 반드시 끄고 플러그를 뽑은 것을 확인한 후 제자리에 가져다 둔다.

(2) 실습에 사용한 시약이나 kit 등은 반드시 원래 자리에 넣어둔다.

(3) 실험이 끝난 후 사용한 물품은 사용 전 상태로 깨끗이 정리 정돈하여야 한다.

(4) 사용한 실습기구들을 깨끗이 씻은 후 물기가 완전히 빠지도록 조치한다.

(5) 실습이 끝난 후에는 실습대를 깨끗이 닦고, 그 주위를 정리하고, 바닥을 깨끗이 청소하여야 한다.

(6) 실습실 폐기물처리규칙에 의거하여 화학약품 등은 규정에 따라 처리하여야 한다.

(7) 실험이 끝난 후에는 비누와 소독수로 손을 깨끗이 씻는다.

3. 실습실에서 응급처치법

실습실에는 전기기구나 유리제품, 전열기기가 많기 때문에 항상 부상이나 화재, 폭발과 같은 사고가 발생할 위험성을 가지고 있다. 따라서 앞에서 언급한 주의사항을 반드시 지키도록 하며, 혹시 사고가 발생할 시에는 다음의 지침에 따라서 응급처치를 하도록 하고, 증상이 심할 경우에는 119 등에 연락하여 조치를 받도록 한다.

1) 호흡정지

- 환자가 의식을 잃고 호흡이 정지된 경우 즉시 인공호흡을 해야 한다.
- 주변의 도움을 청하려고 시간을 낭비하지 말고 환자를 소생시키면서 도움을 청해야 한다.

2) 자상(칼이나 유리, 도구 등에 의해 베었을 경우)

- 출혈 시 상처 부위를 패드나 천으로 눌러서 지혈시킨다.

3) 유해물질이 눈에 들어갔을 경우

- 유해물질이 눈에 들어갔을 경우 15분 이상 세안장치를 이용하여 깨끗이 씻고 즉각 전문의의 진료를 받는다.

4) 유독가스를 들이마셨을 경우

- 신선한 공기 중으로 빠르게 이동하여 수차례 깊은 호흡을 한다.

5) 시약을 마셨을 경우

- 손가락을 입에 집어넣는 등의 방법으로 구토를 유도하고 치료를 받아야 한다.

6) 가벼운 화상

- 곧바로 화상부위를 흐르는 물에 갖다 대어서 열감과 통증이 없어지도록 한다.

7) 유해물질에 의한 화상

- 유해물질이 묻거나 화상을 입었을 경우 즉각 물로 씻는다.
- 유해물질에 의하여 오염된 모든 의류는 제거하고 접촉 부위는 물로 씻어낸다.

8) 의복에 불이 붙었을 때

- 바닥에 누워 구르거나 근처에 소방담요가 있다면 화염을 덮어 싸도록 한다.
- 불을 끈 후에는 약품에 오염된 옷을 벗고 샤워장치에서 샤워를 하도록 한다.
- 상처 부위를 씻고 열을 없애기 위해서 충분히 수돗물에 상처부위를 담근다.
- 화학 화재용 소화기는 얼굴 부근이 아닌 쪽으로 사용하도록 한다.

9) 화재가 발생하였을 때

- 반드시 전열기기를 모두 끄도록 한다.
- 인화성 물질을 실험실에서 먼 곳으로 옮긴다.
- 소화기나 모래 등으로 소화 작업을 한다.
- 단, 유기용매에 불이 붙었을 경우에는 절대 물을 사용하여서는 안된다.
- 소화기로 진화가 되기 어렵다고 판단되면 즉시 119에 연락한 후 대피한다.

10) 폭발이 발생하였을 때

- 모두 실습실에서 대피하고, 119 등에 연락한다.

별표 1

실험실 안전관리 점검표

부서 : ○○○ 실험실　　　　　　　　　　안전관리책임자 : 직)　　　성명)　　　(인)

점검일 : . . .　　　　　　　　　　　안전관리자　　: 직)　　　성명)　　　(인)

구분	주요 점검내용	점검내용
1. 일반사항	○ 실험실 안전사고에 대비한 비상연락체계 유지 여부	
	○ 실험실 안전에 대한 자체점검 실시 여부	
	○ 실험실 종사자에 대한 실험실 안전교육 실시 여부	
2. 일반점검	○ 실험실의 정돈 및 청결 상태	
	– 주요 실험기자재의 활용 및 사용관리대장 비치 여부	
	– 실험실 안전수칙 등 실험 특성에 따른 안전조치요령 숙지 여부	
	– 화재경보기 · 소화기 및 모래 등 비치 여부	
	– 전기플러그의 과다분지나 피복탈락으로 감전 및 화재 발생 가능 여부	
	○ 비상구 확보 및 실험실 종사자의 비상시 조치요령 숙지 여부	
3. 시약 및 가스	○ 원활한 실내 환기시설 설치 여부	
	○ 유독성 가스 용기에 가스 특성에 관한 표지부착 여부	
	○ 위험 · 유독 · 휘발성 약품의 환기시설 내 보관 및 사용 여부	
	○ 취급약품 · 가스에 맞는 용량 및 종류의 소화기 비치 여부	
	○ 보호복, 보호마스크, 보호안경, 보호장갑 등 보호장비 비치 여부	
	○ 가스, 화공약품 누출 시 긴급 조치방법 숙지 여부	
	○ 독성화합물 폐기는 지정한 방법에 따라 폐기하는지 여부	
4. 실험폐기물	○ 폐기물은 종류별로 수집하는지 및 밀폐용기 사용 여부	
	○ 폐기물을 일반 생활하수구에 혼합 폐기하는지 여부	
	○ 폐기물 보관장소의 지정 및 세정 · 소독 · 위생관리 상태	
	○ 독성 폐기물 처리 시 보호장비 착용여부	

<출처: 국가법령정보센터(https://www.law.go.kr/LSW/admRulLsInfoP.do?admRulSeq=2200000033681#J1742670)>

4. 위험한 화학물질

<법령명: 산업안전기준에 관한 규칙 별표 1>

1) 폭발성 물질 및 유기과산화물

폭발성 물질 및 유기과산화물

(1) 질산에스테르류

(2) 니트로화합물

(3) 니트로소화합물

(4) 아조화합물

(5) 디아조화합물

(6) 하이드라진 유도체

(7) 유기과산화물

(8) 그 밖에 가목부터 사목까지의 물질과 같은 정도의 폭발 위험이 있는 물질

(9) 가목부터 아목까지의 물질을 함유한 물질

2) 물반응성 물질 및 인화성 고체

(1) 리튬

(2) 칼륨 · 나트륨

(3) 황

(4) 황린

(5) 황화인 · 적린

(6) 셀룰로이드류

(7) 알킬알루미늄 · 알킬리튬

(8) 마그네슘 분말

(9) 금속 분말(마그네슘 분말은 제외한다)

(10) 알칼리금속(리튬 · 칼륨 및 나트륨은 제외한다)

(11) 유기 금속화합물(알킬알루미늄 및 알킬리튬은 제외한다)

(12) 금속의 수소화물

(13) 금속의 인화물

(14) 칼슘 탄화물, 알루미늄 탄화물

(15) 그 밖에 가목부터 하목까지의 물질과 같은 정도의 발화성 또는 인화성이 있는 물질

(16) 가목부터 거목까지의 물질을 함유한 물질

3) 산화성 액체 및 산화성 고체

(1) 차아염소산 및 그 염류

(2) 아염소산 및 그 염류

(3) 염소산 및 그 염류
(4) 과염소산 및 그 염류
(5) 브롬산 및 그 염류
(6) 요오드산 및 그 염류
(7) 과산화수소 및 무기 과산화물
(8) 질산 및 그 염류
(9) 과망간산 및 그 염류
(10) 중크롬산 및 그 염류
(11) 그 밖에 가목부터 차목까지의 물질과 같은 정도의 산화성이 있는 물질
(12) 가목부터 카목까지의 물질을 함유한 물질

4) 인화성 액체

(1) 에틸에테르, 가솔린, 아세트알데히드, 산화프로필렌, 그 밖에 인화점이 23℃ 미만이고 초기 끓는점이 35℃ 도 이하인 물질
(2) 노르말헥산, 아세톤, 메틸에틸케톤, 메틸알코올, 에틸알코올, 이황화탄소, 그 밖에 인화점이 23℃ 미만이고 초기 끓는점이 35℃를 초과하는 물질
(3) 크실렌, 아세트산아밀, 등유, 경유, 테레핀유, 이소아밀알코올, 아세트산, 하이드라진, 그 밖에 인화점이 23℃ 이상 60℃ 이하인 물질

5) 인화성 가스

(1) 수소
(2) 아세틸렌
(3) 에틸렌
(4) 메탄
(5) 에탄
(6) 프로판
(7) 부탄
(8) 산업안전보건법 시행령 별표 10에 따른 인화성 가스

6) 부식성 물질

(1) 부식성 산류
- 농도가 20% 이상인 염산, 황산, 질산, 그 밖에 이와 같은 정도 이상의 부식성을 가지는 물질
- 농도가 60% 이상인 인산, 아세트산, 불산, 그 밖에 이와 같은 정도 이상의 부식성을 가지는 물질

(2) 부식성 염기류
- 농도가 40% 이상인 수산화나트륨, 수산화칼륨, 그 밖에 이와 같은 정도 이상의 부식성을 가지는 염기류

7) 급성 독성 물질

(1) 쥐에 대한 경구투입실험에 의하여 실험동물의 50%를 사망시킬 수 있는 물질의 양, 즉 LD50(경구, 쥐)이 kg 당 300 mg(체중) 이하인 화학물질

(2) 쥐 또는 토끼에 대한 경피흡수실험에 의하여 실험동물의 50%를 사망시킬 수 있는 물질의 양, 즉 LD50(경피, 토끼 또는 쥐)이 kg 당 1000 mg(체중) 이하인 화학물질

(3) 쥐에 대한 4시간 동안의 흡입실험에 의하여 실험동물의 50%를 사망시킬 수 있는 물질의 농도, 즉 가스 LC50(쥐, 4시간 흡입)이 2500 ppm 이하인 화학물질, 증기 LC50(쥐, 4시간 흡입)이 10 mg/L 이하인 화학물질, 분진 또는 미스트 1 mg/L 이하인 화학물질

5. 시약사용 안전 주의사항

시약	휘발성 인화성	돌연변이 유발원	발암 물질	인화성	글로브 착용	보호안경 착용	마스크 착용	보호의류 착용	케미칼 후드 사용	클린 벤치 사용
Acrylamide					○		○		○	
Bisacrylamide					○		○		○	
Blood,tissue					○	○	○	○		○
BrdU		○				○			○	
Butanol계열	○			○	○	○	○			
Chloroform			○		○	○			○	
m-Cresol					○	○		○	○	
Diethyl ether					○	○			○	
DEPC			○		○			○	○	
DMF					○	○	○		○	
Ethidium bromide			○		○					
Formaldehyde			○		○	○			○	
Acetic acid,glacial				○	○	○			○	
β-Hydroxyquinoline					○	○	○			
Liquid nitrogens					○	○				
β-mercaptoethanol					○	○			○	
Methanol,methyl alcohol					○	○	○		○	
Phenol					○		○	○	○	
Sodium dodecyl sulfate, Sodium lauryl sulfate,SDS							○			
Sigmacote					○	○			○	
Sodium hydroxide					○		○			
Toluene					○	○	○		○	
UV radiation		○			○	○				
Xylene					○		○		○	

1) Human blood, blood products, tissues
   - B형간염이나 에이즈 바이러스 등에 감염될 우려
   - 실험에 관련된 것들은 멸균, 폐기

2) DEPC
   - 시약병을 열 때 시약이 튈 수 있으므로 병을 멀리한 채로 열어야 함

참고문헌

- 광주과기원 실험실 폭발(http://m.news.naver.com/read.nhn?oid=052&aid=0000661588&sid1=%EC% 82%AC%ED%9A%8C&-mode=LSD)
- 국가 연구 안전 정보시스템 연구실 사고 응급처치 메뉴얼(https://www.labs.go.kr/brdartcl/boardarticleView.do?brd_id=B-DIDX_syOXA40Y10sJ0jZNhKh4A0&menu_nix=638n9KoB&cont_idx=18)
- 국가법령정보센터(http://www.law.go.kr/LSW/admRulInfoP.do?admRulSeq=2000000071569)
- 법령명 : 산업안전기준에 관한 규칙 별표1
- 실험실생물안전규칙(국립보건원)(http://m.blog.naver.com/jekalwon?Redirect=Log&logNo=220171353227&jumpingVid=B-F876DD452CAAF9B-1B3E19E3EE1BB08EFD89)
- 안전보건공단 KOSHA Guide(https://www.kosha.or.kr/kosha/data/guidanceD.do)
- 임상분자생물학. 박기호 외.12장 부록.2010. 고려의학
- 초등실험실안전교육(http://m.blog.naver.com/bbk880?Redirect=Log&logNo=220267785067&jumpingVid=7B5150C7770F620624F2D965C951D- BEDF8C2)
- 최신진단분자생물학실습. 한국임상병리학과 분자생물학 교수회 편. 제1장 분자생물학실습실에서의 준수사항.2005.청구문화사
- 한국화학연구원 실험실 안전 교육 동영상(http://m.blog.naver.com/smy5402?Redirect=Log&logNo=220091646795&jumpingVid =2DD62937C5F952E6D05D80984D-BA7DB6F067)

• 이해도 확인 문제 •

1. 실험실 안전수칙은 왜 준수하여야 한다고 생각하는가?

2. 임상 분자생물학실습 과목에서 가장 흔하게 사용하게 되는 시약 10가지를 열거하라.

3. 지금까지 실습과목을 수행하면서 본인이 부지불식간에 안전수칙에서 벗어난 행동을 한 것 5가지를 열거하라.

Chapter 02 분자진단검사 실습 기초

1. 실습보고서 작성요령

실험실습보고서(이하 실습보고서)는 실습을 통하여 얻게 된 새로운 정보와 지식, 실험 결과를 논리와 형식을 갖추어 정리하는 글이다. 실습보고서는 기본적으로 학술잡지에 실린 논문 형식을 따라야 하나 보고서의 목적상 간략하게 작성되기도 한다. 이 책에는 각 장의 말미에 절취식의 '실습 결과 보고서' 양식이 제공되어 있으므로 이에 준하여 보고서를 작성하도록 한다. 관찰 및 결과, 토론, 참고문헌은 별지를 붙여서 기록한다.

실습보고서에 있어서 가장 중요한 덕목은 정확성과 명료성이라고 할 수 있다. 실습보고서 작성 시에 자료는 최대한 객관적으로 기술하는 것이 중요하며, 근거가 약한 주관적인 판단은 배제하고 명확한 표현을 사용하도록 한다.

[실습보고서 작성 순서]

① 본인의 학과, 반, 실험조, 성명과 학번을 먼저 기재한다.

② 실습 일자와 시간을 기재한다.

③ 실습의 주제를 기록한다.

④ 실습의 목적을 기록한다. 실습이 어떠한 목적과 필요에 의해서 수행되었는지 간결하게 밝히고 목적이 하나 이상일 경우 개조식으로 작성한다.

⑤ 실습에 사용된 기구 및 장비를 기술한다.

⑥ 실습에 사용된 재료와 시약을 제조회사까지 자세히 기재한다.

⑦ 실습 방법은 실제로 실습한 내용을 구체적으로 기록한다.

⑧ 관찰 및 결과는 객관적으로 관찰한 후 있는 그대로 기록한다. 실습 결과를 알기 쉽게 요약하며, 계산 과정이나 그래프, 그림이나 자료가 있을 경우 함께 첨부한다. 결론에서는 실험을 압축적으로 간략하게 설명하고 결과를 통해 얻은 핵심 내용을 기술한다. 실습 결과가 잘못되었다고 하더라도 그대로 기록하되 반드시 그렇게 나온 원인을 분석하여 토론에서 기술하여야 한다.

⑨ 토론에서는 실험 결과를 해석하여 정리하고, 오류가 있다면 그 발생 원인을 분석하며 개선사항을 제안하기도 한다.

⑩ 참고문헌의 작성은 실습교재 외의 다른 참고문헌을 이용하였을 경우 저자, 출판년도, 제목, 문헌명, 페이지 등을 정확히 기록한다.

2. 분자진단검사 실습에 사용되는 기기 및 기구

NGS(MiSeq, Illumina)	Automatic DNA sequncer (SeqStudio, Thermo Fisher Scientific)
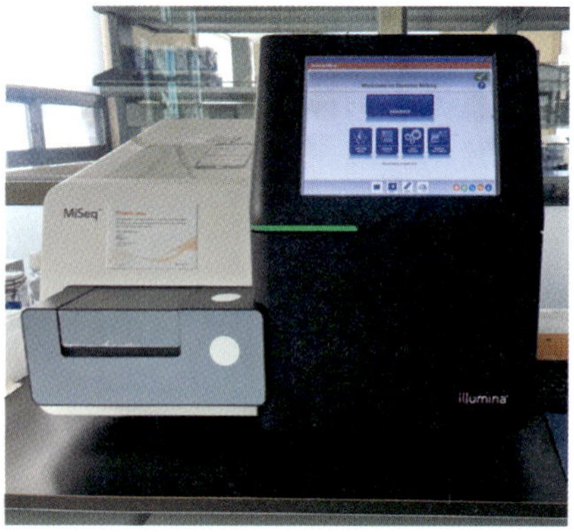	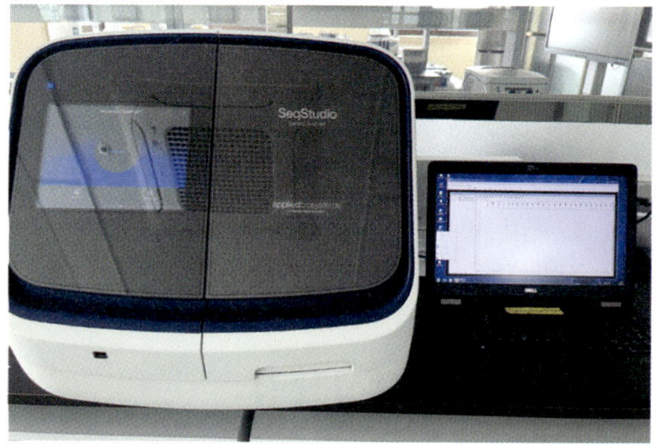
Real time PCR machine (QuantStudio, Thermo Fisher Scientific)	Real Time PCR machine
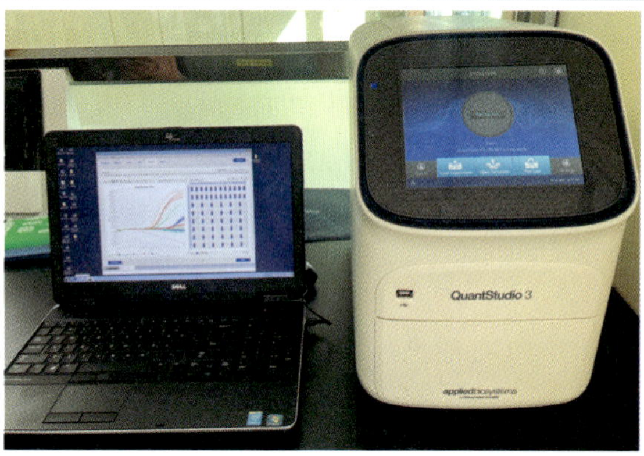	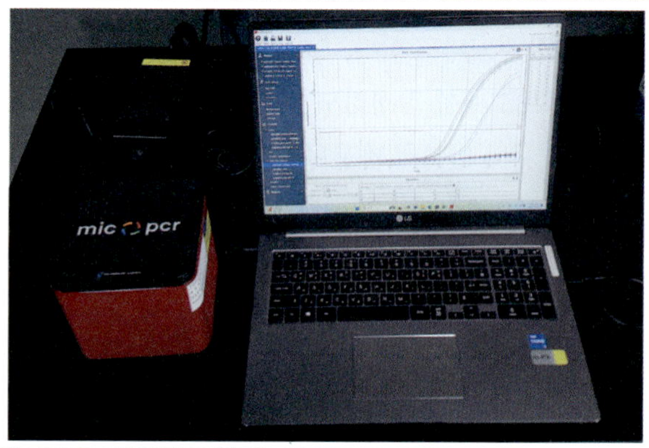
Automatic DNA Electrophoresis System (QIAxcel Advanced, Qiagen)	Automatic DNA Electrophoresis System (TapeStation 4150, Agilent)
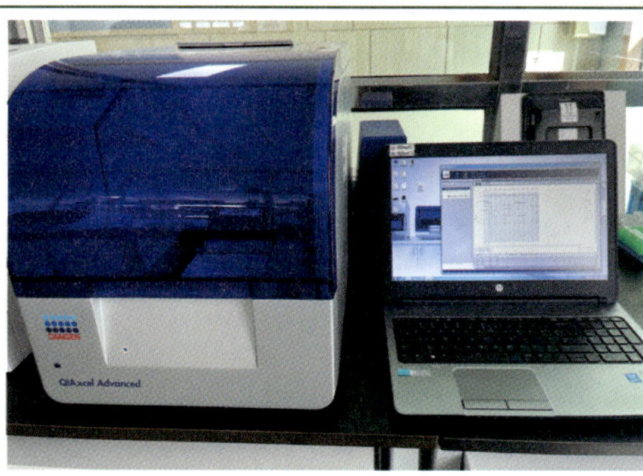	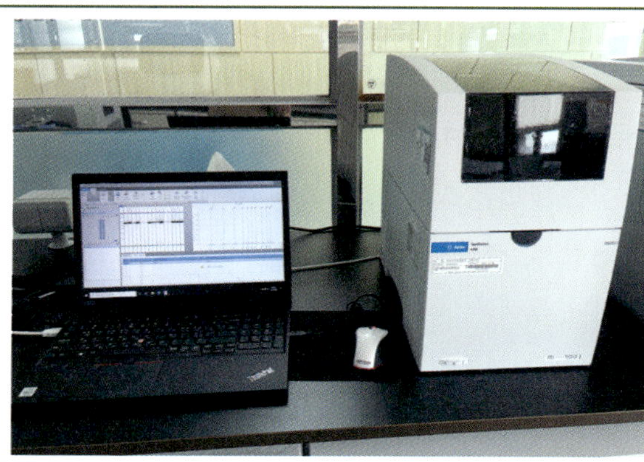

PCR machine	UV transilluminator + Imaging System
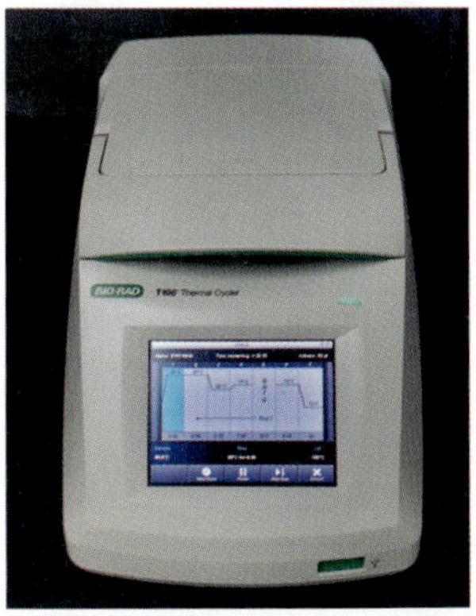	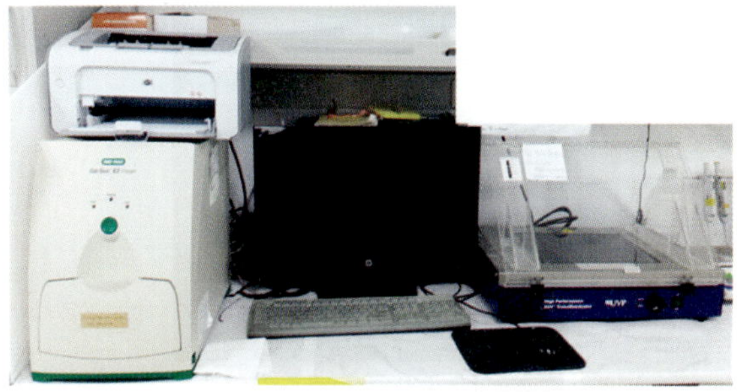
Spectrophotometer (Nano drop, Thermo Fisher Scientific)	Fluorometer (Qubit 4, Thermo Fisher Scientific)
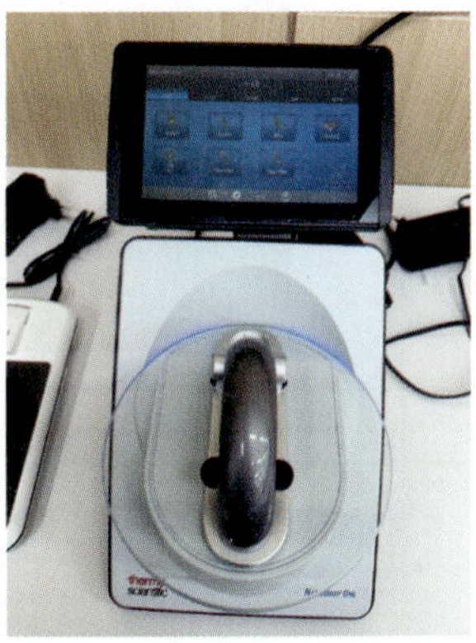	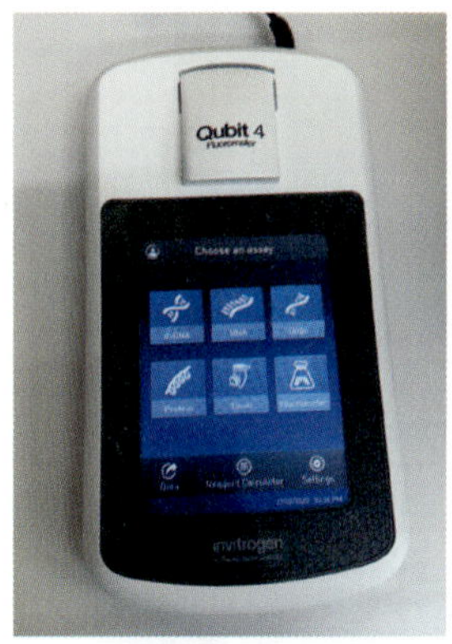

DNA shearing System(Q800R3,QSonica)

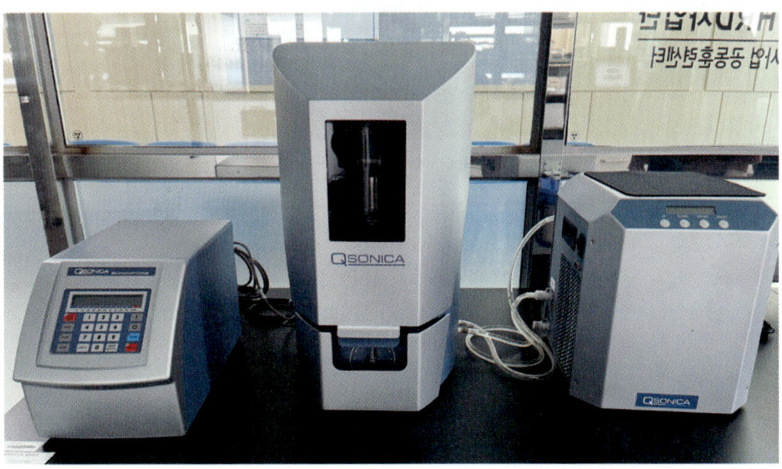

<table>
<tr><th colspan="3">Centrifuges</th><th colspan="3">Microcentrifuge</th></tr>
<tr><td colspan="3">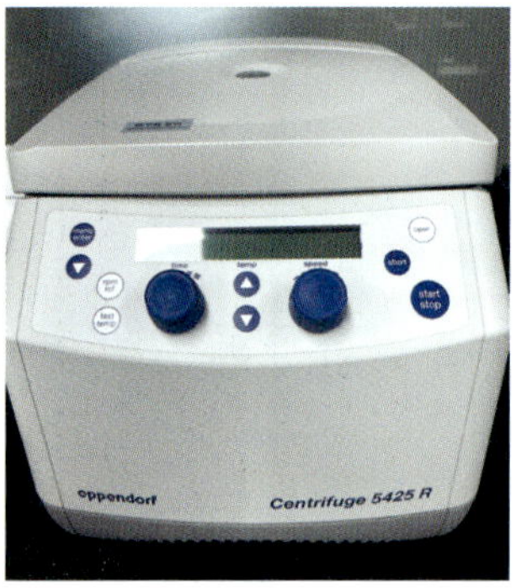
</td><td colspan="3">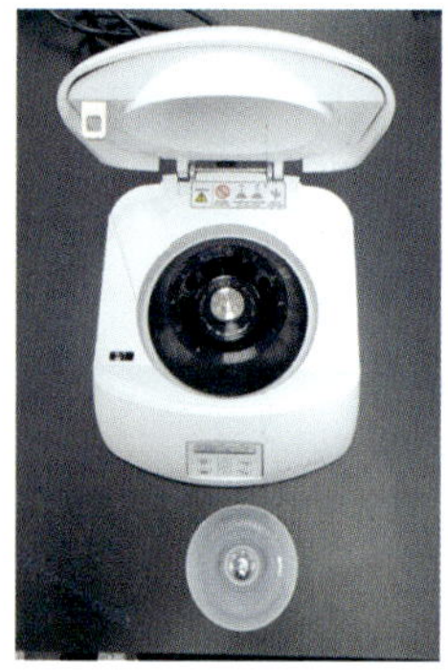</td></tr>
<tr><th colspan="2">Stirrer & Hot plate</th><th colspan="2">Heating block</th><th colspan="2">Vortex mixer</th></tr>
<tr><td colspan="2">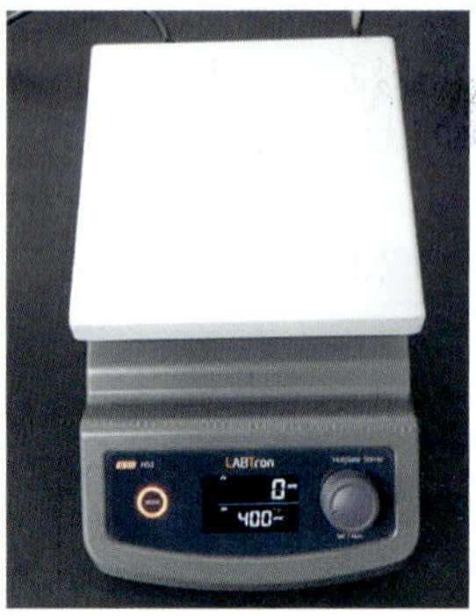
</td><td colspan="2">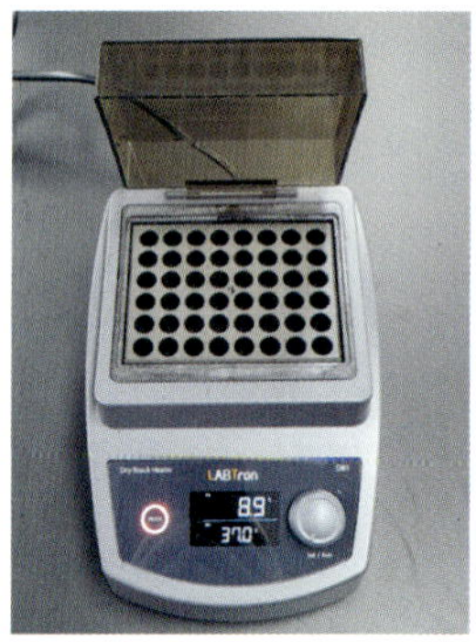
</td><td colspan="2">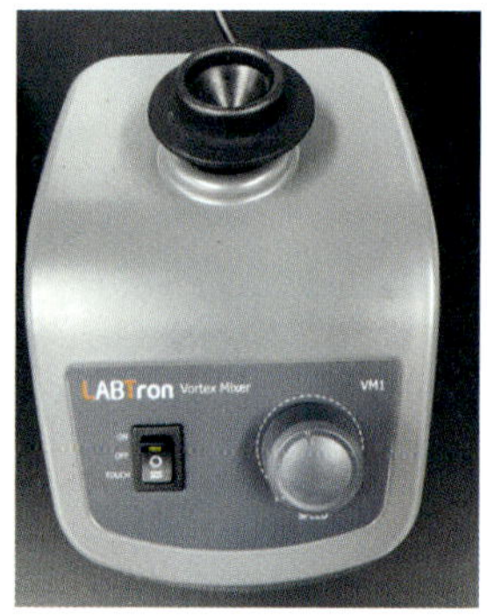
</td></tr>
<tr><th colspan="2">Electrophoresis kit</th><th colspan="2">Micropipettes</th><th colspan="2">Racks & Microtubes</th></tr>
<tr><td colspan="2">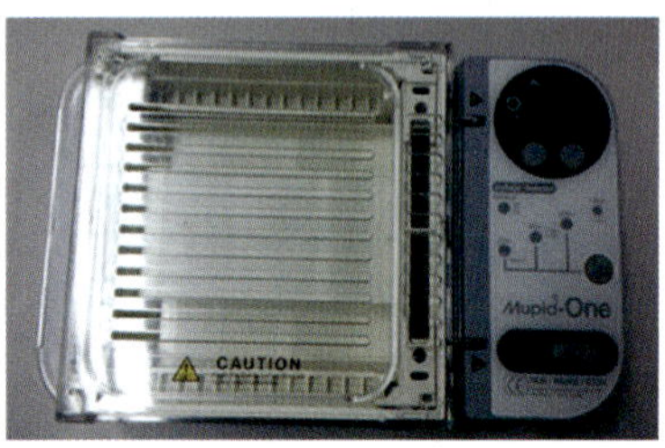
</td><td colspan="2">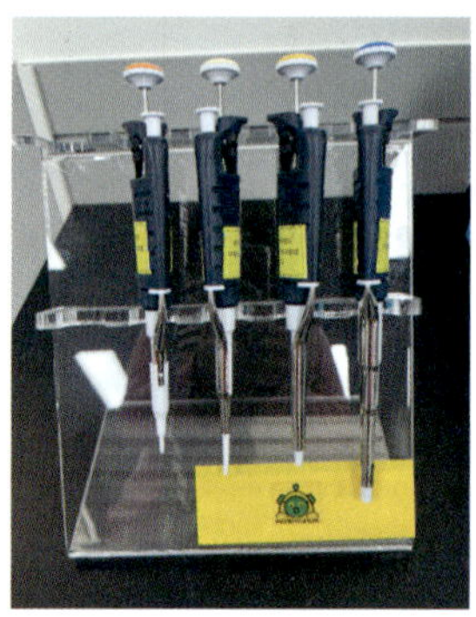</td><td colspan="2">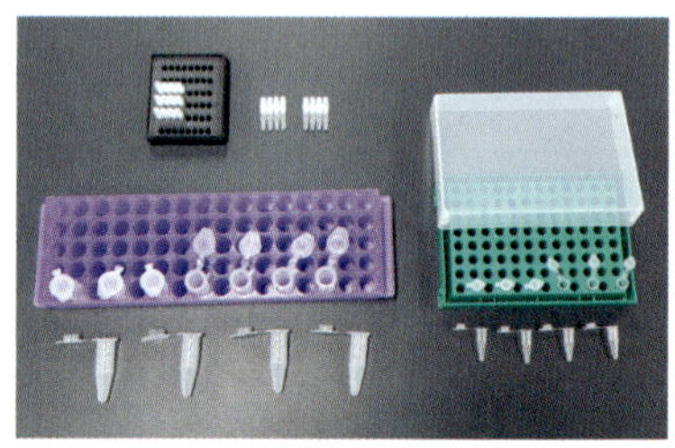</td></tr>
</table>

• 이해도 확인 문제 •

1. 분자진단에서 가장 많이 쓰이는 장비는 무엇이라고 생각하는가?

2. 실험 후에 정확한 보고서를 작성하는 것이 중요한 이유 3가지를 열거하라.

3. 실험 결과를 있는 그대로 보고하는 것이 중요한 이유 3가지를 열거하라.

Chapter 03

정도관리 및 오염 방지

임상검사를 시행함에 있어서 검사 결과에 대한 신뢰성의 확보, 즉 믿을 수 있는 결과를 산출하는 것은 무엇보다도 중요한 일이다. 이에 따라 대한민국의 주요 의료기관 및 검사기관은 검사의 신뢰성을 확보하기 위하여 각각 엄정한 정도관리체계를 확립하여 시행하고 있으며, 유관 정부 보건당국에서는 이를 지속적으로 관리 감독하고 있다. 임상검사에서의 정도관리란 결과의 분석 및 분석 전 후의 모든 과정과 그에 관여하는 인력과 장비, 환경 등의 요소들을 잘 감지하여 오류의 원인을 조기 파악, 예방하여 검사 결과에 미치는 영향을 최소화하여 신뢰성 있는 검사 결과를 보고하기 위한 노력을 말한다.

1. 임상검사의 정도관리

1) 임상검체검사에서의 정도관리란?

임상병리학에서의 정도관리(quality control: QC)는 의사들로 하여금 확신을 가지고 진단 및 치료를 할 수 있도록 실험실에서 얻어진 결과치에 대해 유용성을 부여하는 일련의 체계를 말한다. 정도관리의 기능은 분석 error를 찾아내는 것으로, control(검사 결과치를 잘 알고 있는 sample material)물질을 분석하여 현재의 결과와 기대치를 비교하는 것이다. 정도관리에서는 기지의 물질, 통계적 측정을 배경으로 하여 산출된 결과를 비교하며, 정도관리 작업은 결국 laboratory의 clinical error를 감소시키고 환자 검사 결과에 대한 타당성을 증가시켜 준다. 정도관리에서 사용되는 정도관리 물질이란 농도를 알고 있는 하나 또는 여러 개의 constituents(검사하고자 하는 물질)로 구성되어 있으며, 환자 검체와 동일하게 반응하는 물질로써 검사 과정의 정확도(accuracy)와 정밀성(precision)을 검정할 때 이용하는 물질이다.

2) 정도관리의 목적

정도관리의 목적은 정확한 환자 검사 결과를 보고하는 것이며, 부정확한 환자 검사 결과를 인지하고 제거하는 것이다. 정도관리 과정에서는 재연성과 안정성이 확보되어 있는 물질이 사용되어야 한다. 정도관리지침에 따라 외부정도관리와 내부정도관리를 수행함으로써 오류의 원인을 조기 감지 및 예방을 하며, 오류가 검사 결과에 미치는 영향을 최소화하여 객관성 있는 자료의 정확도와 신뢰도를 향상시킨다.

3) 정도관리의 정의

정도관리란 정확하고 신뢰성 있는 검사 결과를 얻기 위하여 내부정도관리, 외부정도관리의 참여, 표준화된 장비와 기계, 표준화된 검사 방법 및 시약의 도입, 표준물질의 이용, 훈련과정에 참여뿐만 아니라 필요한 모든 구성요소들을 최상의 조건으로 유지 관리하여 정확하고 정밀한 결과를 얻기 위한 것이다.

4) 국내 의료기관 정도관리의 절차

국내에서 임상검사를 수행하는 의료기관/수탁기관은 자체적인 정도관리체계를 확립하고 있으며, 내부정도관리 및 외부정도관리를 시행하고 있다.

(1) 내부 정도관리

내부정도관리는 검사 과정에서 발생하는 변이가 허용 가능한 수준인지 여부를 감시하고 검사 결과의 오차를 방지함으로써 검사 결과의 신빙성을 간접적으로 검증하는데에 목적이 있다. 효과적인 내부정도관리의 구현은 정도관리 물질의 선택, 정도관리 물질의 검사 빈도, 정도관리 결과의 허용 기준, 검사법의 성능, 문제 발생 시 수정 조치, 기록 및 검토 과정 등의 적절성에 의해 결정된다. 정도관리 물질이 실제 검체를 얼마나 반영하는지 여부, 정도관리 물질의 안정성 및 농도는 정도관리에 영향을 미치는 중요한 요인이다. 검사 과정의 오류 검출 확률의 목표값이 설정되면, 이에 맞게 정도관리 물질의 검사 빈도 및 허용 기준[1일 1회, 검사 시]이 설정되어야 한다. 또한 동일한 정도관리 규칙(rule)이 적용되더라도 검사법의 성능(bias, imprecision)에 따라 오류를 검출할 확률이 달라지므로, 적절한 QC rule을 설정하기 위해서 검사법의 성능도 고려되어야 한다.

① 매일 내부 정도관리 시행으로 검사 결과의 정확성 확인과 결함의 신속한 점검, 결과의 문서화와 교정 작업을 한다(매일 검사 전 환자 검사와 동일하게 검사하여 환자결과 보고 전 정도관리 결과를 분석하여 검토한 후 환자 결과를 보고한다).

가. 내부 정도관리에는 시행일, 시행항목, 시행 시 보고 주기, 보고 대상, 정도관리실 값, 이상치와 이상치 발견 시 검사실의 조치사항 등을 기록하여 보관해야 한다.

나. 각 검사파트에서는 내부 정도관리 자료를 보관하고, 정도관리 허용범위를 설정하여 기재하여야 한다.

다. 각 검사파트에서는 내부 정도관리 허용기준에 적합여부를 확인하여 기록을 보관한다.

② 내부 정도관리 결과가 허용범위를 벗어날 경우, 검사파트별 지침에 따라 조치한 후 부서장에게 보고하고 서명을 받는다.

(2) 외부 정도관리

외부 정도관리는 외부 정도관리에 참여하는 검사실, 다른 표준검사실과 당해 검사실 간의 검사 성적 및 수행능력을 평가하여 질 향상을 위한 도구로서, 외부 정도관리를 시행한 후 결과를 받은 당시 평가를 통해 오차 여부를 확인하고 오차가 많은 잘못된 결과는 원인을 조사하여 검사 과정의 오류를 교정하고, 외부 정도관리 결과가 허용 가능한 범위 내에 있더라도 평가를 통해 잠재적인 오류를 미리 예방함으로써 검사의 정확도를 향상시키는 목적으로 한다.

① 각 검사실은 국내 사단법인 대한임상검사정도관리협회에 가입되어 외부 정도관리에 규칙적으로 참여한다.

② 외부 정도관리 결과 이상치 발견 시에 이상 결과에 대하여 조치한 후 확인, 서명한다.

(3) 보고

내 · 외부 정도관리 결과를 보고하기 전에 발견한 심각한 사무적 착오, 분석오차 및 비정상적인 검사 결과를 점검하고 적절한 시간 내에 수정하여 보고하도록 한다.

(4) 기본적인 구비서류

정도관리를 위하여 진단검사의학검사실에서 구비해야 할 서류는 다음과 같다.

① 검사실 보유 지침서

가. 검사실업무지침서[검사실 운영, 외부위탁검사 포함]

나. 검사지침서 – 현재 검사실에서 실시하는 검사 항목에 대한 지침

다. 정도관리지침서 – 내부 정도관리와 외부 정도관리 실행 지침

② 외부 정도관리 참가 기관증 또는 타병원과 검사비교 자료

③ 외부 정도관리대장 – 정도관리 접수문건, 결과보고, 평가서 및 검토기록서

④ 내부 정도관리대장 – 정도관리 일별 결과, 정도관리 chart

⑤ 장비운영대장 – 장비운영법, 장비점검기록부 – 매일, 주간, 월간, 반년, 년간

⑥ 시약관리대장 – 사용하는 시약의 입고, 출고 내역(시약 Lot, 유효기간 기록)

2. 분자진단검사의 정도관리

다른 일반 검사들과 마찬가지로 분자진단을 정확히 수행하기 위해서는 외부 정도관리, 내부 정도관리, 검사수행전후평가, 기구 및 장비관리, 인력관리, 검사실 시설 및 환경관리, 검사실 안전 등 검사수행과 관련된 모든 사항에 있어서 질관리 방안이 확립되어 있어야 한다. 질관리의 핵심은 실제 검사수행에 필요한 모든 사항을 구체적으로 기록한 검사지침서와 검사수행에 필수적인 정도관리 방안을 기록한 정도관리지침서를 마련하고, 이러한 지침에 근거하여 검사를 시행하며, 검사결과 및 정도관리 결과를 기록하고 검토하는 것이다. 검사단계는 분석 전 단계, 분석 단계, 분석 후 단계의 3단계로 나눌 수 있다. 미국병리학자협회 CAP(College of American Pathologist / www.cap.org)에서는 질관리(quality control)는 주로 분석단계에서 결함을 발견하고, 감소시키고, 교정하는 작업을 정의한다. 반면 질보증(quality assurance)은 검사의 모든 단계에서 이루어지는 평가활동으로 좀 더 포괄적인 개념이다. 질보증 프로그램은 인적자원에 대한 교육 훈련, 숙련도 평가, 내부 및 외부기관에 의한 현장실사 등이 포함된다.

1) 분자진단검사의 정도관리에서 주요 심사점검 사항

분자진단검사실의 정도관리를 할 때는 먼저(1) 문서화된 질관리 계획과 지침을 확보하고, (2) 질관리 계획과 지침대로 수행하며, (3) 계획과 지침대로 수행한 기록을 유지하는 것이 중요하다.

2) 분자진단검사의 외부 정도관리

외부 정도관리는 검사실에서 시행하고 있는 검사의 정확도 및 숙련도를 평가하기 위하여 동일한 평가 물질을 이용하여 시행한 결과를 비교하여 평가하는 것이다. 우리나라는 대한임상검사정도관리협회(eqas.keqas.org)와 한국유전자검사평가원(이하 평가원 / www.kigte.org)에서 분자진단분야의 외부 정도관리를 위한 신빙도 조사와 숙련도 평가 프로그램을 시행하고 있다. 각 검사실은 외부 정도관리 프로그램에 가입하여 시행 중인 검사의 정확도와 숙련도를 평가받아야 한다. 외부 정도관리 프로그램을 받을 수 없는 검사항목에 대해서는 2명 이상의 검사자에 의한 이중검사, 타실험실과 검체교환(sample exchange), 다른 검사법을 이용한 비교, 혹은 환자의 의무기록 검토를 통한 검사 결과 확인 등의 대안을 마련하고 있어야 한다.

평가원은 유전자검사기관의 '질'을 평가하기 위한 기구로서 우리나라의 유전자검사의 정확도 평가를 총책임지고 있다. 종전에 유전자검사 정도관리를 각각 수행해오던 유전자검사 관련 5개 단체(대한진단검사학회, 대한병리학회, 대한임상검사정도관리협회, 대한의학유전학회, 대한법의학회)가 설립주체가 되어 보건복지부와 협의 하에 비영리재단법인으로 '한국유전자검사평가원'을 2005년에 설립하였다. 설립의 법률적인 근거는 '생명윤리 및 안전에 관한 법률'(이하 생명윤리법)이다. 생명윤리법은 유전자검사기관들로 하여금 보건복지부에 신고하게끔 하여, 검사대상자의 서면동의요건, 일부 유전자검사의 금지 · 제한, 개인 유전정보 보호 등 사항을 준수하도록 하는 한편 검사 결과의 정확도 및 업무수행과정의 적정성, 시설 · 장비의 적합성, 인력의 적정성 등을 평가받도록 하는 등 정부에 의한 관리 · 감독 체계를 갖추도록 한다. 보건복지부에 신고된 모든 유전자검사기관에서 이루어지는 유전자검사가 평가원의 평가 대상이 된다. 평가원의 정확도 평가 프로그램은 일종의 정기적인 실력평가 시험이라고 할 수 있는 외부 정도관리 프로그램과, 숙련된 전문가들이 직접 해당 검사기관을 방문하여 규정 준수 여부 및 검사 수준을 평가하는 현장실사 프로그램으로 구성되어 있다. 보건복지부는 이 평가원을 통하여 유전자검사기관의 질을 관리한다.

분자진단검사의 외부 정도관리는 환자 검체를 매 6개월마다 다른 검사실과 동시에 비교하는 방법(검사실 간 비교)를 권장한다. 이 경우 동일한 검사 방법 및 결과 보고 단위를 사용하여야 한다. 단 검사 간 상관성이 알려진 경우는 다른 검사 방법을 비교하는 것도 허용한다. 검사실 간 비교 외에도 동일 병원 내에서 시행하는 다른 방법과도 비교할 수 있으며, 이미 검사를 완료한 물질과도 비교할 수 있다.

3) 분자진단검사의 내부정도관리

검사 결과의 정확한 해석을 위하여 정도관리물질의 선택은 필수적이다. 매번 검사할 때마다 함께 분석되는 양성 및 음성 정도관리 물질의 결과가 이상이 없을 때만 환자의 검사 결과가 유효하다. 양성 및 음성 정도관리물질 외에도 매 검사 시마다 핵산을 제외하고 다른 모든 요소를 포함하는 blank control도 함께 걸어주어야 한다. Blank control은 증폭과정에 오염이 있었는지 확인하는 수단이다.

(1) 분자진단검사의 정도관리 물질

① 분자진단검사의 정성/반정량검사 정도관리 물질

검사실에서는 매 근무조별, 또는 오전 및 오후에, 또는 일정 검체수 간격으로 정도물질을 검사하는 것이 권장된다. 정도관리 물질을 사용하는 간격은 기기 회사에서 권장하는 간격보다 길어서는 안되며, 24시간을 초과하지 않는다. 각 분석마다 양성과 음성의 정도관리 물질을 사용해야 한다. 민감도 정도관리 물질(sensitivity control)은

표 3-1 분자유전검사의 외부 정도관리 참여 현황표(예시)

검사명	국내 정도관리	CAP Survey	검사실간 검체교환	이중검사 실시	비고
HBV DNA quantitation(real-time PCR)	Y	Y	N	N	연2회
HCV RNA quantitation(real-time PCR)	Y	Y	N	N	연2회
CMV DNA detection(PCR)	N	N	N	N	연2회
CMV DNA quantitation(real-time PCR)	N	Y	N	N	연2회
BCR/ABL gene rearrangement(RT-PCR)	Y	Y	N	N	연2회
BRCA1 gene mutation(sequencing)	Y	Y	N	N	연2회
BMT engraftment analysis(PCR-PAGE)	N	N	Y	N	연2회(A병원)

low-level target sequence를 검출할 때 사용한다. Kit 내에 자체 정도관리 물질이 포함되어 있지 않을 경우, 매 검사마다 양성 및 음성의 상품화된 정도관리 물질을 이용하여 검사의 신빙성을 확인하여야 한다. Calibrator 또는 상품화된 정도관리물질이 없을 경우 환자 검체를 사용할 수도 있다.

② 분자진단검사의 정량검사 정도관리 물질

정량검사의 경우 내부 정도관리를 위해 최소 2가지 농도 이상의 정도관리 물질을 사용한다. 검사실에서는 매 근무조 별, 또는 오전 및 오후에, 또는 일정 검체 수 간격으로 정도관리 물질을 검사하는 것이 권장된다. 정도관리물질을 사용하는 간격은 기기 회사에서 권장하는 간격보다 길어서는 안되며, 24시간을 초과하지 않는다.

③ 분자진단검사의 검사시약 lot 변경

양성 및 음성 정도관리 물질이 포함된 kit를 사용하여 정성검사 및 반정량검사를 하는 경우, lot가 바뀔 때마다 양성 및 음성인 다른 정도관리 물질로 검증해야 한다. 대안으로 이미 결과를 알고 있는 양성 및 음성 환자의 검체나 상품화된 정도관리 물질을 사용한다. 혹은 다른 방법으로 시행한 결과와 비교하거나 검사실 간 비교를 시행한다. Lot 번호가 바뀔 경우 kit에 포함된 정도관리 물질도 검증하여야 한다.

(2) 시료의 수납 및 처리

① 시료(specimen) 다루기

정확하고 지속적인 결과를 얻기 위해서는 시료를 최적의 상태로 다루어야 한다. 시료의 신선도(age), 상태(condition), 형태(type)는 결과의 성공에 영향을 미친다. 따라서 시료의 수집, 운송, 실험실 내 조작에는 세심한 주의를 요한다. 분석 전 에러(preanalytical error)는 시료의 분석 작업 이전에 일어나는 일로 인하여 발생되는 모든 에러나 잘못된 실험 결과를 말한다. 이를 최소화하기 위해서는 시료의 관리와 조작에 대한 규정을 잘 준수하여야 한다.

② 시료를 받아 들이는(accepting) 기준

시료의 상태는 관리 감독되어야 한다. 시료가 위변조 되었을 증거가 보이면 즉시 관리자에게 보고하여야 한다. 시료를 담은 용기에 적절한 라벨이나 개인인식이 없는 경우 그 시료는 받을 수 없다. 작업지시서와 라벨은 내용이 일치하여야 한다. 바코딩(barcoding)은 인간의 실수에 의한 에러를 줄여 줄 수 있기 때문에 널리 사용되고 있다.

(3) 새로운 시약의 평가

분자진단검사실에서의 검사실내 검사(in-house assay)에 대한 높은 의존도 때문에 검사실 자체의 시약을 생산하는 것이 일반적이다. 주의 깊게 시약을 제조하는 것은 필수적이며, PCR 시발체와 서던블로팅 탐침자와 같은 특정 시약은 특히 치명적이다. 일반적으로 이런 시약은 검사실에서 생산하거나 상업적인 생산업체가 있으며, 시약 생산과정의 관리 정도는 다양하다.

새로운 시약을 사용하기 전에 그 시약이 명세서 상의 내용과 부합하는지 검증하는 것이 필요하다. 시발체와 탐침자의 농도와 순도는 일반적으로 분광광도법으로 260 nm와 280 nm(260/280) 파장에서 흡광도의 비율이 1.8에서 2.0 사이로 하여 결정한다. 새로운 시약으로 얻은 결과는 이전 시약의 결과와 비교해야 한다. 이러한 비교에는 알려진 양성과 음성대조군이나 가능한 많은 종류의 유전형이 포함되어 있어야 한다. 추가적인 인증 과정이 종종 사용되며, 플라스미드(plasmid) 안에서 복제되는 서던블로팅 탐침자의 경우 탐침자의 동일성은 플라스미드의 제한효소 분해양상이나 복제된 삽입물의 염기서열 분석을 통해 알 수 있다. PCR 시발체의 경우 의도했던 유전자 서열이 증폭되었는지 알기 위해 PCR 산물의 염기서열을 조사한다. 검사실은 유전자 자리, 염기서열, 염기기원, 제한효소 지도, 다형성, 교차 혼성 밴드(cross hybridization band)와 사용된 탐침자나 시발체 조합에 등과 같은 기타 정보에 대하여 문서를 보유하고 있어야 한다. 이러한 정보는 일반적이지 않거나 예측을 벗어나는 결과를 해결하는 데에 소중한 정보가 될 수 있다.

(4) 분자진단검사 장비와 기구에 대한 질관리

분자진단검사실에서 가장 중요한 장비는 PCR을 수행하는 핵산증폭장비(PCR 장비)라고 할 수 있다. 이 장비의 성능에 조금이라도 이상이 생기면 검사의 민감도와 정밀도 등이 직접적인 영향을 받게 된다. PCR 장비의 유지보수, 질관리 및 calibration 등은 반드시 제조사의 권고에 따른다. PCR 장비의 중요한 질관리는 블록온도의 동질성 검사이다. 그 밖에 질관리가 필요한 장비는 분광광도계, 신호검출장비, 사진 촬영기, 전기영동장치, 수조, heat block, 냉장고, 냉동고 등인데, 각각 허용한계치 설정이 필요하고 정기적인 관리기록이 남겨져야 한다. 파이펫은 분자진단에서 매일 사용되면서 검사 오류의 중대한 원인이 될 수 있기 때문에 질관리가 매우 중요한 품목이다. 파이펫의 정확도와 정밀도를 조사해야 한다.

4) 오염 방지

PCR과 같은 증폭 기술은 DNA 조각을 엄청나게 복제하기 때문에 바로 이 증폭물[앰플리콘(amplicon)]이 차후에 행해질 검사에서 오류를 일으킬 원인이 될 수 있다. 즉, 종전 반응에서 생성된 앰플리콘이 전체 검사실을 오염시킬 위험이 있다. 증폭핵산을 잘못 다루면 소량의 앰플리콘이 에어로졸로 비산되어 검사실에 퍼질 수 있고 혹은 작업자의 오염된 손을 통해 퍼질 수도 있다. 앰플리콘의 오염경로는 에어로졸, 피부, 장갑, 펜, 종이, 문 손잡이, 파이펫, 기타 장비가 될 수 있고 이로 인해 다른 표본과 다른 시약으로 퍼져서 오염시킬 수 있다. 다른 표본이나 시약 용액이 오염되면 위양성 값이 나올 수 있다. 앰플리콘으로 인한 오염은 매우 심각한 문제로, 오염되면 제거를 위해 광범위하고 철저한 세척이 필요하다. 이러한 오염 방지을 위해서 모든 예방책이 필수적이다.

(1) 핵산증폭 교차오염과 저해물질

모든 핵산증폭반응에서 저해물질(inhibitor)에 의한 위음성반응을 검출하기 위해 내부 대조물질(internal control)도 함께 반응시킨다. PCR과 같은 핵산증폭반응에서 교차오염을 방지하기 위한 적절한 대책이 있어야 한다.

최소한 증폭전 검체와 증폭후 검체는 분리된 공간에서 다루어져야 한다. 장갑 및 전용 파이펫이 사용되어야 한다. 검체의 검사순서는 환자검체, 양성 대조물질, 음성 대조물질의 순으로 이루어져야 한다.

(2) 핵산오염 방지

① 비교적 쉽게 적용할 수 있는 것

- 검사자 지정(숙련된 검사자)
- 전용 장비 및 검사 도구 사용
- 파이펫, 원심분리기 점검
- 생물학적 안전상자 등 사용
- 검사 단계별 glove 교체
- 시약 원액 사용 금지
- 분주된 시약(aliquoted reagent) 사용
- 필터가 달린 팁 사용(filtered pipette tip, 역류 방지를 위해 끝부분에 소수성의 필터가 장착됨)
- 멸균 지향적 조작(semi-sterile handling)
- 낮은 농도의 양성대조물질 사용
- 주형 DNA만 제외한 음성대조물질 사용

② 적용하기 쉽지 않지만 필요한 것

- 검사실 공간 분리
- 가급적 closed PCR system 사용
- Real-time PCR 사용
- 자동화된 기기(automated instruments) 사용
- 자동 DNA 추출기(automatic DNA extractor) 사용
- 자동 액체 조작기(automatic liquid handler) 사용
- 전자동화된 장비(fully automated instrument) 사용
- 전 증폭물(amplicon)의 오염을 원천적으로 차단하기 위해 dTTP 대신 dUTP 사용 및 Uracil-N-glycosylase(UNG) 사용

(3) 분자진단 검사실 공간 설계

분자진단 검사실을 설계할 때는 오염을 방지하고, 차단하고, 통제할 수 있는 구조를 고려해야 한다. 일반적인 설계 형태는 방을 두 개로 분리하여 (1) 시료 처리, 시약 준비, 핵산분리, (2) 표적 증폭반응 수행과 분석 용도로 나눈다. 가급적 양압 공기조절 시스템을 적용하여 증폭 분석실에서 표본 처리, 시약 준비실로 공기가 흐르는 것을 방지해야 한다. 분석실에서는 공기가 검사실 건물 밖으로 직접 환기되게 한다. 여건상 방을 여러 개로 만들기 어려우면 자외선 발생기가 장착된 층류 후드(laminar flow)를 설치한다. 자외선으로 DNA를 교차결합시키면 앰플리콘 오염을 줄여준다. 환경을 잘 정비하여 작업자가 깨끗한 실험실에서 일하도록 하는 것이 좋다. 시료 수령부터 증폭 결과물 분석에 이르는 과정은 청결(clean) 상태에서 오염(contamination) 상태에 이르는 연속 작업 단계이다. 그러므로 사용하는 시약이나 장비를 이 작업과정의 반대 과정으로 이동시켜서는 절대 안 된다. 이를테

면 증폭 후 공간에서 쓰던 파이펫을 증폭 전 공간 영역으로 옮기면 절대로 안 된다. 증폭 후 공간에서 입던 검사복은 PCR 전 영역에 들어갈 때는 반드시 탈의해야 한다. PCR 후 영역에서 사용한 장갑은 폐기해야만 한다. 검사실 작업대는 표백제나 상업적 앰플리콘 오염 방지제를 사용하여 주기를 정하여 청결작업을 해야 한다.

① 이상적인 실험실의 공간구조

증폭 전에 2개, 증폭 후에 1개로 총 3개의 완전히 독립된 방을 쓰는 것이 가장 이상적이다.

- 증폭 전 공간(pre-amplification)
  깨끗한 방 2개(2 clean rooms)
  양압(positive air pressure)
- 증폭 후 공간(post-amplification)
  더러운 방 1개(1 dirty room)
  음압(negative air pressure)

② 전실(anteroom)

3개의 방 사이에 있는 방이다.

- 저렴한 비용으로 다른 압력을 걸 수 있다.
- 팬은 방향이 다르다.
- 두 문이 동시에 열려서는 안 된다.

③ 증폭 전 공간(pre-amplification room)

- 제1실, 시약제조실(reagent preparation room)
  -시약 만들기(reagent handling)
  -시약 분주하기(reagent aliquoting)
  -시약 보관하기(reagent storage)
- 제2실, 시료처리 및 반응준비실(specimen handling & reaction set-up)
  -시료 평가(specimen accessioning)
  -시료 준비(DNA 추출)
  -PCR 준비(PCR set-up)

제1실과 제2실은 통합되어 하나의 방으로 사용될 수도 있다. 이 경우 다음을 준수하기를 권고한다.

-오염방지 작업 박스의 사용(use of dead air boxes)
-사용 전후 오염제거 활동(자외선, 10% 클로락스, 75% 에탄올 사용)(통상 10% hypochlorite(클로락스) 같은 표백제로 장비와 작업대를 닦아준 다음 부식을 막기 위해 75% 에탄올 혹은 물로 닦아 준다.
-전용장비 사용(dedicated equipment and instrumentation)
-핵산추출용 생물학적 안전 상자 사용(biosafety cabinet for DNA and RNA extraction)

④ 증폭 후 공간(post-amplification room)

제3실로 반응을 시행하여 증폭을 하고 결과를 분석하는 공간이다. 이 방은 음압 공기(negative air pressure)를 걸어주어야 하며, 전용 장비(dedicated equipments)를 사용하여야 한다.

- 기능(functions)
  - 증폭(amplification)
  - 증폭 후 분석(post-PCR analysis)
- 증폭 후 분석 작업
  - 전기영동(electrophoresis)
  - 제한효소로 자르기(restriction enzyme digestion)
  - 염기서열분석(sequencing)

(4) 위음성(false negativity)의 발생 원인과 방지를 위한 대책

① 가능한 원인(possible causes)

- 프라이머 염기서열의 불일치(primer sequence variants)
- 시료의 핵산 소실(loss of sample nucleic acid)
- 시료내 핵산의 분해(digestion of sample nucleic acid: DNases, RNases)
- *Taq* 중합효소 활성 저하(reduced *Taq* polymerase activity)

② 방지 대책(prevention)

- 적합한 시약의 사용(heparin, hemoglobin, ethanol, phenol, SDS)
- 적합한 DNA 추출절차 준수(adequate DNA extraction protocol)
- 양성 및 음성대조군 포함시키기(include positive and negative controls)
- 내부 대조군 포함시키기(include internal controls)

(5) 오염방지를 위한 공간분리 이외의 방법

공간분리 외에 다른 오염방지법으로는 검사 과정 자체를 바꾸는 것이다. 좋은 대안으로는 (1) 안전시약을 사용하는 방법, (2) 폐쇄된 분석 시스템을 이용하는 방법, (3) DNA나 RNA 복제물을 아예 만들지 않는 방법 사용 등이 있다.

안전시약을 사용하는 방법이란 PCR에서 dTTP 대신 dUTP를 사용하는 것이다. dUTP가 들어가면 PCR 반응 생성물은 thymine 대신 uracil을 함유하게 된다. 이전 PCR 반응에서 유입된 오염 uracil 함유 DNA 증폭물은 표본에 uracil N-glycosylase(UNG)를 넣고 전처리하면 모두 분해되어 제거된다. 그리하여 종전의 증폭산물이 오염되어도 새로운 증폭반응에서 주형이 되지 못하여 위양성 위험이 사라진다.

뚜껑을 열지 않는 폐쇄 분석 시스템도 개발되어 있다. 용해된 분석물로 실시간 PCR을 하는 것이 한 예이며, 오염원이 차단되는 것이다.

아예 DNA 복제(표적 증폭)를 하지 않고 다른 대체법을 사용하면 증폭 DNA로 인한 오염 위험성을 회피할 수 있다. 검사 공간이 제한되어 있다면 이러한 대체법이 표적 증폭 방법보다 훌륭한 대안이 될 수 있다. 혼성화 방법이 대체법의 좋은 예이다.

5) 시험 대조군의 사용

(1) 양성 대조군, 음성 대조군, 영점 대조군

주기적 정도 평가에 있어서 분석 전, 분석 후의 과정을 감시하는 대조군 검체를 환자 표본과 함께 사용하여야 한다. 미생물학과 종양학의 전형적인 표적 증폭검사를 시행함에 있어서 검출 상의 그리고 정량화의 기준을 충족시키기 위하여 (1) 추출, (2) 증폭, (3) 분석할 부위의 검출 과정에서 양성과 음성 대조군을 사용해야 한다. 증폭 반응에서는 앰플리콘 오염을 알기 위한 수단으로 모든 시약을 포함하고 있지만 복제할 원본이 들어 있지 않는 영점대조군(blank control)을 포함해야 한다.

(2) 합성 대조군(슈퍼 대조군, supercentrol)

유전학검사실에서 증폭과 검출을 할 때 대조군을 사용한다. 그러나 추출과정에서는 보통 대조군을 사용하지 않는다. 추출 과정에서의 실패를 하면 특정 대립 유전자의 증폭이 잘 안될 수 있으므로 증폭이 제대로 안 된 표본은 재추출을 하여야 한다. 경우에 따라 DNA 농도가 아주 낮으면 특정 대립유전자가 다른 것들보다 더 잘 증폭될 수도 있기 때문이다. 최고의 정확성을 기하기 위해서는 모든 가능한 변이와 상응하는 야생형(wild type) 대립유전자를 포함하는 대조물질을 검사할 때 마다 함께 사용하는 것이 이상적이다. 질병 유발 변이의 종류가 제한적인 특정 유전자 검사에서는, 질병 유발 변이와 야생형 대조군이 각각의 분석시마다 포함된다. 그러나 많은 경우 유전자들이 다수의 발병 유발 변이를 포함하고 있기 때문에 매 분석시마다 대조군 검사를 하는 것이 현실적으로 매우 어렵다. 이러한 상황에서는 분석 방법이 모든 질병 유발 변이를 탐지할 수 있도록 합리적인 절충안이 있으면 좋다. 예를 들면, 주요한 시약을 처음 사용하게 되었을 때 모든 대조군 표본을 검사하고, 이후에 각각의 검사 시행마다 다른 대조군 세트를 돌아가며 첨가하는 것도 좋은 절충안이 된다. 기지의 질병 유발 변이를 포함하는 대조군 물질을 공급하는 신뢰할 수 있는 공급처로는 미국 Coriell 연구소에서 운영하는 세포/DNA 보존소가 있다. 올리고뉴클레오타이드나 플라스미드와 같은 합성 대조 물질 등을 받을 수 있다.

모든 변이를 포함시키는 최상의 대안은 합성 대조군(supercontrol)을 사용하는 것이다. 합성대조군은 보통 한 번의 반응으로 특정 유전자의 모든 질병 유발 변이를 포함시킬 수 있도록 설계되어 있다. 이러한 슈퍼대조군은 PCR primer와 호환이 가능하다면 추출, 증폭, 탐색에 이르는 전체 과정에서 사용할 수 있다. 그러나 일반적으로 돌연변이 대립유전자를 찾기 위해 주로 탐색과정에서 사용된다.

(3) 경쟁적 대조군

모든 분석을 행할 때마다 적절한 대조군이 포함되어야 한다. PCR 산물의 유무를 검출할 때 표준서열을 비교하여 증폭하면 잠재적인 PCR 방해인자로 인한 결과해석의 혼란을 피할 수 있을 것이다. 이런 목적의 대조군은 관심 산물과 같이 증폭하거나 별도로 증폭할 수 있다. 대조군을 같이 증폭할 때는 표적과 같은 시발체를 사용하는데, 내부 염기서열이 서로 충분히 길이가 달라서 대조군과 앰플리콘이 잘 구분되어야 한다. 이런 대조군을 '경쟁적'인 대조군이라 하는데, 시발체에 대해서 표적과 경쟁적으로 반응한다. 만약 정량적인 분석을 목적으로 사용했다면, 경쟁자는 분석의 민감도나 역동 범위(dynamic range)를 떨어뜨린다. 동시에 증폭시키는 이종성의 표준 서열(주로 베타-글로빈 분절)도 역시 우선적으로 증폭되므로 최소한의 농도로 사용하는 것이 좋다.

6) 분자진단검사 질관리의 특성

분자진단검사의 정도관리의 경우 다른 검사 분야와 비교하여 다음과 같은 특성들이 있다. 이러한 현실적인 특성을 고려하여 검사의 질관리를 설계하고 실행하여야 한다.

- 오염방지가 중요하다.
- 자체 개발 검사가 흔하다
- 새로운 검사 도입이 빈번하다
- 표준물질이 없는 경우가 많다.

참고문헌

- 기창석. 분자유전검사의 질관리(Quality Management in Molecular Diagnosis). 성균관의대 삼성서울병원 진단검사의학과. 2012.11.15. 대한진단검사의학회 월례집담회. 발표자료.
- 박기호, 엄용빈, 이태섭, 김인식, 강진석, 양승주, 권순일, 박치현. 임상분자진단학. FACIFIC BOOKS. 2009. 제7장 분자진단검사실의 설계와 운영. 119-130.
- 검사실정도관리지침서. 2010.1 국민건강보험공단.
- 대한진단검사의학회편. 진단검사의학. 제5판. 92장. 분자진단의 질보증(Quality assurance in molecular diagnostics). 2014. 3. 17. 범문에듀케이션.
- Lela Buckingham. Molecular diagnostics. Fundamentals and mothods and clinical application. 2nd edition. chapter 16. quality assurance and quality control in the molecular laboratory. F. A. Davis Company. Philadelphia.

• 이해도 확인 문제 •

1. 임상검체검사에서 정도관리를 하는 목적은 무엇인가?

2. 핵산기반검사에서 가능한 주요 오염원을 열거하라.

3. 대조군을 사용하는 이유는 무엇인가?

PART 02

분자진단검사 원리

Chapter 04

마이크로파이펫의 사용 및 실험

실험 전에 미리 알아야 할 것들

- 실험실에서 마이크로파이펫의 기능
- 기본적인 부품의 이름
- P20, P200, 그리고 P1000 마이크로파이펫을 이용해 측정하는 용량
- P20, P200, 그리고 P1000의 용량을 읽는 법

1. 목적

마이크로파이펫의 사용법을 익힌다.

2. 서론, 배경 설명

생물학 실험에 있어서 아주 작은 용량의 용액을(1 mL에서 0.1 μL = 0.0001 mL) 측정하고 옮겨야 할 일이 많이 있다. 이 정도의 정밀도를 위해서는 특별한 기구가 필요한데, 이를 마이크로파이펫(micropipette)이라 하고, 가끔은 'Gilson'이라는 회사에서 처음으로 나온 이 기구의 제품 이름인 '파이펫맨(Pipetman[tm])'으로도 불린다. 분자생물학 실험에서 거의 모든 용액의 부피를 측정하고 옮길 때 마이크로파이펫을 이용하게 된다. 마이크로파이펫은 용액을 옮기기 위해 일회용 팁(tip)을 사용하며, 따라서 직접 용액에 닿으면 안 된다. 용량에 따라 수많은 제품이 존재하며, 각 제품에 따른 적절한 사용법의 숙지는 필수적이며, 마이크로파이펫을 잘 이해하고 친해지는 것이 차후 모든 실험의 성공적인 수행을 위해 필수적이다.

1) 마이크로파이펫의 부품과 명칭

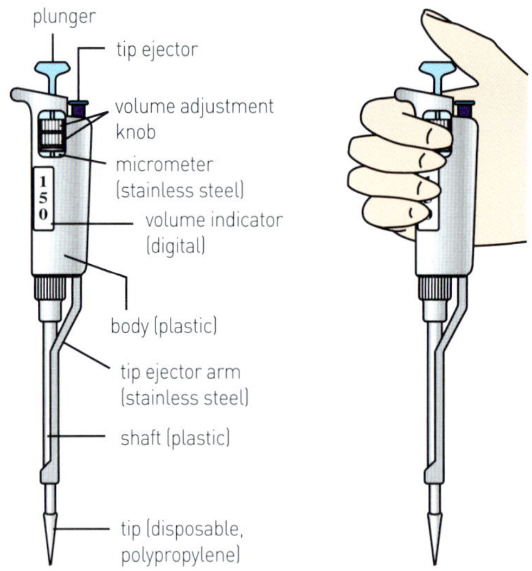

그림 4-1 마이크로파이펫의 부품과 명칭

2) 실험실에서 자주 쓰이는 마이크로파이펫의 용량 사이즈

각 마이크로파이펫 모델들은 처리할 수 있는 용량이 특화되어 있다(그림 4-2). 각 모델에 대한 용량은 표 4-1에 제시되어 있다. 적절한 범위를 넘는 사용은 마이크로파이펫의 정밀도와 영점보정(calibration)을 흐트릴 수 있으므로 조심하여야 한다.

표 4-1 Gilson Pipetman®의 용량 범위

P1000	200~1000 μL(0.2~1 mL)
P200	20~200 μL(0.02 mL~0.2 mL)
P20	2~20 μL(0.002 mL~0.02 mL)
P10	0.5~10 μL
P2	1~2 μL

3) 마이크로파이펫을 사용하기 위한 일회용 팁(tip)의 선택

마이크로파이펫 자체는 절대로 액체와 직접 접촉하지 않고 대신 일회용 팁을 샤프트(shaft) 끝에 달아서 사용하게 되어 있다. 이 팁들은 사용 후에 제거버튼(ejector button)을 사용하여 제거한다. 일반적으로 P1000은 파란색 팁을, P20~P200은 노란색 팁을, P10 이하는 흰색 팁을 사용한다.

팁들은 뚜껑이 있는 플라스틱 박스에 보관되며 멸균처리가 되어 있다. 따라서 박스 뚜껑을 열 때는 오염에 주의해야 하며 팁은 손으로 만지면 안 된다. 사용 후에는 공기에 의한 오염을 방지하기 위해 꼭 닫아두어야 한다.

4) 용량의 조절

용액의 볼륨을 재거나 옮길 때 적절한 용량의 마이크로파이펫을 선택하여 볼륨을 볼륨조절손잡이(volume ad-

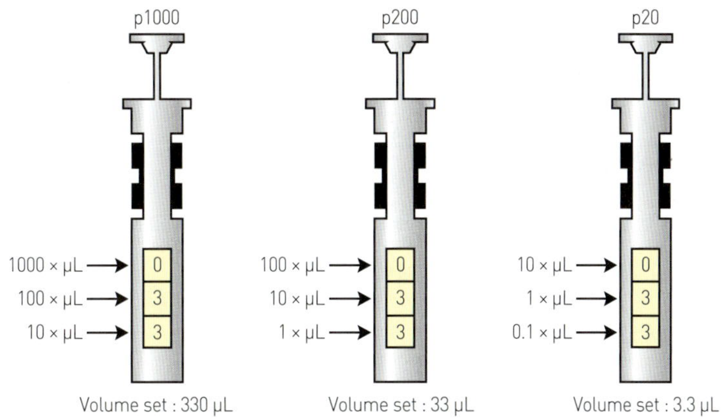

그림 4-2 각각 다른 용량의 파이펫으로 볼륨을 조정하기, 같은 숫자라도 파이펫의 용량에 따라 실제 볼륨이 달라진다.

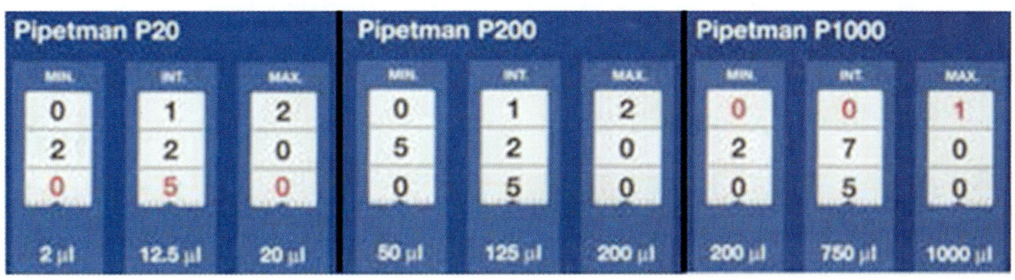

그림 4-3 마이크로파이펫에서 볼륨조절의 예(출처: 'Gilson' manual)

justment knob)를 회전하여 조정한다. 마이크로파이펫은 대체로 세 자리수의 볼륨표시계를 가지는데 위에서 아래로 읽는다. 표시된 숫자가 정확히 몇 μL를 나타내는가 하는 것은 선택한 마이크로파이펫의 종류에 따라 달라진다.

5) 용액의 흡입

용액을 흡입하기 전에 꼭 알아야 할 것은 플런저(Plunger)를 아래로 서서히 누를 때 두 번의 정지점이 존재한다는 점이다(그림 4-4). 정지점(first stop)은 단단하게 느껴지며 플런저를 끝까지 누르기 전에 나타난다. 두 번째 정지점(second stop)은 플런저를 최대한 아래로 누를 때 나타난다. 용액을 흡입하기 위해 공기를 제거할 때

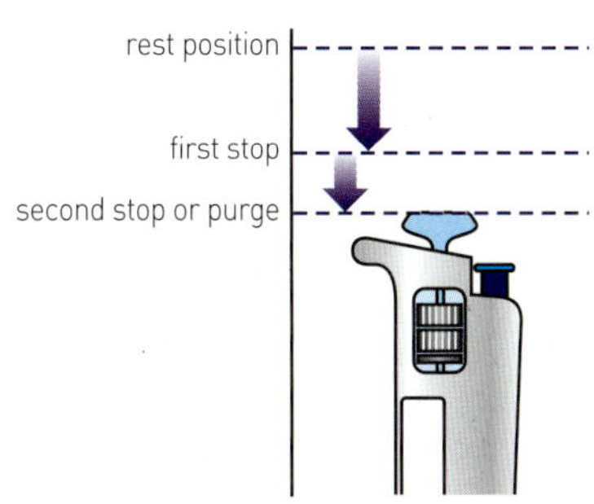

그림 4-4 마이크로파이펫의 첫 번째와 두 번째 정지점(출처: Gilsonguide to pipetting)

첫 정지점을 이용해야 한다. 두 번째 정지점은 마이크로파이펫에서 액체를 분주 후 완전히 제거할 때만 사용해야 한다.

6) 용액의 측정과 다른 튜브로의 이동

그림 4-5는 마이크로파이펫의 정확한 작동법을 보여주고 있다. 중요한 점은 step 1~4까지에서는 첫 번째 정지점을 이용해야 하며, 두 번째 정지점은 5번 스텝에서만 사용하여야 한다.

- 플런저를 첫 번째 정지점까지 누른다.
- 팁을 시약용액에 2~3 mm 정도 담근다(step 1).
- 플런저를 서서히 올린다(step 2). 용액이 천천히 팁으로 올라오는 것을 관찰한다. 너무 빨리 플런저를 올리면 물방울이 마이크로파이펫에 튈 수 있다.
- 시약용액에서 팁을 빼고 시약을 옮길 새 튜브의 벽에 팁을 터치한다(step 3).
- 플런저를 서서히 다시 누른다(step 4). 잠시 정지 후 플런저를 두 번째 정지점까지 누른다(step 5).
- 용액이 옮겨진 새 튜브에서 마이크로파이펫을 뺀다.
- 마이크로파이펫의 ejection 단추를 이용하여 일회용 팁을 제거한다(step 6).
- 새로운 팁을 장착하고 계속한다.

7) 정밀한 용액의 흡입과 분주를 위한 기술적인 팁

① 용량을 측정하거나 옮길 때, 조심하는 습관을 익히는 것이 중요하다.

② 마이크로파이펫의 팁은 용액에 약 2~3 mm 정도만 담근다. 큰 용량일 경우에는 약간 깊게 넣을 수 있다. 다만 팁 끝을 미리 용액에 적시면 안 된다.

③ 용액을 빨아들일 때 팁은 수면과 수직이 되어야 한다.

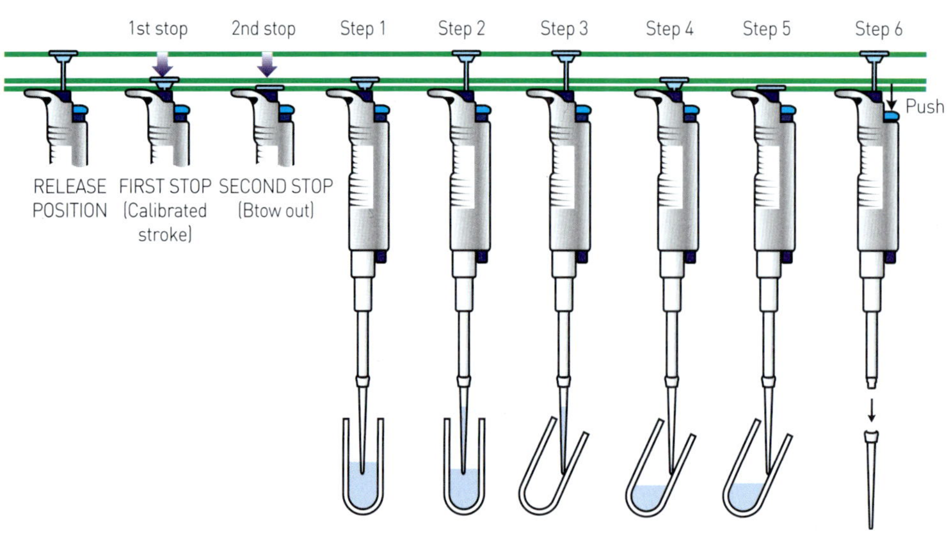

그림 4-5 마이크로파이펫의 작동법

④ 플런저는 천천히 매끄럽게 움직여야 하며 끈적끈적한 용액을 빨아들일 때는 흡입 후 약 1~2초 동안 기다린 후에 용액을 빼낸다.

⑤ 팁 안에 용액이 있을 경우에는 절대 파이펫을 뒤집지 않는다. 물이나 증기가 마이크로파이펫의 내부로 들어와 금속 부위에 닿으면 부식이 일어나서 상당한 수리비가 청구될 수 있다.

⑥ 용액을 옮기기 전에 팁의 외부에 여분의 용액이 붙어 있는지 확인해야 하며, 외부에 묻은 이 용액들은 용기에 털어 제거하거나 불가능할 경우 원래의 용액 용기에 다시 집어넣고 새로운 팁을 사용한다.

⑦ 용액을 옮길 때 파이펫을 약간 기울여서 팁이 새로운 용기의 가장자리에 살짝 걸치게 하고 천천히 플런저를 첫 번째 정지점까지 눌러서 용액을 배분한다.

⑧ 모세관 현상에 의해 일부 용액 방울이 팁에 남아 있으면 안 된다. 이를 방지하기 위해서는 팁을 옮기려는 용기의 벽에 붙이면서 플런저를 두 번째 정지점 끝까지 눌러 용액 방울을 빼낸다.

⑨ 아주 작은 용량을 다른 용액으로 옮길 때는 팁에 있는 샘플을 직접 용액에 닿게 옮기고 플런저를 위아래로 펌프질을 해서 팁을 린스하는 것이 효율적이다.

⑩ 경고: 다만 게놈 DNA(gDNA) 등은 빠른 파이펫 펌프질에 의해 온전한 가닥이 짧게 끊어질 수 있으므로 천천히 플런저를 움직여야 한다.

⑪ 사용이 끝난 팁은 파이펫의 제거버튼을 이용하여 제거한다.

⑫ 언제나 팁은 상호 오염을 방지하기 위해 다른 용액을 파이펫팅하기 전에 새것으로 바꿔주어야 한다.

8) 유지보수

마이크로파이펫이 잘 작동하기 위해서는 적절한 유지보수와 최소한 일 년에 한 번 정도는 보정(calibration)을 해주는 것이 좋다. 적절한 유지 보수를 위해서는;

- 내부나 외부의 부품이 휘는 것을 방지하기 위해 똑바로 세워두어야 한다.
- 마이크로파이펫 사용 완료 후 최대 볼륨으로 돌려놓는다. 최대 볼륨으로 보관하지 않으면 마이크로파이펫 내 스프링이 손상되어 정확성을 유지할 수 없다.
- 마이크로파이펫을 깨끗하게 유지한다. 먼지나 기름기가 마이크로파이펫 샤프트 끝에 묻어 있으면 마이크로파이펫의 팁(tip)이 정확히 밀봉되지 못해서 측정 에러를 만든다. 샤프트를 열어서 피스톤이나 O-ring 패킹, 혹은 밀봉 부위에 찌꺼기가 있는지 혹은 팁의 구멍 부위에 있는 찌꺼기를 확인한다.
- 마이크로파이펫의 샤프트를 닫을 때는 틀어지지 않게 조심하며 바람이 새거나 O-ring의 패킹이 완전한지를 체크해야 한다.
- O-ring의 교체 후에는 정확도를 측정하기 위해 마이크로파이펫의 보정 검사를 시행하여야 한다.

9) 보정

각 종류의 마이크로파이펫에는 사용자 매뉴얼에 마이크로파이펫의 정확도 검사 및 보정을 하는 방법이 설명되어 있다. 일반적인 방법은 대체로 적정량의 물의 무게를 반복적으로 재서 그 평균과 표준분산 그리고 변동계수의 백분율(percent coefficient of variation)[% CV = (standard deviation/mean × 100)]을 측정하여 검사 및 보정을 한다. 아주 작은 볼륨의 마이크로파이펫을(P10, P20) 보정하기 위해서는 색깔이 있는 용액과 spectrophotometer를 이용하여 보정한다. 회사에 따라 보정법은 약간씩 다르며 사용자 매뉴얼에 따른다.

3. 마이크로파이펫팅(micropipetting) 연습

1) 작은 용량의 마이크로파이펫팅 연습

이 과정은 0.5~10 μL나 1~20 μL 정도의 작은 양의 반응 용액을 만드는 것을 모의실험이다.

(1) 재료 및 기구

네 종류의 염색액(I~IV로 표지)

- 용액 I: 파랑
- 용액 II: 빨강
- 용액 III: 노랑
- 용액 IV: 녹색

(2) 실험기구

- 마이크로파이펫(P10, P20, P200 및 P1000)
- 에펜돌프 튜브(1.5 mL)
- 마이크로튜브 랙
- 파이펫 팁(일반적인 것 = no filter tip)

① 세 가지 1.5 mL 튜브에 지워지지 않는 마커펜으로 A, B, C라고 쓴다.

② 아래 표를 보고 각 튜브에 용매를 넣는다.

Tube	용액 I(Blue)	용액 II(Red)	용액 III(Yellow)	용액 IV(Green)	총 용액양
A	4 μL	5 μL	1 μL	–	10 μL
B	4 μL	5 μL	–	1 μL	10 μL
C	4 μL	4 μL	1 μL	1 μL	10 μL

③ 마이크로파이펫 볼륨을 4 μL로 조정하여 각 튜브에 용액 I을 넣는다.

④ 적정한 볼륨의 용액 II를 A, B, 그리고 C 튜브의 반응 용액에 마이크로파이펫을 수직으로 세워 넣는다. 이때 각각의 튜브 반응 용액에 팁을 넣을 때는 새로운 팁을 이용하여야 한다.

⑤ 튜브 A와 C에 1 μL의 용액 III을 새 팁을 이용하여 넣는다.

⑥ 튜브 B와 C에 1 μL의 용액 IV을 새 팁을 이용하여 넣는다.

⑦ 뚜껑을 닫는다. 다음 소개되는 방법 중 하나를 이용하여 시약들은 합쳐서 섞는다.

a. 튜브의 끝부분을 실험 벤치에 두드려서 튜브 안의 시약 용액들이 바닥에 방울로 모이게 한다.

b. 튜브를 원심분리기에 넣고 아주 짧게 작동시킨다. 원심분리기를 사용할 때는 원심분리기의 균형을 잘 맞추는 것이 중요하다. 균형이 맞지 않은 채로 튜브를 넣고 작동시키면 원심분리기의 모터가 고장날 수 있다.

⑧ 총 10 μL의 시약 용액이 각 튜브에 넣어졌다. 이 파이펫팅한 용량이 정확한지 알아보기 위해 마이크로파이펫을 10 μL로 셋팅한 후 튜브에서 시약용액을 조심스럽게 빼낸다.

a. 팁이 정확히 채워졌는가? 그것이 무엇을 의미하나?

b. 튜브에 소량의 시약 용액이 남아 있는가? 그것은 무엇을 의미하나?

c. 모든 시약 용액을 빼낸 후 팁의 끝 부분에 공기가 있는가? 그것은 무엇을 의미하는가?(공기층은 제거될 수 있으며, 실제 시약의 볼륨도 알 수 있다: 볼륨조정나사를 돌려서 공기를 팁 끝으로 밀어냈을 때 볼륨을 읽을 수 있다.)

⑨ 측정이 정확하지 않다는 것을 어떻게 알 수 있나? 만약 여러 번의 측정에서 용량이 일정하지 않고 변한다면 완전한 결과를 얻기 위해 반복적인 연습이 필요하다.

2) 큰 용량을 위한 마이크로파이펫팅 연습

이 과정은 100~1000 μL 마이크로파이펫을 이용하여 박테리아 형질전환이나 플라스미드 분리과정을 모의실험한다. 용량이 큰 마이크로파이펫을 사용하면 용량이 부정확하게 측정될 가능성이 커지므로 주의가 필요하다. 플런저를 천천히 올리지 않는다면 공기방울이 생기거나 용액이 샤프트 안으로 튀어 들어올 수 있다.

① 지워지지 않는 마커로 1.5 mL 튜브 두 개에 D와 E를 쓴다.

② 아래 표를 보고 각 튜브에 용매를 넣는다.

Tube	용액 I(Blue)	용액 II(Red)	용액 III(Yellow)	용액 IV(Green)	총 용액양
D	100 μL	200 μL	150 μL	550 μL	1000 μL
E	150 μL	250 μL	350 μL	250 μL	1000 μL

③ 마이크로파이펫으로 용액 I–IV를 D와 E 튜브에 적당량 넣는다. 순서는 작은 용량의 마이크로파이펫 과정과 동일하다.

④ 총 1,000 μL 용액을 각 튜브에 넣었다. 용량이 정확한지 체크하기 위해 마이크로파이펫을 이용하여 각 튜브에서 용매를 조심스럽게 빼낸다.

a. 팁이 채워졌는가?

b. 튜브에 소량의 용매가 남아 있는가?

c. 모든 용매를 추출한 후 팁의 끝 부분에 공기가 있는가?

⑤ 만약 측정 양이 잘못 되었다면 이 과정을 다시 반복한다.

4. 계단 희석법(serial dilution experiment)

1) 목적

파이펫팅의 정확도와 정밀도의 검사

2) 서론

Diluting(희석)은 간단하게 이야기하면 용액이나 용매를 첨가해주는 것이다. 즉, 어떤 물질의 농도를 감소시키기 위해 용매를 넣어주는 것이다. 이 실험에서는 물질은 DNA이고, 용매는 TE Buffer이다. 이 실험이 끝나면 gel 전기영동과 spectrophotometer를 이용할 때 파이펫팅의 정확성을 확인할 수 있고, 희석 요소들을 계산하는 방법을 알 수 있다.

3) 필요한 시약

- DNA stock(known Concentration)
- Diluted 1Kb DNA ladder solution
- TE buffer
- Agarose solution
- 1X TAE buffer
- 10 mg/mL ethidium bromide(EtBr)
- 6X loading dye containing xylene cyanol and bromophenol blue dyes

4) 필요한 기구

- Microcentrifuge tubes
- Nanodrop spectrophotometer
- Kimwipes
- Vortexer
- P10, P20 micropipetters
- Gel casts
- Gel box
- Cables
- Gel combs
- Plastic(Saran)wrap
- Gel document system(Bio-Rad)
- Plastic container for carrying the gel
- Pipet tips(regular=not filtered tips for PCR)

5) DNA stock의 계단 희석법 연습

① 3개의 1.5 mL 원심분리기 튜브에 각각 다음과 같이 쓴다.
- “Dil. #1”
- “Dil. #2”
- “Dil. #3”

② 라벨링한 튜브에 각각 15 μL씩 TE buffer를 넣어준다(P20을 이용하라).

③ Dil. #1 튜브에 5 μL의 DNA stock solution을 넣어준다(P10이나 P20을 이용하라).

④ 5초간 튜브를 vortex 한다. 그 다음 용액을 바닥으로 모으기 위해 원심분리기나 스피너로 10초간 돌린다.

⑤ Dil. #1의 DNA solution 5 μL를 Dil. #2에 넣는다.

⑥ 5초간 튜브를 vortex 한다. 그 다음 용액을 바닥으로 모으기 위해 원심분리기나 스피너로 10초간 돌린다.

⑦ Dil. #2의 DNA solution 5 μL를 Dil. #3에 넣는다.

⑧ 5초간 튜브를 vortex 한다. 그 다음 용액을 바닥으로 모으기 위해 원심분리기나 스피너로 10초간 돌린다.

6) 젤 전기영동(gel electrophoresis)을 통한 정확성의 검정

① 원심분리기 튜브에 A, B, C라고 각각 쓴다.

② 희석액으로부터 DNA solution을 10 μL씩 A, B, C 튜브에 넣는다.

From	Dil. #1	Dil. #2	Dil. #3
To	Tube A	Tube B	Tube C

③ A,B,C튜브에 loading dye 2 μL를 넣는다. 5번 정도 파이펫으로 up/down하여 섞는다. 각 용액의 총 부피는 12 μL이다.

④ 희석된 1kb DNA ladder solution 10 μL를 agarose gel에 로딩한다.

⑤ A, B, C 튜브의 내용물도 1kb DNA ladder solution 옆에 차례대로 로딩한다.

⑥ 10 mg/mL 농도의 EtBr 10 μL를 gel box의 cathode(양극) 쪽에 완충 용액에 넣는다(cathode는 well과는 반대에 위치한다.).

◆ Note: EtBr은 양전하를 띤다. 그러므로 EtBr은 gel box의 anode(음극) 쪽으로 이동한다(DNA 이동과는 반대방향). DNA는 음전하를 띤다. 따라서 DNA는 gel의 cathode(양극) 쪽으로 이동한다.

⑦ gel box의 뚜껑을 닫고 전기를 연결한다.

⑧ gel에 로딩된 샘플 순서를 실험노트에 기록한다.

⑨ 1~2시간 동안 105V로 전기영동을 하거나 front dye(bromophenol blue)가 gel의 1/2이나 2/3만큼 움직일 때까지 전기영동한다.

◆ Note: 한 전원공급기로 두 개의 gel을 돌릴 때는 130V로 맞추어 전기영동한다.

⑩ 전기영동을 한 후 전원을 끈다. Gel box의 뚜껑을 열고 작은 플라스틱 용기에 gel을 넣고 실험실로 옮긴다.

◆ 주의: gel이 gel cast에서 미끄러지지 않도록 반드시 플라스틱 용기에 넣어야 한다. 또한 사진을 찍기 위해 옮길 때도 조심해야 한다.

⑪ BioRad Gel Document system을 이용하여 gel의 사진을 찍는다.

⑫ Gel Document System의 text 프로그램을 이용하여 사진에 라벨을 한다.

⑬ 사진을 프린트한다.

7) Spectrophotometer를 이용한 파이펫팅 정확도의 검정

전기영동을 하는 동안 Nanodrop spectrophotometer를 이용하여 “DNA stock”, “Dil. #1”, “Dil. #2”, 그리고 “Dil. #3” 튜브의 DNA 농도를 결정한다.

① 각 튜브의 DNA 농도는 최소한 두 번 이상 잰다.

② 각 튜브의 DNA 농도를 기록하라.

8) 질문과 요약

① 젤에서 어떤 것을 관찰할 수 있었는가?

② 젤 전기영동의 결과 파이펫팅의 정확도는 얼마나 높은가?

③ 젤에서의 결과는 예상대로인가? 아니라면 어떤 문제가 있었는가?

④ 희석 상수는 얼마인가?

⑤ 스톡 DNA를 희석했을 때 각 “Dil. #1”, “Dil. #2”, 그리고 “Dil. #3” 튜브의 예상 농도는 얼마인가?

⑥ 로그 그래프지에 5번 질문에서 답한 예상 농도를 아래 그림과 같이 그린다(이것이 표준곡선이 됨).

X 축 – “DNA stock”, “Dil. #1”, “Dil. #2”, 그리고 “Dil. #3” 튜브
Y 축– 예상 DNA 농도

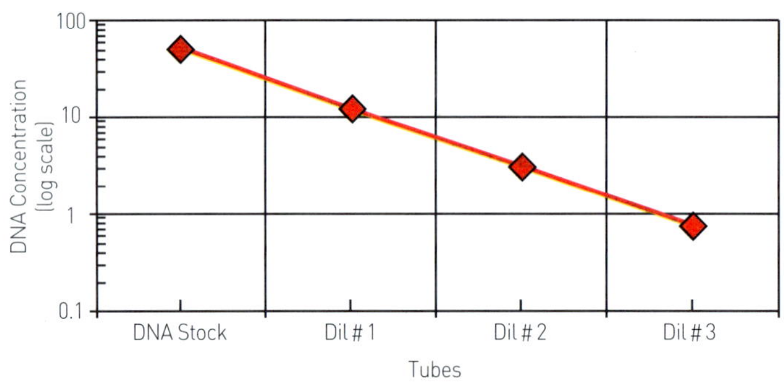

⑦ 그래프에 spectrophotometer에서 얻은 DNA 농도 관측 값을 표시하라.

⑧ 관측농도와 예상농도는 얼마나 다른가?

참고문헌

- Sambrook et al.(1989). Molecular Cloning Manual.
- Pipetman Neo User Guide(http://www.gilson.com/en/Pipette/Products/47.222/Resources.aspx?resourceTypeId=3#.VHvY-3TGUc50)
- U-Tube Video – using a pipetman. Excellent review, worth watching all the way through end.
- (http://www.youtube.com/watch?v=uEy_NGDfo_8&feature=related)

• 실습 결과 보고서 •

학과		반		실험 조	
성명		학번		실습일자	

1. Title(실습 주제):

2. Objectives(실습 목적):

3. Instruments and equipments(기구 및 장비):

4. Materials and reagents(재료 및 시약):

5. Methods(실습 방법):

6. Observation and results(관찰 및 결과): 별지 사용
단계 희석법의 각 단계에서 제시된 질문에 대한 답을 서술하시오.

7. Discussion(토론): 별지 사용

8. References(참고문헌): 별지 사용

• 이해도 확인 문제 •

1. 마이크로파이펫에는 두 개의 정지점이 존재한다. 첫 번째와 두 번째 정지점은 각각 어느 경우에 사용하는지 설명하라.

2. 마이크로튜브에 두 용액을 넣고 잘 섞어주기 위해 사용하는 기구의 이름은 무엇인가? 또한 섞는 과정에서 벽에 붙은 용액들을 바닥으로 끌어 내리기 위해 사용하는 기구의 이름은 무엇인가? 만약에 그런 기구가 없다면 어떻게 해야 할까?

3. 계단 희석법을 이용하여 마이크로파이펫의 정확도를 검정할 수 있다. 희석된 DNA용액은 전기영동과 spectrophotometer로 정량을 하게 되는데, 각각의 원리를 약술하라. 설명 중에 구체적으로 전기영동에서EtBr과loading dye(로딩 다이) 를 넣는 이유와 spectrophotometer분석에서 흡광도의 의미를 설명하고 100 ng의 DNA가 TE완충용액에 녹아 있을 때 그 흡광도가 얼마인지 기술하라.

Chapter 05

검체 준비(핵산의 추출)

1. 핵산의 정제

PCR, DNA 서열분석, 서던블럿 혹은 노던블럿 등 여러 분자생물학적 분석 실험의 성공 여부는 얼마나 순수한 핵산(DNA나 RNA)를 추출할 수 있느냐에 달려 있다. DNA 추출 방법은 다양하며, 조직의 종류에 따라 특정 방법이 선택된다. DNA 추출 방법을 선택하기 위해서는 추출 원리를 이해하는 것이 가장 중요하다. 다양한 추출 방법은 장점과 단점이 있다.

1) 핵산 정제를 위한 프로토콜을 선정할 때 평가기준

(1) 단순성(simplicity)

단계가 많아질수록, 시간도 더 오래 걸리며 실패할 가능성이 커진다. 단계가 많아지면 추출 수율 또한 감소될 가능성이 높아진다.

(2) 효율성(efficiency)

더 적은 양의 샘플과 시약을 사용할 때 핵산 추출 수율은 높아진다. 조직이 달라지면 추출법도 달라져야 하며, 일반적으로 더 순수한 핵산을 얻으려면 그 추출 효율은 낮아진다.

(3) 추출 핵산의 순도(purity of nucleic acids extracted)

몇몇 분자생물학 분석은 매우 높은 순도의 샘플을 요구하지만, 일부 다른 분석은 순도가 낮아도 문제가 없다. 어떤 정제기술은 특정 조직에 존재하는 불순물을 다른 기술보다 더 잘 제거할 수 있다.

(4) 선택성(specificity)

어떤 핵산(RNA 또는 DNA)을 분리할 것인가에 따라 추출법이 달라진다. 또한 감염된 환자 조직의 병원균에서 핵산을 추출하려면 충분한 양의 환자 조직에서 선택적으로 DNA나 RNA를 분리할 수 있는 추출법을 선택해야 한다.

(5) 감수성(sensitivity)

핵산이 쉽게 추출되는 조직도 있지만 상당히 가혹한 처리를 해야 하는 조직도 있다. 이런 가혹한 처리법은 대체로 더 많은 노동력을 필요로 하고 시약이 완전히 제거되지 않거나 핵산이 분해되어서 차후 단계의 분석을 방해할 수 있다.

(6) 핵산의 온전성(integrity of the nucleic acids)

기계적인 가혹한 처리들은 DNA를 잘개 쪼개서 추출되는 게놈 DNA(gDNA)의 평균 크기를 현저하게 줄인다.

(7) 고속 대량 분석기술의 적용(adaption to high-throughput techniques)

DNA분석이 필요한 시료의 수요가 많아지고 있기 때문에 자동화를 통한 고속 대량 분석기술 도입의 중요성이 점증하고 있다.

(8) 신뢰성(reliability)

생체 조직의 종류나 보관 상태와는 무관하게 핵산 정제가 안정적으로 이뤄지는 것이 중요하다. 따라서 추출법의 선택에 있어서 실패율이 적은 방법을 선택하는 것이 검사시간을 줄이고 재검사를 해야 하는 위험을 줄이는 지름길이다.

(9) 비용(expense)

다양한 세포의 구성물 중에서 어떤 불순물이 문제인지를 알면 상당한 시간과 비용을 줄일 수 있다. 예를 들어, 어떤 조직은 세포를 lysis시키는 것만으로도 PCR을 이용한 대부분의 분석을 진행할 수 있다.

2) 핵산 정제시 고려해야 하는 방해되는 요소들

(1) 핵산분해 효소(nuclease)

세포 안에는 상당한 양의 핵산분해 효소가 존재하며 핵산의 순수 분리 과정 중에 핵산분해 효소의 기능을 최소로 제한해야 한다. 핵산의 순수분리에 사용되는 lysis buffer는 세포를 신속히 용해시키고 핵산분해 효소의 기능을 저해할 수 있다. 대부분 lysis buffer는 단백질 변성제인 계면활성제(detergents)와 효소저해제 성분인 EDTA(ethylenediaminetetraacetic acid)와 같은 성분을 포함하고 있다. 이러한 성분들은 핵산의 순수분리 후 시행할 분석실험에 방해가 되지 않도록 신중하게 선택되어야 한다. 핵산분해 효소의 활성을 낮추기 위해 시료는 얼음이나 낮은 온도에 보관하는 것이 좋다. 실험하는 중에 시료가 핵산분해 효소에 다시 오염되는 것을 막기 위해 시약이나 기구들은 깨끗하게 유지되어야 한다. 일회용 기구를 이용하거나 열이나 화학물질을 처리하여 핵산분해 효소의 오염을 막아야 한다.

(2) 조각화(shearing)

볼텍스(vortex)를 사용하거나, 좁은 tip을 이용하여 반복적으로 pipetting하거나, 시료의 freeze-thawing에 의해 gDNA가 조각으로 잘려질 수 있다. 조각화가 되면 gDNA의 온전성(integrity)과 질(quality)은 나빠진다. 박테리아, 식물, 곰팡이의 세포벽을 제거하기 위해 액화질소와 함께 갈거나, 초음파, 혹은 분쇄기 등 기계적인 방법들이 사용되지만 이런 방법들 역시 gDNA를 조각화하여 그 질을 낮춘다. 세균의 세포벽을 녹이는 lysozyme 같은 효소의 이용은 gDNA의 평균 크기를 증진시킬 수 있다.

(3) 화학적 오염원들(chemical contaminants)

세포의 일부 구성성분은 핵산의 분리정제나 정제 후 차후 과정을 저해할 수 있다. 세포성분인 다당류나 세포벽의 구성성분들은 핵산과 비가역적으로 결합하여 비정상적인 저해물질을 만들 수 있다. 이런 다당류의 제거를 위해 CTAB(cetyltrimethyl ammonium bromide)이 자주 사용된다. 분리정제에 사용되는 시약 또한 완전히 제거가 안 되면 정제 후 다음 단계에서의 효소처리를 방해한다. 분리정제에 사용되는 페놀은 단백질 효소 활성을 직접 저해하고, 페놀의 산화물은 핵산에 손상을 줄 수 있다. 오래되지 않은 페놀을 사용하여야 하고, 용액에 남은 페놀은 chloroform extraction을 통해 완전히 제거한다. 그 후 핵산은 에탄올을 이용하여 침전시킨다. Guanidinium isothiocyanate와 같은 불순물은 핵산이 에탄올에 침전되면서 제거된다. 그 후에 핵산 침전물은 70% 에탄올로 씻어준다. 남은 에탄올은 건조시켜 제거하지만 과하게 건조했을 경우, 핵산이 다시 용해되기 어려워질 수 있다. Phosphate buffer는 polymerase(*Taq* polymerase 등)를 저해시키므로 피해야 한다. 높은 농도의 EDTA는 핵산과 반응하는 효소들의 활성을 저해시키므로 피해야 하며, 헤파린은 *Taq* polymerase 활성을 저해하고, DNA에 nick을 형성하므로 피해야 한다.

Nucleic acid isolation 하기 위한 protocol은 다음의 웹사이트에 잘 설명되어 있다.

① Promega's Wizard Genomic DNA Purification Kit(Cat# A1120), salt precipitation step to purify gDNA from fresh tissue. www.promega.com/tbs

② Promega's Wizard Genomic DNA Purification Kit, salt precipitation step to purify gDNA from whole tissue.

③ Quiagen spin Miniprep(Cat# 27104) of plasmid DNA from *E.coli* www.qiagen.com

④ Ambion's RNAqueous kit(Cat# AM1912), a phenol-free kit which uses a silica spin column to purify RNA from fresh tissue. www.ambion.com

⑤ Bioscientific's MaxRecovery Bioopure Kit(Cat# 5301-01), a phenol based kit using 1-bromo-3-chloropropane(BCP) to purify RNA from fresh tissue. www.biooscientific.com

⑥ Bioneer's AccuPrep® Genomic DNA extraction kit(Cat# K-3032), a phenol-free kit uses silica spin column to purify genomic DNA from various animal tissue. www.bioneer.co.kr

2. DNA 정제

Miescher(1869)는 밀도구배에 의한(density gradient) 원심분리법을 사용하여 인간세포에서 처음으로 DNA를 분리하였다. 그 후 DNA 추출은 전통적으로 유기용매인 페놀을 이용하였으며, plasmid를 정제하기 위해서는 alkaline lysis법이 광범위하게 사용되었다. Alkaline lysis법은 알칼리성 완충용액에서 gDNA와 plasmid DNA, 단백질 등의 용해도 차이를 응용한 방법인데, 세균에 높은 pH의 알칼리 용액을 처리한 후 다시 낮은 pH의 acetate를 처리하여 알칼리를 중화시킬 때 커다란 chromosome DNA(>50 Kb)나 단백질들은 다시 원래로 재생되지(renaturation) 못하고 커다란 불용성 덩어리로 변한다. 이런 찌꺼기들은 원심분리를 통해 손쉽게 침전시킬 수 있다. 반면에 작은 사이즈의 plasmid들은 이런 pH의 변화에 무관하게 supercoil 상태로 용액에 남아 있게 된다. Alkaline lysis법은 초기 유전자 재조합기술 역사에서 세균에서 plasmid를 뽑는 데 중요한 역할을 했다. 최근에는 위험한 페놀 대신에 상업적인 키트, 즉 실리카 비드가 들어간 스핀컬럼을 사용하는 것이 보편화되어 있고 순도가 높은 핵산이 대량으로 필요한 경우에는 여전히 염화세슘(CsCl)을 이용한 초원심분리법이 사용된다. 다양한 분리정제법 중에서 적용할 최적 방법의 선발은 다음 사항에 따라 결정된다.

① 어떤 조직에서 DNA를 정제하는가?
② 어떤 세포 lysis 방법이 필요한가?
③ 다음 단계의 분석을 위해 얼마나 높은 순도의 DNA가 필요한가?
④ 분리될 DNA 유형: gDNA는 plasmid와는 다른 물리적 특징을 가진다.

1) 샘플의 준비

DNA는 동물세포 뿐 아니라 식물 곰팡이 세균 혹은 바이러스에서도 쉽게 추출될 수 있다. 다만 샘플에 따라 DNA의 분리정제를 위한 특별한 준비나 전처리가 필요하다.

(1) 동물세포나 조직

① 유핵세포(nucleated cells in suspension)

혈액이나 골수액 시료에서 핵산을 추출할 경우 핵산이 없는 적혈구나 다른 불순물들은 제거되어야 하며 따라서 적절한 전처리가 필요하다. 백혈구(WBCs)나 골수세포(bone marrow cell)를 남기고 적혈구(RBCs)나 다른 혈액 성분들을 제거하기 위해 차등 밀도구배 원심분리(differential density gradient centrifugation)나 차등 세포용해(differential lysis) 등의 방법이 사용된다.

가. 차등 밀도구배 원심분리

차등 밀도구배 원심분리를 위해서는 등장액에 들어 있는 전혈(whole blood)이나 골수를 Ficoll과 섞는다. Ficoll은 세포막을 통과할 수 없는 많은 가지를 가진 sucrose 중합체이다. 차등 밀도구배 원심분리를 하게 되면 백혈구(핵산을 가진 세포)들은 Ficoll의 밀도구배 중간층, 즉 가벼운 혈장 성분층과 적혈구층 사이에 위치하게 된다. 원하는 백혈구층은 원심분리 튜브에서 꺼낼 수 있으며, 식염수를 이용하여 여러 번 washing하면 핵산의 추출과정에 비로소 사용할 수 있게 된다. 최근 Ficoll 대신에 원심분리층이 더 신속하고 확실하게 형성되는 상품들이 나왔는데 대표적인 것인 것이 'Sigma'에서 상품화한 HISTOPAQUE[tm]이며 광범위하게 사용되고 있다(그림 5-1).

나. 차등 세포용해

다른 방법으로는 세포용해(differential lysis)법이 있는데, 삼투압에 대한 감수성이 적혈구와 백혈구 사이에서 많이 차이가 나는 것을 응용한 삼투압적 방법이다. 적절한 저장액을 사용하면 적혈구가 백혈구보다 빨리 터지게 된다. 이를 이용하여 백혈구는 원심분리로 침전시켜 모으고 깨진 적혈구의 막이나 헤모글로빈 같은 것은 용액에 남아 있게 된다.

② 조직샘플(tissue sample)

얼렸던 것이나 생조직세포들은 DNA 추출 전에 잘게 부수어야 한다. 얼린 샘플들은 액화질소에서 갈거나 생조직을 homogenizing시키거나 혹은 scalpel을 이용하여 잘게 찢어서 큰 조직을 잘게 쪼갠다. 고정액으로 고정된 조직들은 xylene 등에 담가서 deparaffinization시켜야 한다. Xylene 대신에 독성이 약한 Histosolve, Anatch ProPar, 혹은 ParaClear 등의 제품이 많이 사용된다. Xylene 처리를 한 후 대개 조직은 에탄올의 농도를 줄여가면서 다시 rehydration시킨다. 어떤 경우에는 고정된 조직(fixed tissue)들을 dewaxing 없이 직접 사용할 때도 있다. 고정액의 종류에 따라 고정된 조직의 DNA는 잘라지거나 다른 성분과 cross-link되는 정도가 다르다. 알려

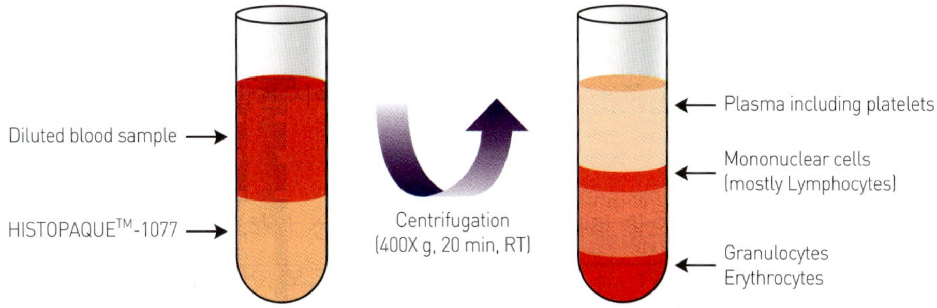

그림 5-1 비중에 의한 mononuclear cell 분리

진 바에 의하면 buffered-formalin이 가장 좋으며, 수은이 들어간 Bouins's나 B-5고정액은 DNA 추출을 방해한다. 추출된 DNA의 질은 조직이 어떻게 전처리되었고 얼마나 오래된 샘플인가에 따라서도 영향을 받는다. 대체로 100 bp 이하의 DNA는 언제나 분리정제가 가능하며, proteinase K를 오래 처리하면 좀 더 긴 크기의 DNA 조각을 얻을 수 있다.

(2) 미생물

세균이나 곰팡이들은 두꺼운 세포벽을 가지고 있어서 DNA 추출을 위해서는 그 벽을 제거해야 한다. 세포벽을 분해하는 효소(예, lysozyme 또는 zymolyase) 등은 상업적으로 구입이 가능하다. 대안으로 세포벽은 물리적으로 grinding이나 glass bead와 섞어서 강하게 흔들어 주는 방법으로도 깰 수 있다. 길이가 긴 게놈 DNA(gDNA)를 분리정제하기 위해서는 효소를 사용하는 것이 좋다.

① 세포의 용해(cell lysis)

세포가 준비되면 핵산을 추출하기 위해서는 일단 세포를 용해(lysis)해서 세포의 추출물을 준비해야 한다(그림 5-2A). 세포의 추출물에는 핵산 이외에도 단백질이나 당과 같은 것들이 포함되고 물에 녹지 않는 세포벽이나 세포막들의 찌꺼기들은 원심분리를 이용하여 분리가 가능하다(그림 5-2B). 또한 성공적인 DNA 정제를 위해서는 핵산분해효소의 활성을 저해하는 것이 관건이다. DNA 정제에 사용되는 버퍼용액은 용해를 촉진하고, 핵산분해효소를 저해하는 성분을 가진다.

- Detergents는 세포막의 용해도를 높인다. 일반적으로 SDS(sodium dodecyl sulfate), SLS(sodium lauryl sulfate), Triton X-100, CTAB(cetyltrimethyl ammonium bromide) 등이 선택된다.
- Proteinase K는 당단백질을(glycoprotein) 분해하고 detergent들이 DNase를 불활성화하는 것을 돕는다.
- Urea, guanidinium salts 등의 변성제(denaturant)나 chaotropes 들은 여러 효소들을 불활성화하기 위해 사용되며, 열처리는 세포 용해를 증가시키고 protein을 변성시킨다.
- 미생물로부터 DNA를 정제할 때는 세포벽을 녹이는 효소를 처리하여 용해가 쉽게 일어나게 한다.
- RNase는 DNA 분리에 방해가 되는 RNA를 제거하기 위해 lysis buffer에 넣어준다.

세포막과 세포벽을 분해하는 용해 방법을 선택할 때 시약이나 필요한 단계 수가 적어 실험이 빠르게 진행될 수 있는 방법을 선택해야 한다. DNA를 정제하는 동안 이용되는 모든 시약은 정제 마지막 단계에서 제거되어야 한다. 따라서 lysis buffer에는 꼭 필요한 물질로만 구성되어야 한다. DNA 정제 중에 핵산분해 효소가 완전히 제

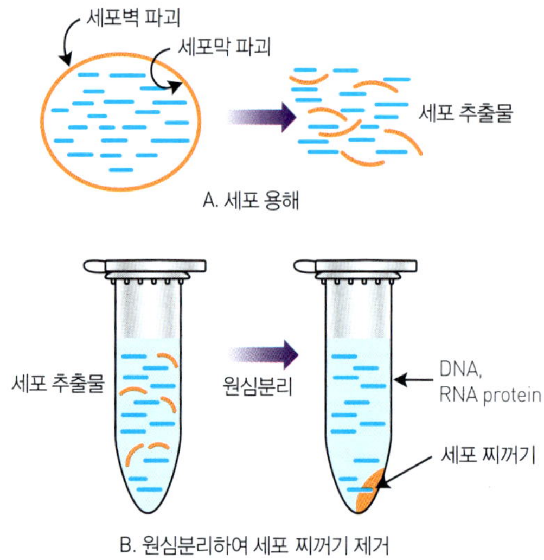

그림 5-2 세포추출물의 준비

거되기까지 DNA는 언제나 degradation될 소지가 있으므로 최단 시간에 끝내는 것이 좋다.

2) DNA의 분리정제

다양한 샘플에서 DNA 추출물이 만들어지면 두 번째 단계는 세포에서 방출된 DNA를 lipid, proteins, polysaccharide 세포의 찌꺼기 등의 불순물로부터 분리하는 것이다. 전통적으로 이런 불순물들은 high salt, low pH, 그리고 유기용매 혼합액(phenol/chloroform)을 사용하여 제거하였다. Phenol/chloroform 혼합액은 소수성 불순물들(lipid, lipoproteins, cell debris, 그리고 DNA-associated proteins)을 녹게 한다(그림 5-3). 페놀은 독성이 강한 유기용매이고 쉽게 변질이 되는 등 사용하기가 매우 까다로운 면이 있다. 이를 극복하기 위해 silica bead를 이용한 상업적인 키트인 스핀컬럼법과 염화세슘을 매체로한 밀도구배 초원심분리법이 사용된다. 여기서는 실제 많이 사용되는 스핀 컬럼법을 소개한다.

(1) 스핀 컬럼법(spin column method, solid phase isolation)

액상의 DNA 추출법에 비해 빠르고 효율적인 대체 방법으로 silica column을 이용하여 DNA를 정제하는 'spin column' 방법이 있다. 높은 농도의 salt 조건에서 silica bead는 DNA와 잘 결합한다는 것이 알려졌고 여러 가지 응용된 상업적인 키트들이 만들어졌다. 이 방법은 phenol extraction, alcohol precipitation보다 비싸지만, 산출량을 향상시키고 안정적이다. Spin column을 이용하여 정제된 DNA는 단백질이나 다른 salt 오염물이 들어 있지 않아서 직접적으로 제한효소, Southern blotting, PCR에 이용될 수 있다.

동물조직에서의 gDNA 정제에도 silica column을 많이 사용한다. 세포를 용해시키고 불순물을 제거하는 과정은 액상의 DNA정제법과 유사하게 시작한다. 각 세균이나 곰팡이 혹은 동물세포에 맞추어 특화된 lysis buffer들이 상업적인 키트로 공급되고 있다. 각 버퍼에 들어 있는 고농도의 salt와 chaotropes는 silica와 핵산의 결합을 돕는다. Silica와 DNA가 결합된 후에는 wash step이 이어진다. Salt/ethanol solution은 nucleic acid의 결합을 방해하지는 않고, 불순물을 씻어낸다. Silica column에서 DNA elution은 nuclease-free water를 이용하거나 TE와 같은 low ionic strength buffer를 이용한다. 스핀 컬럼법은 시간이 오래 걸리지 않고, 독성이 강한 phenol/chloroform이나 ethanol precipitation이 필요하지 않다. 따라서 고체상 정제법이라고도 한다. 이 방법에 사용되는 모든 시약은 상온에서 일 년 이상 안정적으로 보관이 가능하다. 이런 이유로 많은 분자생물학 실험실에서 스핀 컬럼법이 많이 쓰인다(그림 5-3).

스핀 컬럼법에서 주의할 점은 너무 많은 시료를 한꺼번에 넣으면 bead에 DNA가 다 붙지 못해서 떨어져 나가 결과적으로 DNA 수율이 낮아지거나 silica bead에 붙어 있던 DNA가 녹지 않아 역시 수율이 낮아질 수 있다. DNA의 크기가 작을수록 silica와 더욱 단단히 결합한다. 크기가 문제가 되는 것은 아니지만, 너무 작은 DNA는 silica column에 녹지 않아 산출량을 떨어뜨릴 수 있다.

3. RNA 정제

RNA 분리정제에서 고려할 가장 중요한 점은 RNase의 활성을 억제하는 것이며 따라서 RNA 실험하기 위해선 엄격한 사전준비와 주의가 필요하다. RNA는 어디에서나 광범위하게 존재하는 RNase에 의해 아주 쉽게 분해된다. RNase는 크기가 매우 작고 100℃ 이상에서 끓여도 상온에서 다시 재생(renaturation)되며 기능도 되살아나는 등 매우 안정적이며 제거하기 힘든 효소이다. DNase와 달리 RNase는 RNA 추출 전에 제거되어야 한다.

따라서 RNA 추출을 위한 샘플의 준비는 DNA 추출을 위한 샘플 준비와 좀 다르다. 샘플은 잘게 쪼갤 때 RNase의 활성을 억제하기 위해 신속히 액체질소에서 갈거나 혹은 세포 내 RNase를 저해할 수 있는 buffer에 담겨 있어야 한다. RNase 함량이 매우 높은 췌장 등의 샘플에서는 특히 주의해야 한다. 세균이나 곰팡이 RNA도 역시 액체질소에서 갈거나 화학물질을 이용하여 lysis시킨 후 정제한다.

RNA 분리정제에서도 DNA의 분리정제에서와 같이 유기 용매인 페놀을 사용할 수 있다. 다만 RNA 분리정제를 위해 사용하는 phenol의 pH는 DNA 추출 때와 같은 중성(pH 7~8)이 아니라 산성(acidic) phenol(pH 4.8)을

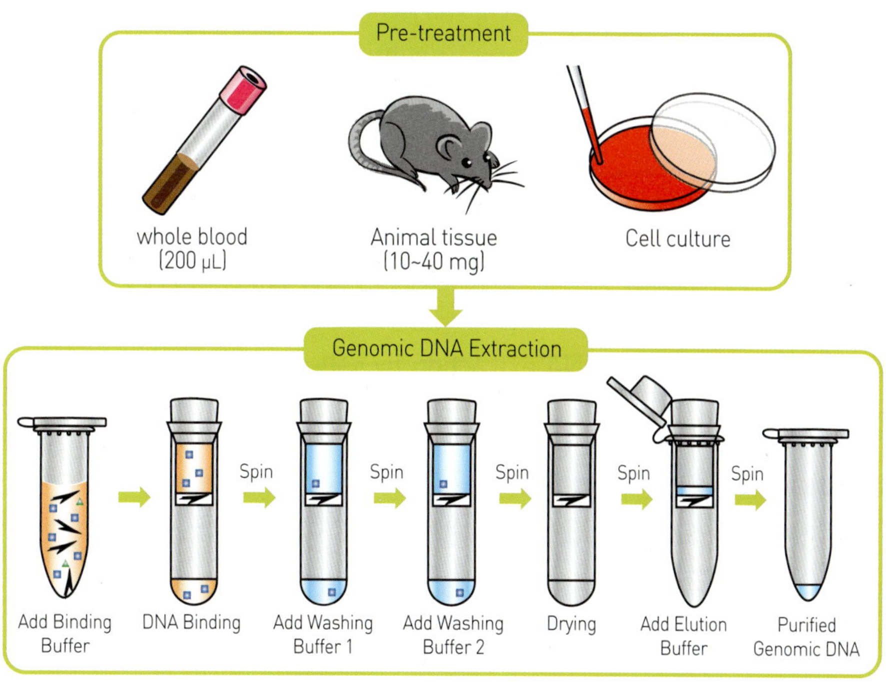

그림 5-3 스핀 컬럼을 이용한 DNA의 분리정제

사용한다. RNA는 pH에 상관없이 phenol 유기층에는 녹지 않고 수용층에만 남아 있지만 DNA는 phenol의 pH가 낮아지면 수용층이 아니라 phenol 유기층에 잘 녹는 선택성을 가진다. 따라서 산성 phenol을 쓰면 손쉽게 불순물인 DNA를 대부분 제거할 수 있을 뿐 아니라 산성 pH는 그 자체로 RNase의 활성을 저해한다. 실제로 산성 phenol를 처리하고 원심분리를 하면 불순물인 대부분의 단백질과 작은 DNA 조각들(<10 Kb)은 유기층에 녹아 있고 일부 양매성 단백질과 큰 DNA 조각들을 중간층에 남아 있게 된다.

RNA 실험이 많은 실험실에서는 일정 공간을 RNF(RNase-Free)로 할당을 하고 시약이나 기구 등을 따로 관리하는 것이 좋다. 이 공간에서는 언제나 장갑을 끼고 일회용 튜브나 팁은 패키지에서 직접 꺼내 써야 한다. 유리제품은 RNase를 불활성화 시키기 위해 400℃에서 최소한 4~6시간 이상 구워야 한다. 이런 엄격한 RNA 추출 기준을 유지하는 것이 쉽지 않기 때문에 많은 실험실에서는 이런 기준을 충족하는 재료를 공급하는 상업적인 키트의 도움을 받는다.

1) 세포의 용해(lysis)

RNA정제를 위한 세포의 용해는 언제나 detergent 혹은 높은 salt농도와 phenol 혹은 RNase inhibitors의 존재하에서 시행한다. Guanidine isothiocyanate(GITC)는 RNase를 강력하게 변형(denaturation) 시킬 수 있어서 high salt 대신에 자주 사용된다. 또한 단백질을 변형시키기 위해 detergent도 필요한 요소이다. 2-mercaptoethanol 같은 강력한 환원제도 lysis buffer에 포함이 된다.

2) RNA 분리정제: 스핀 컬럼법(spin column method, solid phase isolation)

상업적으로 제공되는 스핀 컬럼을 이용한 RNA의 정제에서도 일단 유기용매를 이용한 정제법과 유사하게 세포를 lysis시킨다. 높은 농도의 salt와 chaotropic buffer에 녹아 있는 세포 추출액안의 RNA를 컬럼에 흡수시킨 후 제공된 용액으로 washing을 한다. 이때 DNA오염을 방지하기 위해 DNase를 컬럼에 흡수된 RNA에 처리 할 수도 있다. Washing 후에 최종적으로 RNA를 elute시킨다. 스핀컬럼을 이용한 RNA의 정제 procedure는 lysis buffer 등 몇 가지 다른 부분이 있지만 그림 5-3에 나와 있는 DNA의 정제법과 큰 틀에서 유사하다.

4. Protocols

1) DNA의 정제법

(1) 방법 I: 게놈 DNA 추출법(genomic DNA extraction by salt precipitation)

① 실험원리 및 배경

Promega Wizard Genomic DNA Purification Kit를 이용하면 백혈구나 동물 혹은 식물 조직, 배양 세포 그리고 세균 등 다양한 세포에서 DNA를 다음 다섯 단계를 이용하여 분리정제할 수 있다.

가. Nuclei Lysis Solution을 이용하여 세포를 용해시킨다. 동식물 조직들은 물리적으로 homogenization 시키고 혈액의 경우 제공되는 Cell Lysis Solution을 이용한다.

나. (옵션) RNA를 제거해야 할 경우 RNase를 처리한다.

다. 세포 단백질은 salt precipitation을 이용하여 제거한다. 이때 분자량이 높은 게놈 DNA는 용액에 그대로 녹아 있는다.

라. Isopropanol을 이용하여 게놈 DNA를 농축하고 salt를 제거한다.

마. 이 정제 과정을 통해 최고 50 Kb 크기의 DNA을 정제할 수 있고 평균 사이즈는 20~30 Kb 정도이다. 이 사이즈는 차후 PCR 과정 중에 denaturation이 충분히 되기에 적당한 사이즈이다.

이 정제법은 차후 PCR이나 제한효소의 처리 혹은 membrane을 이용한 혼성화(sourthern, dot/slot blots) 과정 등 대부분의 분자생물학적 처리에 광범위하게 적용할 수 있다.

② 실험 전에 준비할 것

가. 37℃ 항온기 준비

나. 정제된 DNA의 resuspension을 위한 65℃ 항온기 준비

◆ Note: 모든 원심분리 과정은 상온에서 시행한다.

③ Protocol: 샘플 조직에서 게놈 DNA 추출법

가. Nuclei Lysis Solution 300 μL을 1.5 mL 에펜돌프 튜브에 넣고 얼음에서 식힌다.

나. 10~20 mg의 냉동에서 녹인 조직이나 생조직을 튜브에 넣고 homogenizer로 약 60초간 처리하여 잘게 간다. 이때 충분히 가는 것이 중요하며 충분하지 않으면 수율이 떨어진다.

다. Nuclei Lysis Solution 300 μL을 더 집어넣고 vortex로 섞어 준다.

라. 65℃에서 lysate를 15~30분간 배양한다.

마. (옵션) RNase solution(1.5 μL)를 nuclease lysate에 넣고 2~5번 정도의 inverting으로 용액을 섞는다. 섞여진 혼합액을 37℃에서 15분간 배양한 후 상온에서 식힌다.

바. 샘플 용액을 상온에서 약 5분간 식혀준다.

사. Protein Precipitation Solution 200 μL을 샘플용액에 넣고 20초간 vortex로 강하게 섞는다. 튜브를 얼음에 넣어 5분간 식힌다.

아. 상온에서 튜브를 원심분리한다(16,000X g, 3 min). 단백질이 하얀색 pellet으로 침전된다.

◆ Note: pellet이 형성되지 않는다? Protein Precipitation Solution을 넣을 때 상온으로 식혀주지 않았을 가능성이 있다. 이 경우 샘플 용액을 상온이나 얼음에서 5분 이상 식혀주고 다시 한 번 원심분리한다(16,000X g, 3 min). 다른 가능성으로는 Protein Precipitation Solution이 충분히 섞이지 않았을 수 있다. 이 프로토콜에 사용되는 용액들은 언제나 충분히 섞여야 한다.

자. DNA가 들어 있는 상층액을(pellet 불순물을 건드리지 않게 조심해서) 떠서 700 μL의 isopropanol이 들어 있는 새로운 튜브로 옮긴다.

◆ Note: 상층액 중 일부 용액은 단백질 pellet이 있는 원래 튜브에 남겨둔다. 이는 DNA solution이 pellet을 건드려서 단백질에 오염이 되는 것을 방지한다.

차. 가볍게 튜브를 inverting 시킨다. 이때 실 같은 DNA 가닥이 보인다.

카. 상온에서 튜브를 원심분리한다(16,000X g, 3 min). 이때 DNA는 하얀 pellet으로 보인다.

타. DNA pellet을 남기고 용액을 제거한다(pippeting이나 펌프로 aspiration 시킨다).

파. 70% 에탄올 600 μL를 pellet에 넣는다. 여러 번 튜브를 inverting 하면서 DNA와 DNA가 붙어 있을 수 있는 튜브의 벽을 washing 한다.

하. 튜브를 원심분리한다(16,000X g, 1 min).

가1. 조심스럽게 pippeting이나 펌프 aspiration을 이용하여 상층액을 제거한다. 이때 pellet이 같이 빨려가지 않도록 조심한다.

나1. 튜브를 깨끗한 종이 위에 뒤집어 놓고 상온에서 약 5분간 말린다. 너무 바짝 말리지 않도록 한다. 너무 바짝 마르면 용액에 잘 녹지 않는다.

다1. TE buffer 100 μL를 튜브에 넣고 65℃에서 약 1시간 rehydration 시킨다. 혹은 상온이나 4℃에서 overnight 하기도 한다.

라1. 안정성 테스트를 위해 약 4개의 튜브에서 각각 25 μL의 DNA를 넣은 후 차후에 아가로스 젤 전기영동으로 분석한다. 튜브에 이름과 날짜, DNA source, 추출법, 보관 온도 등을 기재한다. 튜브 중 하나는 4℃에, 하나는 25℃에, 나머지는 -20℃에 보관한다.

(2) 방법 II: 전혈 게놈 DNA 추출법(Extraction from Whole Blood)

① 2018 개량제품, Bioneer Accuprep Gen Ext Kit, K-3032

가. 20μl Proteinase K 액(미리 준비해 둠) 20μl을 1.5 ml tube(회사 비제공)에 가한다.

나. 200 μl 의 전혈을 상기 tube에 가한다.

다. 200 μl 의 GB buffer을 상기 튜브에 가한 후 vortex mixer를 사용하여 즉시 강하게 섞어준다.

라. 60℃ 에서 10분간 incubation 한다.

마. 400 μl 의 absolute ethanol(99% 에타놀)을 가한 후 피펫팅으로 섞어준다. 두껑에 붙은 액량을 모으기 위해 간단하게 pulse 원심분리한다.

바. 이렇게 만들어진 lysate를 바인딩칼럼 튜브의 상부공간(the upper reservoir of the binding column tube)에 넣어준다. (이때 바인딩칼럼은 컬렉션 튜브와 결합한 상태로 한다.)

사. 두껑을 닫고 8,000 rpm에서 1분간 원심분리한다.

아. 컬렉션튜브의 액체를 버리고 이 컬렉션튜브를 다시 바인딩칼럼튜브에 결합한다.

자. 500 μl 의 WA1 Buffer를 가한 후 8,000 rpm에서 원심분리한다.

차. 컬렉션튜브의 액체를 버리고 이 컬렉션튜브를 다시 바인딩칼럼튜브에 결합한다.

카. 500 μl 의 W2 Buffer를 가한 후 8,000 rpm에서 원심분리한다.

타. 컬렉션튜브의 액체를 버리고 이 컬렉션튜브를 다시 바인딩칼럼튜브에 결합한다.

파. 13,000 rpm에서 1분간 원심분리하여 바인딩칼럼에 남아있는 에타놀을 완전히 제거한다.

하. 바인딩칼럼을 새로운 1.5 ml 튜브에 결합시킨 후, 50 - 200 μl 의 EA Buffer(혹은 증류수)를 바인딩칼럼의 바닥에 가한 다음, 상온에서 최소한 1분간 방치하여 EA Buffer가 바인딩칼럼 바닥의 유리섬유에 완전히 스며들게 한다.

가1. 8,000 rpm에서 1분간 원심분리한다. DNA 추출액은 아래의 1.5 ml 튜브에 모이게 되므로 이를 보관한다. 바인딩 칼럼은 버린다.

(3) 방법 III: Silica spin column을 이용한 plasmid DNA의 추출

① 대장균(*Escherichia coli*)에서 plasmid DNA 분리

가. 실험원리와 배경

세균세포의 효율적인 용해와 높은 수율의 DNA를 뽑기 위해서는 세균의 성장주기 중에서 초기 log phase의 세포들을 수확하는 것이 중요하다. Plasmid DNA 분리를 위해서는 alkaline lysis법이 사용되는데, 강한 염기성 용액에서 세포벽과 막은 파괴가 되고 단백질은 첨가된 SDS에 의해 변성된다. 낮은 pH의 potassium acetate를 세포의 lysate에 넣으면 pH가 중화되면서 SDS-단백질-세포막 복합체가 형성된다. 이때 gDNA는 막에 붙어 있으므로 같이 제거할 수 있다. 원심분리로 불순물 복합체를 제거한 후 RNA를 제거하기 위해 RNase를 처리한다. 이 세포 추출물에 phenol/chloroform을 처리하면 DNA를 정제할 수 있다. 하지만 이번 실험에서는 그 대신에 'spin column 법'을 이용한 plasmid DNA 정제법을 실험해 본다.

Qiagen Spin MiniPrep plasmid DNA Kit를 사용하며, 다음의 4단계를 거친다.

a. P2 buffer를 사용하여 세포를 용해한다. P2 buffer는 NaOH가 첨가되어 강한 염기성을 나타낸다. N3 buffer를 lysate에 첨가하면 plasmid만 남아 있고 게놈 DNA(gDNA)나 세포막 등 세포 찌꺼기들은 침전된다.
b. 상층액을 silica gel spin column에 넣어서 DNA를 흡착시킨다. N3 buffer(and PB)에는 nuclease를 불활성화시키기 위해 chaotropic salt인 guanidine hydrochloride가 들어 있다. 이것은 위해한 염증반응을 일으킬 수 있으므로 조심해야 한다.
c. PB나 PE buffer를 이용하여 약하게 붙어 있는 오염물을 washing 한다.
d. EB(TE) buffer나 순수한 물을 이용하여 핵산을 elution 한다.

나. 실험 전에 준비할 것

a. 모든 용액을 냉장고에서 꺼내 상온에 맞춘다.
b. Ethanol을 PE buffer에 넣고 마크를 한다. PE buffer는 상온에서 일 년간 안정하다.
c. RNase를 P1 buffer에 넣고 마크를 한다. P1 buffer는 냉장보관한다.
d. P2과 P3 buffer에 침전물이 있는지 확인한다. 침전물은 37℃에 배양하면 녹아서 사라진다. P2 buffer에는 SDS가 들어 있어서 심하게 흔들지 않는다(거품 형성).

◆ Note: 모든 원심분리 과정은 상온에서 시행한다.

다. Protocol: spin column법을 이용한 plasmid DNA의 추출

a. 1 mL의 세균 배양액을 1.5 mL 에펜돌프 튜브에 넣고 원심분리로(16,000X g, 3 min) 수확한다.
b. 상층액은 biohazard 폐기물 용기에 버린다. 남아 있는 상층액은 pippetting이나 aspiration으로 제거한다.
c. Buffer P1(250 μL)로 pellet을 재현탁한다(pellet을 완전하게 녹여야 한다).
d. Buffer P2(250 μL)을 넣고 4~6번 정도 가볍게 inverting 한다(이 과정에서 vortexing 등으로 심하게 흔들면 안된다. 강한 vortexing은 게놈 DNA를 잘게 쪼개서 작은 조각으로 만들고 결국 plasmid에 섞여서 불순물이 된다).
e. Buffer N3(350 μL)를 넣고 바로 4~6번 정도 inverting 한다. 시료가 탁해지는 것을 확인한다(이 과정에서 vortexing하면 과한 거품을 만든다. 따라서 vortexing을 하면 안됨).
f. 세포 찌꺼기를 제거하기 위해 원심분리를 한다(16,000X g, 10 min). 단백질이나 세포 찌꺼기가 하얗게 침전한다.

g. 상층액을 QIAprep spin column에 넣는다.

h. 컬럼을 collection 튜브에 꼽고 원심분리한다(16,000X g, 1 min).

i. Collection 튜브에 모여진 용액을 sink에 버리고 컬럼에 PB buffer(500 μL)를 넣고 5분간 기다린다.

j. 컬럼을 튜브에 다시 넣고 원심분리(16,000X g, 1 min)를 수행하여 컬럼을 washing 한다.

k. Collection 튜브에 모여진 용액을 sink에 버리고 이번에는 컬럼에 PE buffer(750 μL)를 넣는다.

l. 컬럼을 튜브에 다시 넣고 원심분리(16,000X g, 1 min)를 수행하여 컬럼을 washing 한다.

m. Collection 튜브에 모여진 용액을 sink에 버린다.

n. 컬럼을 collection 튜브에 넣고 원심분리(16,000X g, 1 min)를 수행한다. 이 과정을 통해 스핀 컬럼에 남아 있는 미량의 수분을 제거해서 silica를 충분히 말린다.

o. 컬럼을 깨끗한 새 1.5 mL 튜브에 옮긴다.

p. EB buffer나 순수한 물(70 μL)을 컬럼 중앙에 떨어뜨려 DNA를 elute 한다. 이때 용액들은 silica membrane에 흡수된 것을 확인하고 1분 정도 기다린다.

q. 원심분리(16,000X g, 1 min)를 수행한다.

r. 컬럼은 버리고 정제된 plasmid DNA가 들어 있는 통과액을 보관한다.

s. 안정성 테스트를 위해 약 4개의 튜브에서 각각 15 μL의 DNA를 넣은 후 차후에 아가로스 젤 전기영동으로 분석한다. 튜브에 이름과 날짜, DNA source, 추출법, 보관 온도 등을 기재한다. 튜브들 중 하나는 4℃ 하나는 25℃에, 나머지는 -20℃에 보관한다.

2) RNA의 정제법

(1) 실험원리와 배경

Ambion's RNAqueous Kit는 다양한 조직에서 순도가 높은 소량의 RNA를 간단한 3단계 과정을 통해서 분리할 수 있게 한다.

RNase-free 환경 만들기

1. RNase는 실험자의 손이나 오염된 미생물에 의해 오는 경우가 가장 많다. 따라서 장갑을 꼭 착용하고 사용되는 기구나 시약은 멸균처리 한다.
2. RNA가 닿는 플라스틱 등 모든 용기와 용액은 diethylpyrocarbonate(DEPC)로 처리한 후 사용한다. DEPC는 RNase의 histidine과 반응하여 그 기능을 불활성화 시킨다. DEPC를 물에 처리하기 위해서는;
   - DEPC를 전체 용량의 0.1% 처리하고(0.1 mL of DEPC/100 mL of water)
   - 강하게 섞는다.
   - 오토클레이브로 습열 살균을(15 min at 121℃) 하거나 37℃에서 12시간 이상 방치한 후 100℃에서 15분 이상 가열해서 DEPC를 제거한다.
3. 일회용 파이펫 팁이나 에펜돌프 튜브들은 일반적으로 RNase-free 상태로 생산이 된다. 따라서 오염을 방지하기 위해 뚜껑을 닫고 장갑을 끼고 다룬다.
4. 일회용이 아닌 플라스틱들은 사용하기 전에 0.1 M NaOH/1mM EDTA 용액으로 닦아낸 후 DEPC 처리수로 린스한다.
5. RNA 분리정제에 사용되는 기구나 시약들은 따로 관리하는 것이 좋다.
6. 온도를 맞추기 위해 더러운 물방울이 튈 수 있는 water-bath 대신에 heat-block을 이용한다.

① Guanidium-based lysis 용액을 이용하여 세포를 용해한다.
② 세포추출액의 핵산을 스핀 컬럼에 흡수시키고 washing 후 elution 한다.
③ 선택사항으로 민감한 RT-PCR 등에 사용될 때는 DNase를 처리한다.

이 과정을 통해 정제된 RNA는 mRNA, rRNA, tRNA, ncRNA 모두를 포함하고 있으며, 각각의 특이적 primer를 이용하면 특별한 RNA transcript들을 각각 증폭할 수 있다.

가. 실험 전에 준비할 것

RNA를 추출할 때는 RNase에 의한 분해를 막기 위해 가능하면 신속하고 효과적으로 수행해야 한다. 질 높은 RNA의 추출을 위해서는 세심한 준비가 필요하다.

- 생조직으로부터 당장 RNA 추출이 힘들 경우에는 조직을 40~50 mg 단위로 자른 후 600 μL의 RNAlater 용액과 함께 1.5 mL 튜브에 넣어서 다음 실험 시까지 -10℃에 보관한다.
- RNA를 elute하기 위해서 약 75℃의 Elution solution(100 μL)을 각 튜브에 넣는다. 증발량을 고려하여 용량을 약간 늘릴 수 있다.
- 실험을 시작하기 전에 사용되는 모든 용액의 온도를 상온에 맞춘다.
- 64% ethanol의 준비. 38.4 mL의 ACS급 ethanol과 21.6 mL의 DEPC 처리된 물을 잘 섞고 ethanol이 첨가된 것을 병에 표시한다.
- Wash solution #2/3의 준비. Ethanol을 Wash Solution #2/3에 표시된 대로 집어넣는다. 잘 섞은 후 병에 표시한다. 한 달 안에 Wash Solution을 사용할 계획이면 상온에 보관한다. 더 오랜 기간의 보관이 필요하면 4℃에 보관을 하며 사용하기 전에 warm up 할 필요가 있다.

(2) Protocol

① 샘플의 준비

이 과정은 실험 조교가 미리 수행할 수 있다.

가. 조직을 40~50 mg 단위로 자른 후 600 μL의 RNAlater 용액과 함께 1.5 mL 튜브에 넣어서 다음 실험까지 -10℃에 보관한다.
나. 조직이 RNAlater 용액에 얼려져 있다면 충분히 녹인 후 보관된 조직을 꺼낸다. 샘플로부터 흘러나온 RNAlater 용액은 제거한다.

② 세포의 용해

가. 40~50 mg 샘플에 Lysis/Binding Solution(300 μL)을 집어넣는다. 에펜돌프 튜브에 들어가는 작은 막자(pestle)로 조직을 homogenize 한다. 완전히 조직을 간 후 Lysis/Binding Solution 300 μL을 더 집어넣는다.
나. 강하게 vortexing해서 세포를 용해시킨다. Inverting을 통해 용액을 균질화시킨다. RNAlater로 안정화된 샘플을 녹이거나 용해시키기 위해 더 강한 vortexing이 필요하다.
다. 원심분리(16,000X g, 3 min) 후 세포의 찌꺼기를 침전시킨다.

③ RNA 정제

가. Elution Solution을 75℃로 가열한다. 일반적으로 각 샘플은 약 100 μL로 elution시키지만 증발량을 고려하

여 용량을 약간 늘릴 수 있다.

나. Collection 튜브에 Filter cartridge를 넣는다. 필터 카트리지 뚜껑에 라벨링을 한다. 같은 라벨을 두 번째 collection tube에 한다.

다. 상층액을 새로운 튜브에 넣고 같은 볼륨의 64% ethanol을 lysate에 넣고 vortex로 간략히 섞는다.

라. 700 μL 이하의 윗 단계 샘플 혼합액을 collection 튜브 안의 필터 카트리지에 넣는다.

마. 4단계의 샘플 혼합액을 원심분리한다(12,000 rpm, 15~60 sec). 이때 속도는 15,000X g(~13,000 rpm)을 넘지 않는다. 필터 통과액은 버리고 collection 튜브는 washing 용으로 재사용한다.

바. 나머지 샘플 혼합액을 넣고 원심분리한다.

사. Washing Solution #1(700 μL)을 filter cartridge에 넣고 15~60초 동안 원심분리한다. 통과액을 버리고 collection 튜브는 다음 washing 과정을 위해 재사용한다.

아. Washing solution #2/3(500 μL)를 넣고 15~60초 동안 원심분리한다. 통과액을 버리고 collection 튜브는 다음 washing 과정을 위해 재사용한다.

자. 통과액을 버리고 남아 있는 수분을 제거하기 위해 약 1분간 원심분리한다.

차. 필터 카트리지를 labelling한 새로운 튜브에 넣는다. 미리 약 75℃로 온도를 높인 elution solution의 반을 (65 μL) 카트리지 필터의 중앙에 분주하고 뚜껑을 닫는다. 샘플을 상온에서 약 30초간 두었다가 원심분리(30~60초)로 RNA를 필터로부터 회수한다.

카. 추가적으로 75℃로 온도를 높인 elution solution의 반(65 μL)을 넣어서 두 번째 elution해서 RNA를 같은 collection 튜브에 모은다.

(3) 옵션(시간이 될 때)

DNase I 처리: 오염된 gDNA를 elute된 RNA로부터 제거

가. 1/20에 해당하는 DNase(20X) buffer와 1 μL의 DNase(8 unit/μL)를 elute된 RNA와 잘 섞는다.

나. 37℃에서 30분간 인큐베이션한다.

다. 1/5에 해당하는 DNase Inactivation Reagent를 집어넣고 잘 섞는다. 상온에서 약 2분간 처리한다.

◆ NOTE: DNase Inactivation Reagent은 걸쭉한 slurry 상태로 제공이 된다. 사용하기 전에 강하게 vortexing해서 잘 섞어 주어야 한다.

라. 약 1분간 원심분리로 DNase Inactivation Reagent를 침전시킨다. 위쪽의 RNA 용액을 새로운 튜브로 옮긴다.

(4) 안전성 테스트

안정성 테스트를 위해 약 4개의 튜브에서 각각 25 μL의 RNA를 넣은 후 차후에 아가로스 젤 전기영동으로 분석한다. 튜브에 이름과 날짜, DNA source, 추출법, 보관 온도 등을 기재한다. 튜브 중 하나는 4℃에, 하나는 25℃에, 나머지는 -20℃에 보관한다.

참고문헌

- Molecular Cloning Manual. Green, M and Sambrook, J. Chapter 1. Isolation and quantification of DNA, 2012. Cold Spring Harbor, NY, Cold Spring Harbor Laboratory Press.
- Molecular Cloning Manual. Green, M and Sambrook, J. Chapter 6: Extraction, purification, and analysis of RNA from eukaryotic cells, 2012. Cold Spring Harbor, NY, Cold Spring Harbor Laboratory Press.
- 최신진단분자생물학실습. 한국임상병리학과 분자생물학 교수회 편. 제6장 검체처리. 2005. 청구문화사.
- Molecular diagnostics. Lela Buckingham. chapter 4, Nucleic acid extraction methods, 2012. Philadelphia, PA, F.A. Davis Company.
- Promega's Wizard Genomic DNA Purification Kit(Cat# A1120), salt precipitation step to purify gDNA from fresh tissue. www.promega.com/tbs.
- Quiagen spin Miniprep(Cat# 27104) of plasmid DNA from E.coli. www.qiagen.com.
- Ambion's RNAqueous kit(Cat# AM1912), a phenol-free kit which uses a silica spin column to purify RNA from fresh tissue. www.ambion.com.

• 실습 결과 보고서 •

학과		반		실험 조	
성명		학번		실습일자	

1. Title(실습 주제):

2. Objectives(실습 목적):

3. Instruments and equipments(기구 및 장비):

4. Materials and reagents(재료 및 시약):

5. Methods(실습 방법):

6. Observation and results(관찰 및 결과): 별지 사용

7. Discussion(토론): 별지 사용

8. References(참고문헌): 별지 사용

• 이해도 확인 문제 •

1. 핵산을 spin column법을 분리정제할 때 washing buffer에 ethanol을 집어넣는 이유는? 미생물이나 식물의 세포에서 핵산분리를 시도할 때 어떤 종류의 불순물들이 스핀 컬럼의 카트리지를 막히게 하는가? 스핀 컬럼에서 DNA를 elute할 때 elutioin solution의 온도를 높이는 이유는 무엇인가?

2. DNA를 추출하기 위해서는 세포를 용해시켜야 한다. 이 lysis buffer에는 여러 가지 성분이 들어가는데 게놈 DNA를 추출할 때 lysis buffer에 들어가는 성분을 3~4가지 예를 들고 그 기능을 설명하라. 또한 alkaline lysis 방법은 plasmid DNA를 추출할 때 사용하는 데 어떤 시약이 들어가고 그 원리는 무엇인가?

3. RNA는 쉽게 분해가 되는 성질이 있어서 실험 시 분해가 되지 않도록 매우 주의해야 한다. RNase 활성을 막기 위해 lysis buffer에 어떤 시약이나 처리들이 사용되는가? 또한, 실험 중에 RNase-free 환경을 만들기 위해 어떤 주의를 기울여야 하는가?

Chapter 06

핵산의 증폭

1. PCR 원리

PCR (Polymerase Chain Reaction)은 내열성을 가진 DNA polymerase를 사용하여 DNA의 특정 영역을 시험관 내에서 반복적으로 복제하여 대량으로 생산하는 기술이다. 이 기술은 1985년 Kary Mullis가 처음 보고하였고, 그는 1993년 화학 분야에서 노벨상을 수상하였다. PCR은 생명공학 분야에서 DNA를 클로닝 하기 위해 DNA를 준비할 때 많이 사용되었으나, 활용성이 확장되어 분자생물학, 의학, 농학, 수의학, 식품과학, 환경과학뿐만 아니라 고고학이나 인류학에 이르는 여러 분야에 사용된다.

PCR은 DNA 중합효소(polymerase)의 연쇄반응(chain reaction)으로 반복적으로 DNA 복제반응이 일어나는 것이다. PCR은 3단계로 구성되는데, 먼저 DNA 복제를 위해 DNA 이중가닥을 열을 가하여 단일 가닥으로 분리한다(denaturation 단계). 온도를 낮추어 분리된 단일 가닥에 primer(시발체)를 결합시키고(annealing 단계), 결합된 시발체에서부터 중합효소가 새로운 단일가닥을 주형에 상보적으로 합성하게 된다(extention 단계).

이 세 단계가 한 번 이루어지면 하나의 주형 DNA가 복제하여 하나가 더 생산되어 두 개가 되며, 연속하여 세 단계가 한 번 더 이루어지면 두 개의 주형 DNA으로부터 복제가 이루어져 네 개의 DNA 가닥이 생산된다. 다시 연속하여 세 단계가 세 번째 이루어지면 네 개의 주형 DNA으로부터 복제가 이루어져 여덟 개의 DNA 가닥이 생산된다. 따라서, 세 단계로 이루어진 PCR 과정을 일반적으로 cycle이라고 하며, cycle의 횟수가 증가할수록 생산되는 DNA가닥의 수는 2^n cycle로 증가하게 된다. 만약에 20 cycle이 이루어졌다면 1개의 주형 DNA에서 2^{20} =1,048,578개의 DNA 가닥이 만들어지게 된다. 다음은 일반적인 PCR 반응을 위한 설정 조건이다.

1) 반응조성

PCR을 실행하는 데 필요한 성분으로는 다음과 같은 것들이 있다(그림 6-1).

- 주형 DNA
- primer set: forward & reverse primer
- dNTP

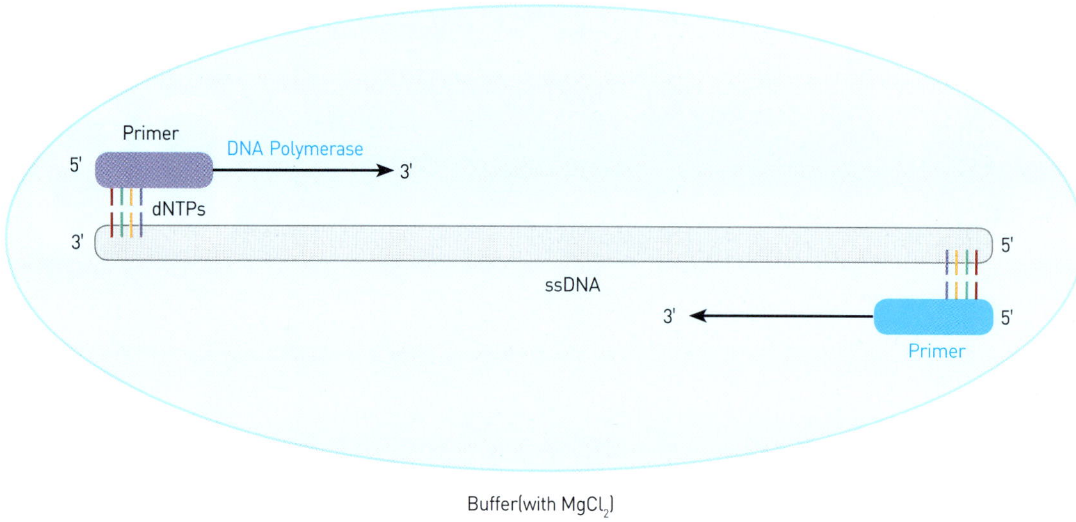

그림 6-1 PCR에 필요한 성분

- buffer
- *Taq* DNA polymerase

주형 DNA는 Template DNA라고 하며 증폭시키고자 하는 표적 DNA의 주형이다. 일반적으로 DNA 추출 kit를 사용하여 추출한 DNA는 바로 사용할 수 있는 순도를 가지며 주형 DNA로 사용할 수 있다. 주형 DNA 농도는 약 25~100ng이면 충분하다.

Primer set은 forward primer와 reverse primer로 구성되어 있으며, 50bp 크기보다 적으며 10bp보다는 크게 제작한다. Primer끼리 상보성이 있으면 안 되고, 각 primer 내에 2차 구조를 형성하지 않도록 하는 것이 좋다. 사용 농도는 보통 1.0 μM이다. Forward primer와 reverse primer의 melting temperature(Tm)는 서로 비슷하게 하는 것이 좋다. Tm 값이 서로 비슷한 것이 annealing 되는 동안 주형에 같이 결합하기 때문이다. Tm 값은 다음 공식에 따라 산출한다.

$$Tm = 4 \times (\text{primer에 존재하는 G+C 개수}) + 2 \times (\text{primer에 존재하는 A+T 개수})$$

$$\text{A, T 결합온도} = 2^\circ C, \qquad \text{G, C 결합온도} = 4^\circ C$$

2) DNA polymerase

DNA polymerase는 DNA를 중합하는 효소로서 대부분의 DNA polymerase는 PCR 조건인 95℃에서 불활성화된다. 이것을 극복하기 위해 고온에서도 활성이 유지되는 DNA polymerase가 필요하다. 이런 기능을 가진 DNA polymerase가 미국 Yellowstone 온천에서 분리한 고온균의 효소를 사용할 수 있게 되어 실질적으로 PCR이 가능하게 되었다. 이 고온성 DNA polymerase의 이름은 고온균 *T. aquaticus*의 이름에서 유래하여 일반적으로 '*Taq*'이라고 부른다.

3) PCR의 세 가지 반응 단계

(1) DNA 변성(denaturation) 단계

PCR의 첫 번째 단계로서 두 가닥 DNA를 92~95℃에서 15~30초간 처리하여 한 가닥 DNA로 분리하는 단계이다. 한 가닥으로 분리된 DNA가 다음 단계에서 주형으로 사용될 수 있도록 준비하는 단계이다. 이때 처리 온도를 너무 높이거나 반응시간을 지나치게 늘리면 내열성 DNA polymerase라 해도 활성을 잃게 되므로 주의가 필요하다.

(2) 시발체(primer)의 annealing 단계

첫 단계에서 분리된 DNA와 forward, reverse primer를 온도를 낮추면서 각 primer가 상보적인 한 가닥 주형 DNA에 결합(annealing)하는 단계이다. Primer의 길이는 목적에 따라 차이가 있으나 15~30개의 염기로 제작한다. 이때 forward와 reverse primer의 Tm값이 비슷하게 제작하는 것이 중요하다. Annealing에 가장 적합한 온도와 시간은 primer의 염기배열과 그 길이에 따라 결정되지만, 일반적으로 55℃에서 30초~1분간 annealing 한다. Annealing 온도를 높이면 primer-주형 DNA의 mismatch가 감소하여 반응 특이성이 높아진다.

(3) 신장반응(extension) 단계

PCR의 세 번째 단계로서 내열성 DNA polymerase가 작용하여 새로운 DNA 가닥을 합성하는 단계이다. 전 단계인 annealing 단계에서 주형에 결합한 primer를 인식한 DNA polymerase가 primer에서부터 주형에 상보적인 새로운 DNA를 신장시킨다. 신장반응에 필요한 시간은 주형 DNA의 농도, 증폭 단편의 크기, 반응 온도에 따라

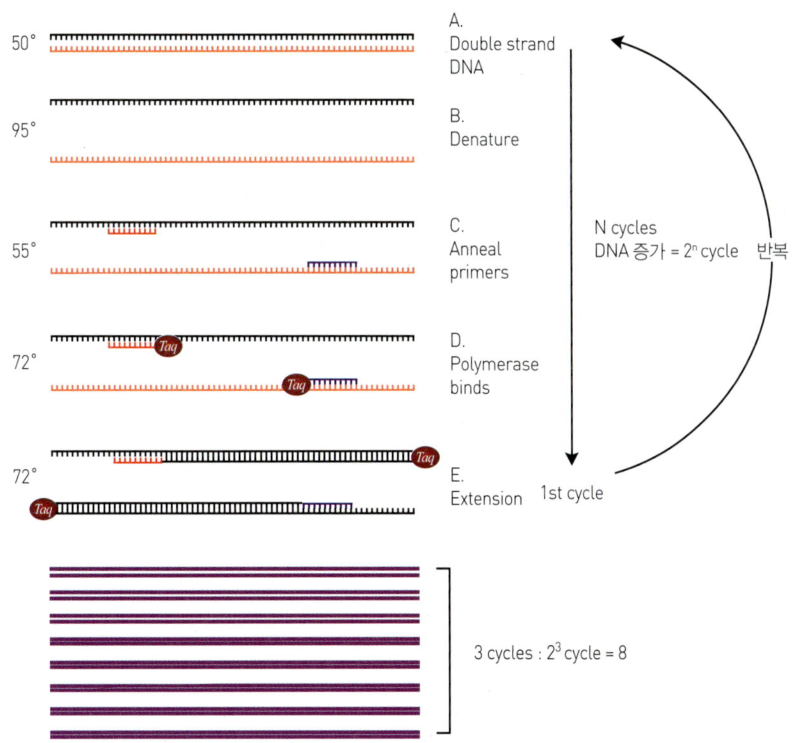

그림 6-2 PCR 반응에 따른 DNA증폭

좌우되지만, 일반적으로는 *Thermus aquaticus*(*Taq*) polymerase를 사용할 경우 72°C에서 1분간 약 1 kb를 합성한다. 따라서 PCR 산물(amplicon)의 길이에 따라 신장반응 시간을 설정한다.

(4) Cycle 수

PCR의 경우 n회의 cycle로 생산되는 표적 DNA 수는 2^n배가 된다. 그러나 n수를 많이 늘린다고 하여도 실제로는 어느 cycle 수가 넘어가면 더 이상 생산이 되지 않는다. 그 이유로는 ① DNA polymerase의 활성 상실, ② PCR 산물의 증가로 인한 중합효소 분자 : 주형 비의 부족, ③ Pyrophospate 축적으로 인한 효소 반응 저해 등과 같이 초기 반응 조건이 n 수의 증가에 따라 바뀌기 때문이다. 따라서, 일반적으로 25~35 cycles 전후로 반응이 이루어지게 한다. 반응개시의 경우 주형 DNA양이 미량일 경우에는 cycle 수를 늘리고, 충분한 양일 경우에는 cycle 수를 낮춘다.

2. Multiplex PCR

분석하고자 하는 표적 유전자 또는 DNA 부분이 두 종류 이상일 경우 표적 DNA를 다수의 primer set을 이용해 동시에 1개의 반응 tube 내에서 PCR을 하여 각 표적 DNA를 동시에 분석하는 것을 multiplex PCR(다중 PCR)이라고 한다. 또한, 한 표적 DNA 내에 여러 종류의 변이가 존재할 때 이를 분석하는 데도 사용될 수 있다.

Multiplex PCR은 특히 검사 시료의 양이 매우 적을 때 효율적으로 검사를 할 수 있는 장점이 있다. 이 방법은 감염원에 대한 종 감별, 예를 들면 nasal swab에서 호흡기 질환 유발 세균 동정을 하거나 자궁경부 검체로부터 HPV type 분석 등, 같은 종에서의 항생제 내성 분석, 질병 유발 유전자의 특이적인 변이의 검출 등에 주로 이용되고 있다(그림 6-3, 4).

분석 방법으로는 일반 PCR을 한 후 DNA 전기영동을 하여 PCR 산물의 크기 차이로서 분별하는 방법이 있으며, real time-PCR을 통해 분별할 수도 있으나 기본적인 원리는 동일하다. 주의해야 할 점은 사용되는 primer가 1세트 이상 다수의 primer를 사용해야 함으로 다음과 같은 primer 특성을 고려하여 각 primer를 제작하여야 한다.

① 각 primer는 표적 DNA 서열에 특이적이어야 한다.
② Primer 상호간에 dimer 또는 self complementary가 있어서는 안된다.
③ 모든 primer 간의 Tm값이 동일하여야 한다.

따라서, 이러한 조건을 충족시키는 primer set을 제작하여야 함으로 primer를 디자인 하는 것이 매우 까다로우며, PCR 조건을 설정하는 것 역시 어려운 과정을 거친 후에 결정이 된다. 그러나, 이러한 조건을 이루어 내었을 경우 한 번의 PCR 시행으로 다수의 DNA를 동시에 분석할 수 있는 큰 장점이 있다.

Lane	L2		L3		L4		L5		L6		L7		L8		L9	
Sample IC	1		2		3		4		5		6		7		8	
Internal Control	+	97	+	98	+	96	+	97	+	90	+	94	+	68	+	99
M. pneumoniae	+	48	−		−		−		−		−		−		−	
L. pneumophila	−		−		−		−		−		−		+	100	−	
S. pneumoniae	+	26	−		+	18	−		+	11	−		−		−	
H. influenzae	−		−		+	96	−		+	87	−		−		−	
B. pertussis	−		−		−		+	95	−		−		+	94	−	
C. pneumoniae	−		+	90	−		−		−		+	76	−		−	
Unidentified	−		−		−		−		−		−		−		−	

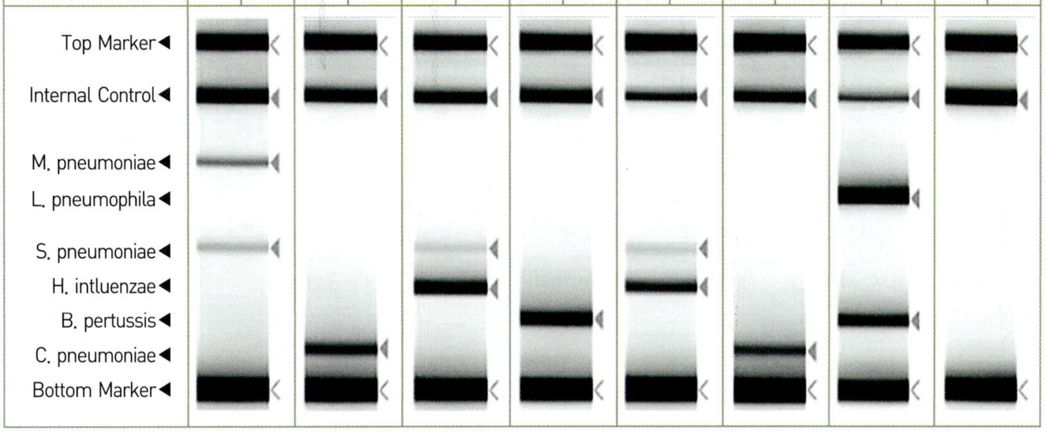

그림 6-3 씨젠회사의 Seeplex® PneumoBacter ACE Detection(V3.0). 1-7 : clinical samples, N : negative control. 호흡기 검체에서 세균성 폐렴의 원인균을 검사하는 제품으로 Multiplex PCR 검사법을 사용하여 6종의 폐렴균을 확인하는 것이다.

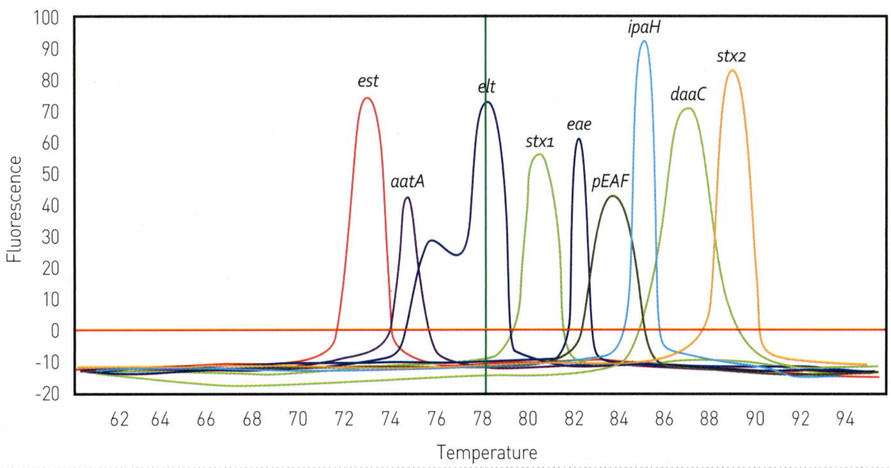

그림 6-4 Multiplex Real-time PCR을 이용한 Diarrheagenic *E.coli* 감별. 9종의 diarrheagenic *E.coli*를 동시에 동정하기 위해 각 균종에 특이적인 probe를 사용하여 real-time PCR을 실시한 후 melting curve analysis 결과를 나타낸 것이며, 각 균종별 melting point를 확인한다.

3. 대립유전자 특이 PCR (Allele specific PCR, AS-PCR)

대립유전자 특이 PCR(Allele specific polymerase chain reaction, AS-PCR)은 다른 용어로는 'amplification refractory mutation sys- tem(ARMS)' 또는 'PCR amplification of specific alleles(PASA)'라고도 하며 PCR 기술을 기본으로 하여 대립유전자(allele) 간에 상동성(homozygous)과 이형성(heterozygous)을 분석하는 방법이다. 이 방법은 PCR이 진행될 때 primer 전체의 sequence 자체가 주형에 상보적이여야 하지만 특히 3′ 말단부분의 상보성 결합여부에 따라 DNA 중합반응이 되느냐 아니냐에 큰 영향을 미친다. 왜냐하면 primer의 3′ 말단에서부터 DNA 중합효소가 DNA 합성을 시작하기 때문이다. 예를 들어, 특정 유전자 내에서 염기 A가 G로 변이가 되어 이형성 대립 유전자로 존재할 경우 3′ 말단이 A로 끝나는 primer와 G로 끝나는 primer를 제작하여 증폭하게 되면 각각의 primer와 상보적인 DNA가 증폭되므로 대립유전자형을 알 수 있다. 즉, 각각의 대립유전자(allele)에만 선택적으로 증폭이 일어나도록 primer를 제작하고 PCR을 하여 대립유전자형을 감별하는 것을 Allele specific PCR이라 한다. 이 방법은 단일염기 다형성(single nucleotide polymorphism, SNP)를 감별하는데 유용하게 사용된다.

그림 6-4는 대립유전자 특이 PCR 방법의 한 예로서, 어떤 유전자에 대한 각 대립유전자를 특이적으로 PCR 하기 위해 3 셋트의 프라이머가 어떻게 부착되는지를 나타내고 있다. 동형접합 또는 이형접합에 따라 PCR 후의 증폭물 차이를 분석하여 대립유전자형을 판독할 수 있다.

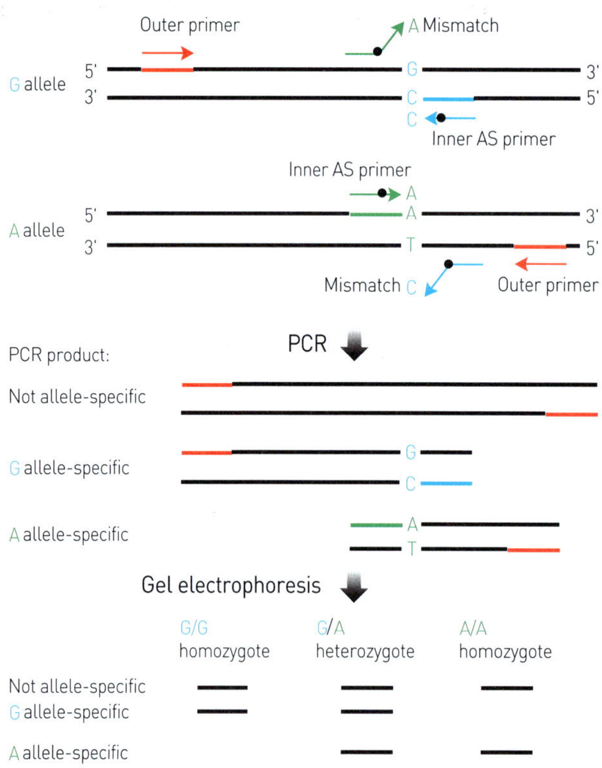

그림 6-5 Allele specific primer가 작용하는 원리

4. PCR-SSCP (PCR-single-stranded conformation polymor phism) 분석법

PCR-SSCP 방법은 손쉽게 유전자의 변이를 검출하는 방법으로 가장 많이 이용되고 있는 방법 중 하나이다. 대략적인 방법은 변이를 찾고자 하는 유전자를 PCR로 증폭하여 이 PCR 산물을 알칼리나 열로 denature시킴으로써 double stranded DNA(dsDNA)를 single stranded DNA(ssDNA)로 만든 후 급속히 냉각시켜 이 산물을 전기영동하는 방법이다. 알칼리나 열로 denature된 PCR 산물은 얼음 속에서 급속히 냉각시키면 ssDNA분자 내에서 염기쌍이 형성되면서 각각의 염기서열 차이에 따라 특징적인 구조로 바뀌게 된다. 따라서 돌연변이에 의해 하나의 염기가 변해도 전체적인 구조가 변하므로 이 산물을 non-denaturing polyacrylamide gel 상에서 전기영동시키면 정상의 DNA와는 다른 이동 속도를 보이게 되므로 정상의 DNA와 다른 위치의 밴드를 나타내게 된다. 이 SSCP분석법은 실험절차가 간단하고 한 번에 많은 양의 표본을 한꺼번에 처리할 수 있는 장점이 있으며, PCR 산물의 크기가 200 bp나 그 이하일 경우에는 70~95% 이상의 변이를 검출할 수 있다. 따라서 PCR primer를 합성할 때 PCR 산물의 크기가 200 bp 전후가 되게 하는 것이 중요하다. 반면에, 이보다 크기가 클 경우에는 SSCP방법으로 감지할 수 있는 변이에 대한 민감도가 크게 떨어진다. 이럴 경우 적당한 부위를 제한효소(restriction enzyme)로 절단하여 PCR 산물의 크기를 200 bp 전후로 만들어 전기영동하면 민감도는 크게 올라가며 젤에 glycerol을 첨가하면 민감도가 증가한다. 전기영동과정 중 높은 전압에 의한 열이 발생하면 열에 의해 단일가닥 DNA분자의 구조가 불안정해져 SSCP를 관찰하지 못할 수 있기 때문에 저온실(cold room)이나 실내온도의 실험실의 경우 낮은 전압으로 천천히 전기영동하는 것이 중요하며, 실험조건에 따라 결과가 다를 수 있으므로 두 번 정도 실험을 반복하는 것이 좋다.

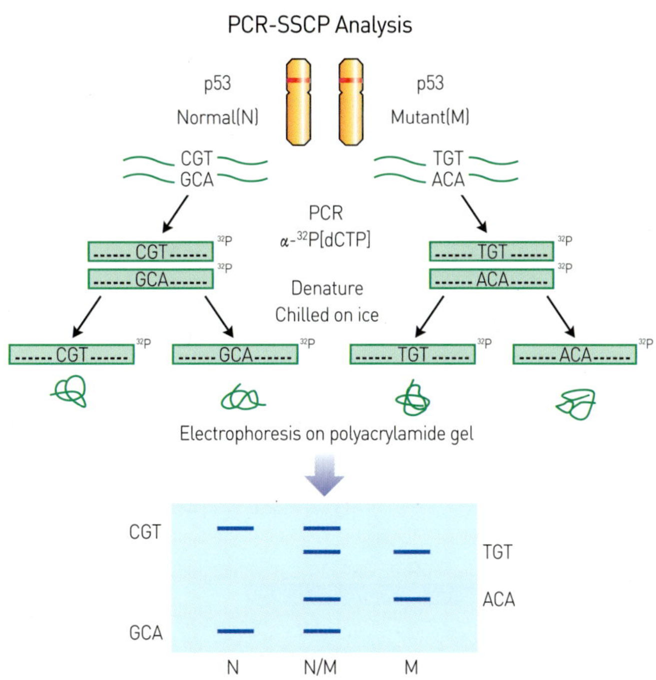

그림 6-6 PCR-SSCP 분석 원리

5. Nested PCR

Nested PCR은 두 세트의 primer를 사용하며, 연속적으로 두 번의 PCR 과정을 수행하는 기법으로 첫 번째 PCR을 수행하여 얻어진 fragment를 이용하여 두 번째 PCR을 수행하여 원하는 target을 특이적으로 증폭한다. 즉, 오염을 줄여 필요로 하는 target을 특이적으로 증폭하는 PCR 기법이다. 따라서 이 기법은 증폭 대상이 되는 DNA의 양이 적거나, 증폭되는 fragment가 실험자가 사용하고자 하는 부분이 확실한지 확인할 때 사용된다.

■ 방법

① Target DNA를 녹색의 primer(첫 번째 세트)를 사용하여 PCR 과정을 수행한다.

② 첫 번째 반응에서 생산된 fragment를 이용하여 적색의 primer(두 번째 세트)와 PCR 과정을 수행한다.

③ 원하지 않는 fragment들은 두 번째 세트 primer와 일치하는 서열을 가지고 있지 않으므로 원하는 target sequence가 더욱 증폭되어 나타난다(하지만 원하지 않는 fragment에서 primer dimers, hairpins 등의 약간의 오염이 나타날 수 있다).

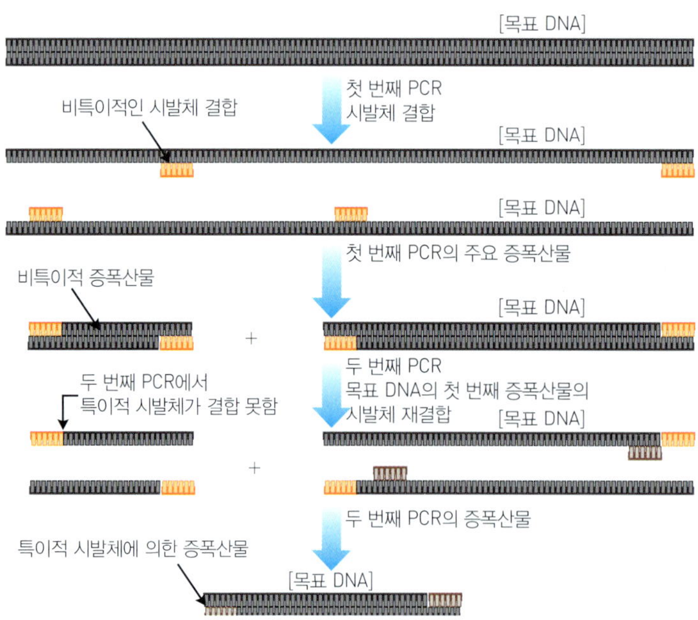

그림 6-7 Nested-PCR

6. PCR-RFLP(Restriction Fragment Length Polymorphism)

제한효소(restriction enzyme)는 특정 염기서열을 인식하여 DNA를 절단하는 효소이다. 이 효소는 원핵생물의 방어인자로서 아주 중요한 역할을 하며, 특정 위치를 절단하는 특성을 이용하여 생명공학이라는 새로운 영역이 가능하였다. 지금까지 1,000여종이 넘는 제한효소들이 알려져 있다.

따라서, 염기서열에 따라 특정 제한효소로 절단하였을 경우 절단되어 형성되는 DNA 조각의 수, 길이가 다르게 나타난다. 다음은 한 제한효소(*Eco*RI)의 절단염기서열과 절단되는 형태를 나타낸다.

두 개의 제한효소를 사용하여 동일한 크기의 서로 3개의 다른 DNA 조각을 절단하면 절단된 DNA 조각이 전기영동에서 분리되어 각각 특이한 밴드 패턴을 나타낸다. 이것을 RFLP(Restriction Fragment Length Polymorphism, 제한효소 절편길이 다형성)라고 하며, 가상의 한 예가 다음 그림이다.

위와 같이 제한효소로 절단한 후 전기영동의 패턴을 분석하여 검체 간의 연관성을 판독할 수 있다. 일반적으로 검체에서 분리하는 핵산은 genomic DNA로서 크기가 너무 커서 그대로 사용할 경우 패턴이 너무 복잡하고 해상도가 낮기 때문에 목표 유전자 또는 특정 영역을 PCR로 우선 증폭을 한 후 증폭된 PCR 산물을 몇 종의 제한효소로 절단한 후 전기영동 상의 패턴을 분석한다. 이를 PCR-RFLP라고 한다. 만약에 '가' 검체의 DNA에 *Eco*RI의 한 염기가 돌연변이가 일어나 *Eco*RI이 절단할 수가 없게 되면 3.0과 2.0 두 개의 절단된 조각만이 형성되어 전기영동 패턴을 통하여 *Eco*RI 자리에 돌연변이가 존재한다는 것을 유추할 수 있다. 이 방법은 DNA 염기서열 분석 비용이 높은 과거에 저비용으로, 세균의 동정, 개인식별, 돌연변이 검출 등 여러 목적으로 사용되었으며, 현재에도 연골무형성증과 같은 유전질병의 진단에 사용되고 있다.

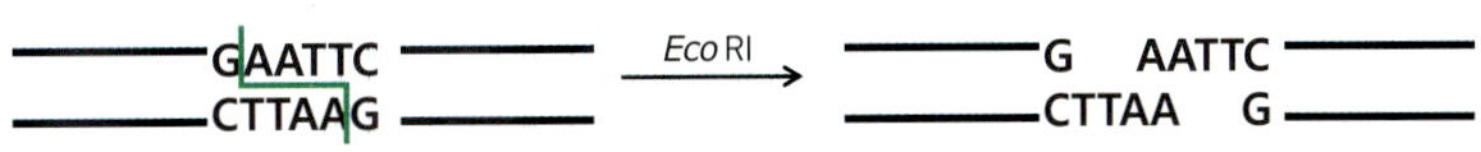

그림 6-8 제한효소 *Eco*RI의 염기절단

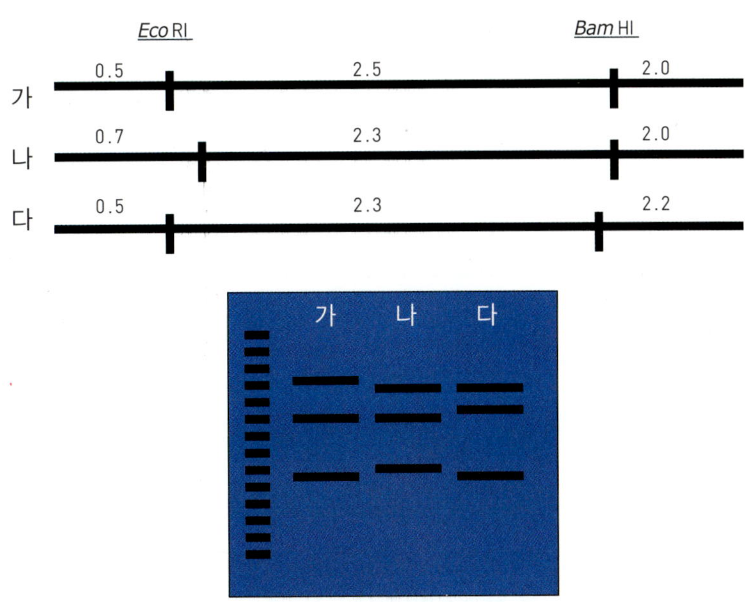

그림 6-9 세 개의 DNA 사슬 두 개의 제한효소가 절단하는위치와 전기영동하였을 때 나타나는 band 패턴

7. 실시간 중합효소연쇄반응(real time-PCR)

Real-time PCR은 증폭되는 PCR 산물을 실시간으로 검출하는 방법이다. PCR 반응마다 방출되는 형광신호를 검출한다. 일반 PCR은 모든 반응이 종료된 후에 전기영동을 통해 PCR 생성물을 확인하는 것과 달리 real-time PCR은 매 cycle마다 증폭되고 있는 PCR 생성물을 실시간은 검출할 수 있는 장점이 있다. 이런 장점을 이용하여 real time-PCR은 여러 분야에 사용이 가능하다. 임상적으로는 세균과 바이러스 검출뿐만 아니라 이들 병원체가 검체 내에 얼마만큼 존재하는지에 대한 정량적 측정도 가능하다. 또한, 약물의 효능 평가와 치료의 효율, 질병의 진행 정도 등을 확인할 수 있다. 그리고, 전통적인 PCR로서는 할 수 없는 single nucleotide polymorphism(SNP)와 같이 염기변화에 대해서도 간편하게 검출하여 DNA sequencing을 하지 않고서도 DNA 변이(돌연변이)를 확인할 수 있다. 이를 통하여 신속한 병원체의 동정 및 유전질환 분석, 더 나아가 개인 맞춤형 치료와 진단이 가능하다. 이 외에도 식품의 병원균 검색, 법의학에도 응용이 되고 있다.

Real time-PCR은 2가지 중요한 장치와 한 가지 중요한 시약으로 구성되어 있다.

① PCR: 중합효소연쇄반응을 수행하는 PCR 장치

② 광학장치: 매 cycle마다 증폭되는 PCR 산물의 신호를 감지할 수 있는 장치

③ 형광 탐침자(fluorescent probe): 매 cycle마다 증폭되는 PCR 산물과 특이적으로 결합하고 형광을 발산하여 증폭되고 있는 PCR 산물의 양을 나타내는 시약

즉, real time-PCR은 일반 PCR의 시약 외에 형광 탐침자를 추가적으로 첨가하여 반응시킨다. 따라서, DNA를 증폭시키는데 사용되는 시발체(primer)와 혼동하여서는 안 된다. 형광 탐침자는 DNA와 결합하는 방식에 따라 크게 비특이적 결합 형광 탐침자와 특이적 결합 형광 탐침자 두 그룹으로 나누어진다.

1) 비특이적 결합 형광 탐침자

증폭되는 PCR 산물의 DNA에 비특이적으로 결합하는 형광 탐침자로서 SYBR Green 1, EtBr 등이 있으나 주로 SYBR Green 1을 사용한다.

장점으로는 dsDNA에 결합하는 특징이 있어 특별한 target sequence가 없어도 결합하므로 특정 target sample이 아닌 폭넓은 범위의 sample에 적용할 수 있는 특징이 있다. 또한 형광이 200배 이상 증폭되기 때문에 새로 합성되는 DNA 양에 비례하여 형광의 양이 증폭하며 가격이 저렴하다는 장점이 있다. 그러나, primer dimer나 primer의 비특이적인 결합에 의한 PCR 산물에도 결합할 수 있으므로 아주 정확한 결과를 얻기가 어렵다.

2) 특이적 결합 형광 탐침자

증폭되는 PCR 산물의 DNA에 특이적으로 결합하는 형광 탐침자로서 TaqMan probe, Molecular Beacon, Dual Oligo Fret Probes 등이 있으며, 사용 목적에 따라 선택하여 사용된다. 이들의 특징은 특정 산물의 증폭이 있는 경우에만 정확하게 형광신호가 증가하기 때문에 PCR 산물의 증폭을 정확하게 측정할 수 있다.

(1) TaqMan probe

Probe는 PCR 산물과 특이적으로 결합하는 상보적인 핵산의 5′ 말단에 형광 reporter 형광염료를 붙이고, 3′ 말단에 quencher dye를 붙여 화학적으로 구성한다. Probe 자체는 광원으로부터 빛을 받아 excite된 reporter dye로

부터 발산된 형광을 quencher가 흡수하여 형광신호(형광 색깔)가 방출되지 않아 측정되지 않는다. 그러나, PCR 산물과 특이적으로 결합한 후에는 exonuclease 기능을 가지고 있는 *Taq* polymerase가 DNA가닥을 합성하면서 진행하다 미리 결합되어 있던 probe를 만나면 probe를 분해하여 reporter가 quencher로부터 분리되므로 reporter로부터의 형광이 방출된다. 방출되는 형광신호가 측정되어 나타난다.

TaqMan probe는 특이성이 높으며, multipex 분석이 가능하다. 그러나, 제작하는데 추가적인 비용이 소요되며, 제작을 위해 전문적인 지식이 요구된다.

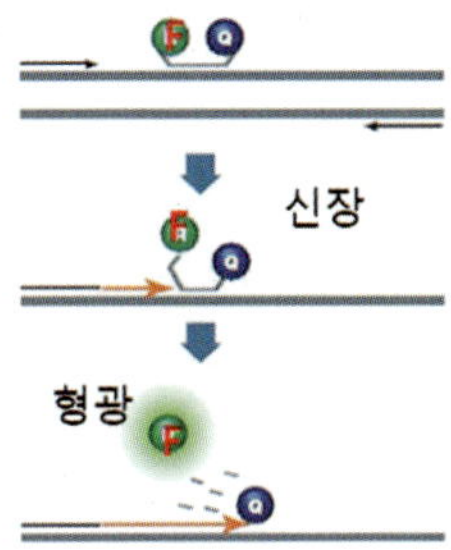

(2) Molecular Beacon

Molecular Beacon은 hairpin 구조를 가지도록 고안된 probe로써 완벽하게 일치하는 target이 있는 경우 hairpin이 풀리면서 target에 결합하게 되도록 디자인되어 있다. Haipin의 loop부분에는 target과 상보적인 염기서열을 가지게 되며 hairpin 양 끝부분 5′에는 reporter dye, 3′에는 quencher가 결합되어 있다. 구조상 reporter는 인접한 quencher에 의해 발산된 빛을 빼앗기므로 형광 signal이 나오지 않다가 target sequence에 결합하여 hairpin 구조가 풀리게 되면 reporter가 quencher로부터 멀어지게 되므로 형광을 띠게 된다.

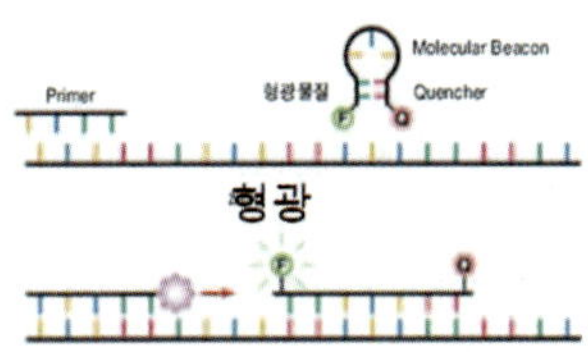

(3) Dual Oligo FRET (Fluorescence Resonance Energy Transfer) Probes

Target DNA에 상보적인 두 개의 probe로 구성되어 있다. 1번 probe는 3′에 형광염료가 부착되어 있고, 2번 probe에는 5′에 형광염료가 부착되어 있다. 이 두 개의 probe는 target DNA에 결합하였을 때 1번과 2번 probe가 아주 가깝게 차례로 결합되어 소위 tail-to-head 형태로 위치하게 된다. 이때 광원으로부터 빛을 받게 되면 1번 probe의 3′ 형광염료가 에너지를 방출하게 되고, 인접한 2번 probe의 5에 형광염료에 방출된 에너지가 전달되어 5′ 형광염료 활성화되어 형광신호를 나타내게 된다. 이때 1번과 2번 probe의 형광염료는 서로 방출되는 형광신호가 달라 구분이 가능하다. 즉, 2번 probe의 형광신호를 기록하게 되면 증폭되고 있는 PCR 산물을 실시간으로 모니터링 할 수 있다. 이 방식은 mRNA splice에 의한 변이체 연구 등 인접한 염기서열 분석에 많이 사용된다.

상기에 설명한 probe를 사용하여 실시간으로 DNA 증폭이 되는 것을 확인할 수 있으므로 일반적인 PCR에 비해 빨리 결과를 판독할 수 있는 장점도 Real-time PCR은 가지고 있다.

이와 함께, 검체에 존재하는 DNA의 양을 정량할 수가 있다.

Real-time PCR이 진행되는 동안 형광신호에 따라 다음과 같은 그래프가 만들어진다. X축을 PCR이 진행된 cycle 수로 표시하고, Y축을 측정된 형광의 세기로 하였을 때 일정한 수의 cycle이 진행되고 나면 형광이 측정되어 나타나기 시작하여 2^n만큼 증가되고 있는 DNA 양에 형광값도 지수함수적으로 증가한다. 따라서 시험관 내에 존재하는 DNA의 양이 많으면 적은 수의 cycle이 진행되어도 형광신호가 측정이 되며, 존재하는 DNA의 양이 적으면 많은 수의 cycle이 진행되어야 형광신호가 측정이 된다. 이때 측정되는 형광신호값이 background와 비교하여 현저히 구분되는 값을 역치(threshold)라고 하며, threshold와 마주치게 되는 형광신호를 생산한 cycle 수를 cycle threshold(C_T)라고 한다. Threshold 만큼의 신호가 나오기 전의 초기 cycle을 baseline이라고 한다. 이렇게 하여 얻어진 그래프를 apmlification plot이라고 한다.

위의 그림에서 나타난 각각의 그래프에 대한 시료의 DNA 농도를 아래 그림으로 표시할 수 있다.

이 그래프를 어떤 검체(unknown) 내에 존재하는 DNA 정량을 위한 검량곡선(표준곡선)으로 사용하여 다음 그림과 같이 정량을 할 수가 있다. 이러한 정량방법을 절대정량법이라고 한다.

이에 비해 상대적 정량법은 두 검체(시료) 간에 동시에 존재하는 목적 RNA에 대해 상대적으로 어느 검체에 목적 RNA가 더 많이 존재하는가를 측정하는 방법이다. 이를 위해서는 각 검체에 존재하는 GAPDH, β-Actin,

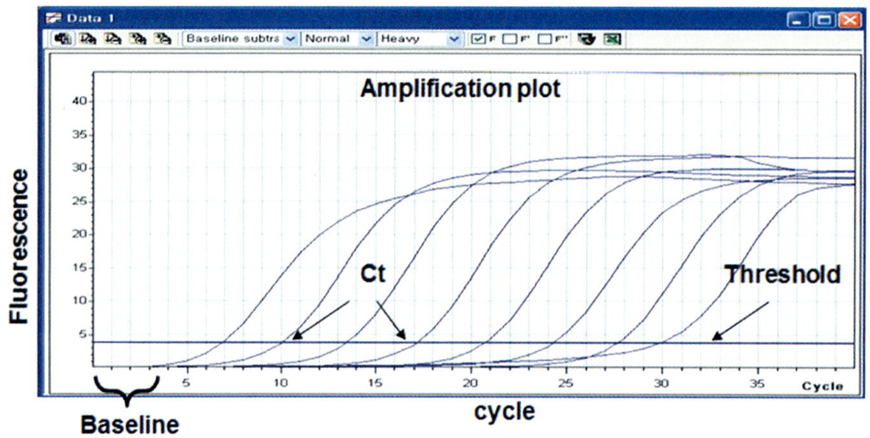

그림 6-10 Amplification Plot 사진

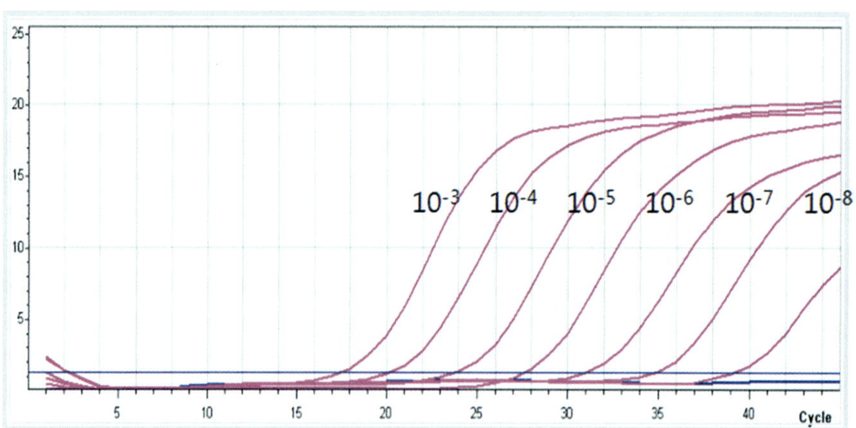

그림 6-11 DNA 농도에 따른 그래프 패턴

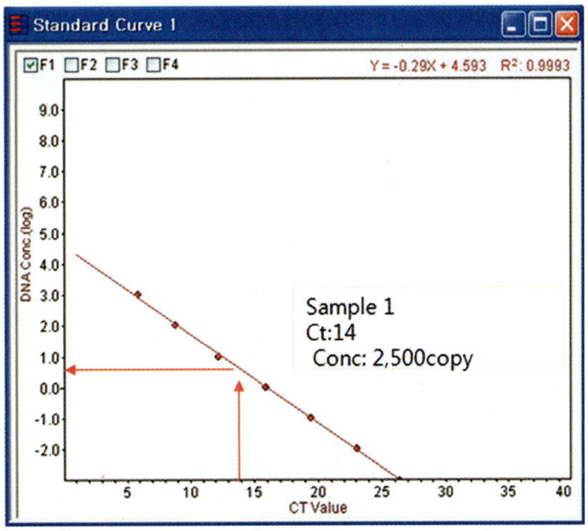

그림 6-12 표준곡선을 사용한 정량 예시

18s ribosomal subunit 등을 내부 control로 설정하고 측정한 후 목적 RNA에 대한 값을 비교한 후 계산하게 된다(normalization).

Real time-PCR은 현재 임상에서 대표적인 분자진단방법으로 다양한 진단 목적으로 널리 사용되고 매우 중요한 진단기법이다.

3) Real time PCR 추가 자료 - Sybr Green dye를 이용한 간단한 real time PCR

① kit name: Promega GoTaq-qPCR master mix

[색소: CXR(Sybr Green과 파장 동일)]

* 원리: intercalator 형광색소 사용법

② 주형: human genomic DNA

③ primers: STR 중 TPOX(TPOX-F, TPOX-R)

④ 반응용액 mixture(단위: μL)

구성물	무주형(NTC)	고농도 주형(test)	저농도 주형(test)
$MgCl_2$	2	2	2
2X master mix	25	25	25
primers up (TPOX-F)	1	1	1
primer down (TPOX-R)	1	1	1
H_2O (nuclease-free)	21	16	20
genomic DNA	0	5	1
총액량	50	50	50

⑤ PCR heat cycle

사이클 수	시간	온도	목적
1 cycle	95℃	2분	hot start
40 cycles	95℃	15초	증폭
	60℃	60초	
1 cycle	65℃에서 95℃로 0.5℃씩 증가		melting curve

⑥ cell 위치

NTC	5 μL	10 μL

⑦ 결과 fluorescence graph

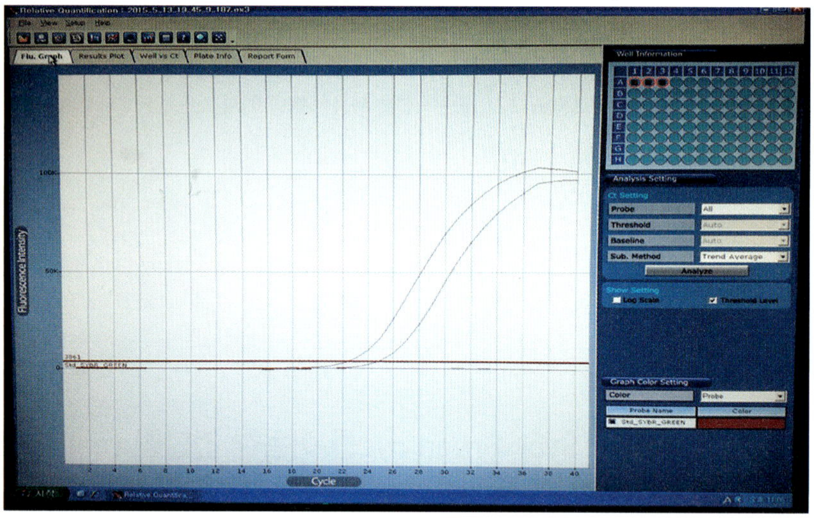

⑧ 결과 : melting curve

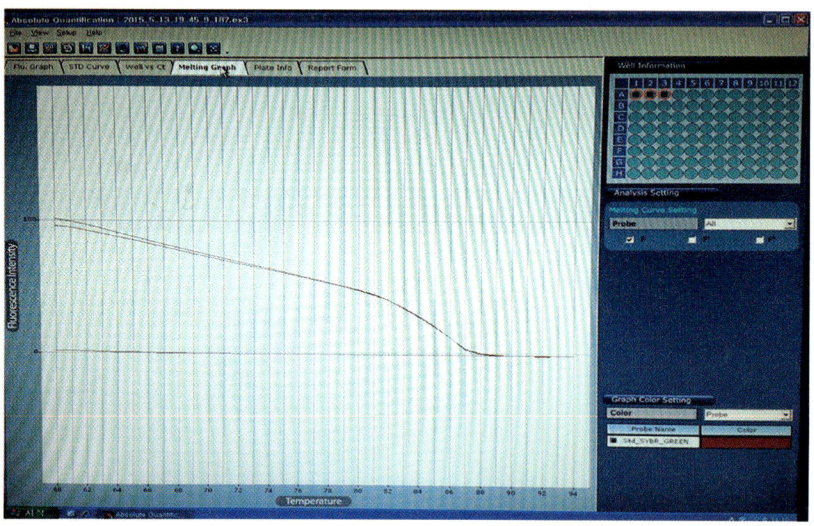

참고문헌

- PCR Primer:A Laboratory Manual, 1995, C.W.Dieffenbach and G.S.Dveksler, CSHL Press, New York, USA
- BMC Medical Genetics 2013, 14, 27.
- Laboratory Investigation, 2000, 80, 493.
- Molecular Diagnostics:Fundmentals, Methods and Clinical Applications, 2ed, 2012, L.Buckingham, F.A.Davis Company, PA, USA.
- Proc Natl Acad Sci U S A. 1989 Apr; 86(8): 2766-2770.
- 임상 분자진단검사 • Clinical Molecular Diagnostics
- 진단검사의학, 제4판.2011. 대한진단검사의학회 편, 이퍼블릭출판사.

• 실습 결과 보고서 •

학과		반		실험 조	
성명		학번		실습일자	

1. Title(실습 주제):

2. Objectives(실습 목적):

3. Instruments and equipments(기구 및 장비):

4. Materials and reagents(재료 및 시약):

5. Methods(실습 방법):

6. Observation and results(관찰 및 결과): 별지 사용

7. Discussion(토론): 별지 사용

8. References(참고문헌): 별지 사용

• 이해도 확인 문제 •

1. Multiplex PCR의 장점은 무엇인가?

2. PCR-SSCP와 PCR-RFLP의 공통적인 용도는 무엇인가? 또 이 목적을 달성하기 위한 더욱 정확하고 간편한 방법은 무엇인가?

3. Real time PCR로 정량적 분석을 하는 과정을 설명하라.

Chapter 07

고분자의 분석 - 전기영동(Electrophoresis)

단백질이나 핵산 등 전하를 갖는 고분자 물질을 전기장을 띤 매질에서 그 물질의 전하, 크기 및 모양 등에 따라 이동·분리시키는 것을 전기영동이라 하고, 이동정도의 차이에 따라 그 물질을 분리하거나 순도 및 성질을 분석 하는 방법을 전기영동법이라 한다.

핵산, 아미노산, 단백질 또는 당을 전기영동하기 위해 사용되는 지지체는 agarose gel, polyacrylamide gel, SDS-polyacrylamide gel, 전분 블록, 전분 gel, ampholine(등전점 전기영동용), cellulose acetate 막 및 여지(고압용 또는 저압용) 등이 있다. 전기장 안에서 하전된 입자가 양극 또는 음극 쪽으로 이동할 때 나타나는 이동속도의 차이는 입자의 전하량, 크기, 모양, pH, 점성도 등에 의해 결정되므로 지지체를 선택할 때에는 지지체의 성질이 시료에 어떤 영향을 미칠 것인지를 고려하여야 한다.

본 장에서는 분자생물학 분야에서 일반적으로 사용하는 DNA, RNA 및 단백질 전기영동 방법들을 중심으로 설명하고, 분자생물학의 기본 요소인 제한효소 처리법에 대해서도 설명하고자 한다.

1. DNA 전기영동

5장 또는 6장의 실험방법을 통해 추출한 DNA 또는 PCR 산물을 전기영동할 때는 일반적으로 agarose gel을 사용한다. Agarose gel은 농도에 따라 DNA 단편을 200 bp에서 50 kb까지 분리할 수 있고(표 7-1), 사용이 간편하다. DNA는 인산기 때문에 음전하(-)를 띄게 되므로 양극(+)쪽으로 이동하게 된다. 이때 DNA가 통과하는 agarose gel은 다공성 물질로 분자체 역할을 하기 때문에, 작은 DNA 절편이 더 빨리 이동한다. 따라서 일정시간 동안 전류를 흘려보내면 DNA 절편들을 크기에 따라 분리할 수 있고, gel 상에 나타난 띠의 상대적인 위치를 비교함으로써 그 크기를 측정할 수 있다.

1) 준비물

DNA, size marker, loading dye, agarose gel, EtBr, 전기영동장치, 전기영동 완충액(1X TAE buffer), UV 조사 및 촬영장치

표 7-1 Agarose gel의 농도에 따라 분리할 수 있는 DNA의 크기

Agarose 농도(%)	분리할 DNA의 크기(kb)
0.3	5~50
0.5	1~30
0.7	0.7~10
1	0.5~7
1.2	0.4~6
1.5	0.2~3
2.0	0.1~2

※ TBE buffer는 1 kb 이하의 DNA 전기영동에 더 좋은 해상도를 보인다.

2) 방법

(1) 1% agarose gel 만들기

agarose ………………………… 1 g

1X TAE ………………………… 총 100 mL이 되도록 채운다.

① 뭉친 분말이 없도록 잘 섞어준 후 랩으로 덮고, 전자레인지를 사용해 agarose 입자를 완전히 녹인다(1~2분 정도).

② 상온에서 50~60℃까지 식힌 다음 1~5 μL의 EtBr을 첨가한다.

※ EtBr(Ethidium Bromide)은 DNA의 검출에 사용하는 염료이다.
2중 가닥 DNA 사이에 정량적으로 들어가 자외선에 의해 주황색 형광을 보인다.

③ Gel tray에 녹인 agarose 용액을 붓고 comb을 꽂은 후 실온에서 20~30분간 굳힌다.

가. 10X TAE buffer 제조(사용할 때는 1X로 희석해서 사용)

- Tris ………………………… 48.4 g
- Glacial acetic acid …… 11.4 mL
- 0.5M EDTA(pH 8.0) … 20 mL
- D.W. …………………… 총 1L가 되도록 채운다.

나. 10X TBE buffer 제조(사용할 때는 1X로 희석해서 사용)

- Tris ………………………… 108 g
- Boric acid ……………… 55 g
- 0.5M EDTA(pH 8.0) … 40 mL
- D.W. …………………… 총 1L가 되도록 채운다.

(2) Agarose gel에 DNA 전기영동

Gel이 굳으면 comb을 빼내고, 1X TAE buffer가 채워진 전기영동장치에 넣는다.

① DNA 시료와 loading dye를 섞어 gel의 홈에 넣는다.

② (−)극에서 (+)극 방향으로 적절한 전압을 걸어준다(50~100V).

③ Bromophenol blue가 gel의 2/3정도에 오면 멈춘다(100V 시에 약 20분 정도).

가. Gel loading buffer

Loading buffer는 DNA 시료를 gel에 loading할 때 사용한다. Loading buffer에는 sucrose 같은 분자량이 큰 물질이 포함되어 있어 DNA가 뜨지 않고 gel well 속에 잘 가라앉도록 하며, xylene cyanol과 bromophenol blue가 들어 있어 buffer가 파란색을 띠게 되어 전기영동의 진행 정도를 눈으로 확인할 수 있다. Loading buffer는 6X 또는 10X buffer를 주로 사용한다.

3) 결과판독

전기영동이 종료되면, UV 조사 및 촬영 장치를 사용하여 분리된 DNA를 확인한 후 사진 찍는다. Size marker

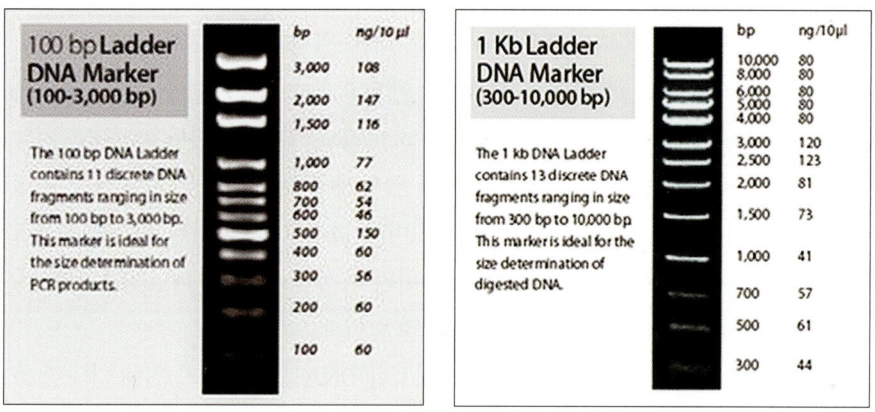

그림 7–1 100 bp ladder 및 1 kb ladder DNA size marker(출처: Phenix Research사)

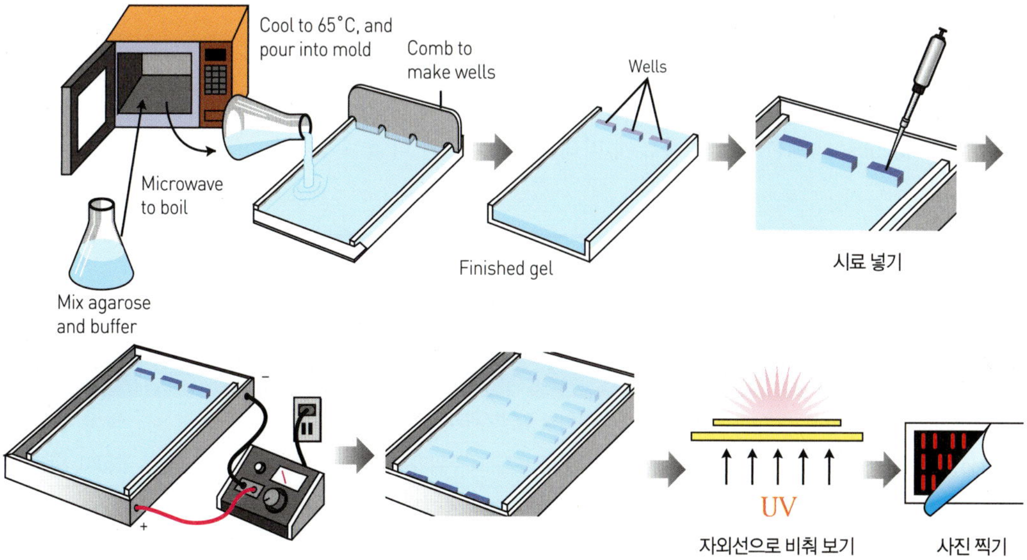

그림 7–2 DNA 전기영동 개요

에 나타난 DNA 띠와 비교하여 DNA 시료 절편의 크기 및 농도를 분석한다(그림 7-1).

※ Size Marker(판매회사의 안내서에 준해서 참고한다)

4) 유의사항

① EtBr은 발암성 물질이기 때문에 사용할 때 반드시 장갑을 사용해야 하고, EtBr에 사용했던 팁은 따로 수거해서 폐기한다.

※ 인체에 유해한 EtBr을 대신하여 최근에는 GelRed 또는 GelGreen을 사용한다.
GelRed 및 GelGreen은 독성이 없어 안전하고, 민감도가 향상되어 핵산을 염색하는 데 좋은 형광 염색시약이다.

② Gel이 굳은 후 바로 사용하지 않을 때는 TAE buffer에 담구어 냉장보관한다.

2. 제한효소(Restriction enzyme)

세균에서 제한효소는 세포 내로 침입해 오는 virus 또는 DNA를 절단하고 제거하여 외부의 침입으로부터 자신의 유전자를 보호하는 자기방어기작으로 존재한다. 세균 자신의 염색체는 제한효소의 인식부위에 메틸화라는 변형에 의해 제한효소로부터 보호된다. 본 장에서 설명하는 제한효소는 이중나선을 형성하고 있는 DNA 분자내의 특정 염기서열을 인식하여 특정 부위를 절단하는 효소(endonuclease)를 통칭한다.

제한효소의 명명은 그것을 생산하는 균주의 이름을 따서 붙이게 되는데, 속명 첫 글자를 이탤릭체 대문자로 표기하고 종명의 두 글자를 이탤릭체 소문자로 표기하며 이어서 혈청형 및 발견된 순서를 차례로 표기한다. 현재까지 발견된 제한효소는 반응에 필수적인 인자와 절단부위의 특성 등에 따라 다음의 3가지 형으로 구분하며(표 7-2), 이 중 일반적으로 실험에 이용되고 있는 것은 II형 효소이다.

유전자 재조합 실험에는 DNA를 자르거나 붙여 새로운 재조합 DNA를 합성하기 위해 다양한 효소를 사용하게 되는데, DNA 제한효소 중에는 이중나선 DNA를 5′ 말단 및 3′ 말단에 단일사슬이 돌출된 형태로 절단(cohesive end or sticky end)하는 종류도 있고, 각 말단이 평활하게 절단(blunt end or flush end)하는 종류도 있다(표 7-3).

1) 준비물

DNA(gDNA, cDNA, plasmid DNA 또는 PCR 산물), 완충액(10X reaction buffer), 제한효소(restriction enzyme), D.W., 37℃ incubator(제한효소의 종류에 따라 활성 온도는 다를 수 있다).

표 7-2 제한효소의 분류

분류	반응필수인자	절단부위	효소 예
I형	ATP, Mg^{2+}, S-adenosyl methionine	인식부위와 절단부위가 다르고 절단부위도 일정치 않음	*Eco*B, *Eco*K
II형	Mg^{2+}	인식부위 내 또는 그 주위의 특정부위를 절단	*Eco*RI, *Bam*HI
III형	ATP, Mg^{2+}	인식부위와 절단부위는 다르나 특정부위를 절단	*Eco*PI, *Hinf*III

※ 제한효소 명명의 예

*Eco*RI: *Escherichia coli* Type RY13, 첫 번째(I) 효소

*Hind*III: *Haemophilus influenzae* Type Rd, 세 번째(III) 효소

표 7-3 제한효소의 종류 및 절단부위

제한효소명	인식부위	절단부위
*Eco*RI	5'-GAATTC-3' 3'-CTTAAG-5'	5'-G AATTC-3' 3'-CTTAA G-5'
*Bam*HI	5'-GGATCC-3' 3'-CCTAGG-5'	5'-G GATCC-3' 3'-CCTAG G-5'
*Hind*III	5'-AAGCTT-3' 3'-TTCGAA-5'	5'-A AGCTT-3' 3'-TTCGA A-5'
*Spe*I	5'-ACTAGT-3' 3'-TGATCA-5'	5'-A CTAGT-3' 3'-TGATC A-5'
*Taq*I	5'-TCGA-3' 3'-AGCT-5'	5'-T CGA-3' 3'-AGC T-5'
*Sph*I	5'-GCATGC-3' 3'-CGTACG-5'	5'-GCATG C-3' 3'-C GTACG-5'
*Smi*I	5'-ATTTAAAT-3' 3'-TAAATTTA-5'	5'-ATTT AAAT-3' 3'-TAAA TTTA-5'
*Stu*I	5'-AGGCCT-3' 3'-TCCGGA-5'	5'-AGG CCT-3' 3'-TCC GGA-5'

2) 방법

① 시험관에 다음의 물질들을 넣는다.

- DNA ························ 적당량
- 10X reaction buffer ······ 2 μL
- Restriction enzyme ······ 1~2 U
- D.W. ························ 총 반응액이 20 μL가 되도록 채운다.

② 위 혼합액을 37℃ incubator에서 2~3 시간 반응시킨다.

(1) 제한효소의 단위(U: Unit)

제한효소 활성 1U는 각 효소 반응액 50 μL 중 원칙적으로 37℃에서 1시간에 1 μg의 λ DNA를 완전 분해하는 양으로 한다.

① 총 반응액의 양에 따라 10X reaction buffer의 양은 조정된다.

② DNA의 양에 따라 restriction enzyme의 양은 조정된다.

3) 결과 판독

전기영동 후 사진을 찍고, 제한효소로 잘 잘려졌는지 확인한다.

실제 plasmid DNA를 전기영동한 결과를 보면 band가 3종류로 나누어진 것을 볼 수 있다(그림 7-4의 lane 1). 각각의 band는 DNA 크기 차이에 의한 것이 아니라, 구조적 형태의 차이에 따라 표면적 크기에 따라 나눠지는 것이다(그림 7-5).

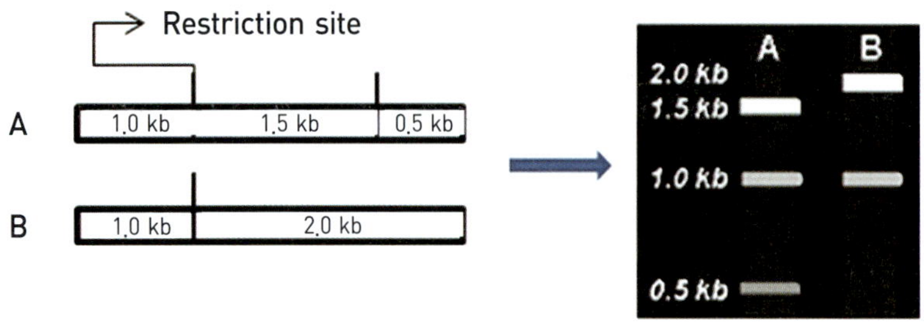

그림 7-3 제한효소 처리 후의 DNA

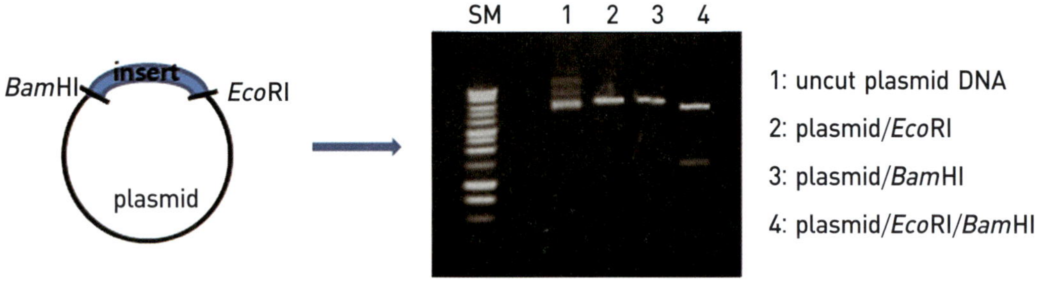

그림 7-4 제한효소를 통해 plasmid에 삽입된 DNA의 확인

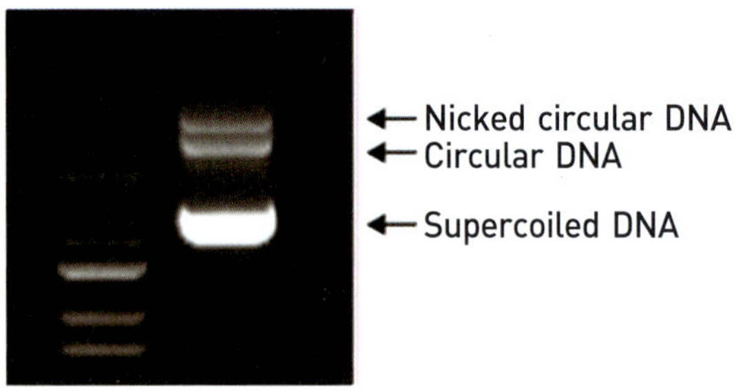

그림 7-5 제한효소를 처리하지 않은 plasmid DNA의 전기영동 사진

4) 유의사항

① 제한효소는 반드시 -20℃에 보관하여야 활성도를 유지할 수 있다. 장시간 상온에 노출되지 않도록 한다.

② 제한효소 보관 용기에는 50% glycerol이 포함되어 있으므로, 극소량을 취할 때 필요 이상의 양이 묻어오지 않도록 주의해야 하고, 제한효소의 양은 최종 반응혼합액의 1/10을 넘지 않도록 한다.

③ 반응의 종료는 65℃에서 10분 정도 반응시키거나, 최종농도가 10mM이 되도록 EDTA를 첨가해주면 된다.

④ 제한효소를 주문하면 그 효소의 활성측정에 이용되는 적절한 10X buffer도 함께 온다. 만약 여러 가지 제한효소를 보유하게 되더라도, 각각의 효소와 그에 맞는 buffer의 용기 색깔이 같기 때문에 혼란을 피할 수 있다.

3. RNA 전기영동

RNA를 전기영동할 때 전체적으로 DNA 전기영동법에 준하여 수행하면 되지만, RNA는 DNA와 달리 단일가닥이면서 부분적으로 이차구조를 갖는 경우가 많으므로 변성 gel을 이용하여 전기영동하여야 한다. Agarose gel을 만들 때 변성제인 포름알데히드(formaldehyde)를 넣어 변성 gel을 만든다. RNA는 불안정하여 손상받기 쉬우므로, RNA를 추출할 때 및 전기영동을 할 때 피부, 실험 기기 및 주위 환경에 존재하는 RNase로부터 보호하여야 한다.

1) 준비물

RNA, size marker, 변성 gel, EtBr, 전기영동장치, 전기영동 완충액(1X MOPs buffer), UV 조사 및 촬영장치

2) 방법

(1) 1% RNA용 gel 만들기

- agarose ………………… 0.4 g
- DEPC treated ddH_2O … 23.8 mL을 넣고

전자렌지를 이용해 agarose 입자를 다 녹인 후 천천히 식히면서

- 10X MOPs …………… 8 mL
- formaldehyde ………… 14.4 mL을 넣고 섞은 후
- gel tray에 부어서 굳힌다.

(2) 10X MOPs buffer 제조

- MOPS ………………… 41.86 g
- sodium acetate ………… 6.56 g
- EDTA…………………… 3.72 g
- D.W. …………………… 총 1 L가 되도록 채운다.

(총 1 L가 되기 전에 10N NaOH로 pH 7.0을 맞춘다.)

DEPC (diethyl pyrocarbonate)는 단백질의 histidine, tyrosine residue에 modification을 일으키는 물질이다. RNase를 불활성화시키는 것으로 알려져 있으며, 대개 0.1%(v/v) 농도로 사용한다.

(3) RNA 전기영동

Gel이 굳으면 comb을 빼고, 1X MOPs buffer가 채워진 전기영동장치에 넣는다.

① RNA 시료에 EtBr을 넣고 loading dye를 섞어 gel의 홈에 넣는다.

② (−)극에서 (+)극 방향으로 적절한 전압을 걸어준다(50~100V).

③ Bromophenol blue가 gel의 2/3정도에 오면 멈춘다.

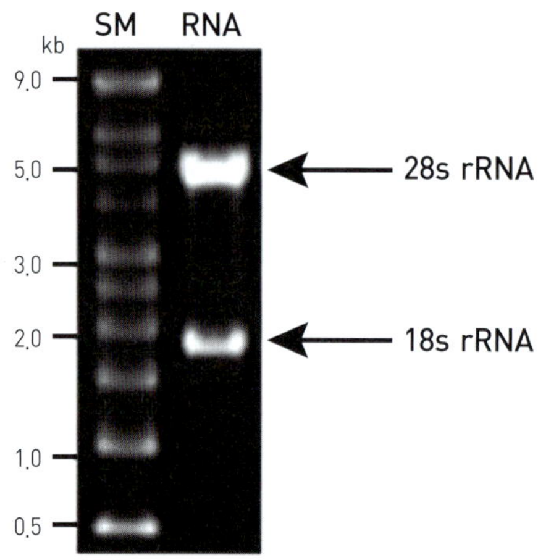

그림 7-6 RNA 전기영동

3) 결과판독

전기영동이 끝나면 UV 조사 및 촬영 장치를 사용하여 RNA band를 확인한다. RNA를 추출하여 전기영동할 경우 보통 18s 및 28s 크기의 band가 보인다(그림 7-6).

4) 유의사항

① RNA 분리 및 관련 실험에는 반드시 DEPC가 처리된 시약을 사용하도록 되어 있으며, 이것은 발암물질로 추정되므로 다루는 과정에서 항상 조심하여야 한다.

② 증류수를 DEPC로 처리할 경우에는 DEPC를 0.1%가 되도록 증류수에 첨가한 후 하룻밤 동안 stirring bar를 이용하여 계속 섞는다. 다음날 아침 증류수에서 DEPC 냄새가 나지 않으면 auto clave하여 사용한다.

③ RNA 관련 실험에는 항상 장갑을 착용하도록 한다.

4. 단백질 전기영동

단백질의 전기영동에는 일반적으로 SDS-PAGE(SDS-polyacrylamide gel)법이 사용된다. 단백질은 DNA처럼 특정한 전하를 띄지 않고, 결합하고 있는 아미노산의 종류에 따라 양전하 또는 음전하를 띄고 있기 때문에, 단백질에 계면활성제인 SDS를 첨가하여 모두 음전하를 띄게 하면 단백질도 DNA처럼 분자량에 따라 분리할 수 있다. Polyacrylamide gel은 bis-acrylamide를 첨가해 줌으로써 훨씬 촘촘한 분자체의 역할을 하게 되므로 핵산에 비해 크기가 작은 단백질을 분리하기가 용이하다. 또한 단백질 분자의 다양한 형태들은 단백질의 이동속도에도 영향을 미치기 때문에 mercaptoethanol을 첨가하여 단백질의 이황화 결합을 파괴하여 입체 구조를 선형상태로 변성시켜야 한다. 일반적으로 SDS-PAGE는 두 가지 다른 gel - 농축 gel(stacking gel)과 분리 gel(separating gel) - 을 사용한다(그림 7-7). 단백질 시료는 농축 gel에서는 일렬로 정렬하게 되고, 분리 gel에서는 크기에 따라 빠른 속도로 분리된다.

1) 준비물

단백질 시료, SDS-polyacrylamide gel, 6X SDS gel loading buffer, 전기영동 완충액(1X running buffer), Coomassie brilliant blue 염색액

2) 방법

(1) SDS-polyacrylamide gel 만들기

제조사의 안내에 따라 유리판을 unit에 장착한다.

① 10% separating gel을 붓고, D.W. 또는 ethanol을 1 mL 정도 섞이지 않게 중층하여 부어주어 gel이 평평하게 해준다.

표 7-4 SDS-PAGE에서 분리할 수 있는 단백질의 크기

아크릴아마이드 농도(%)	단백질의 크기(KDa)
15	12~43
10	16~68
7.5	36~94
5.0	57~210

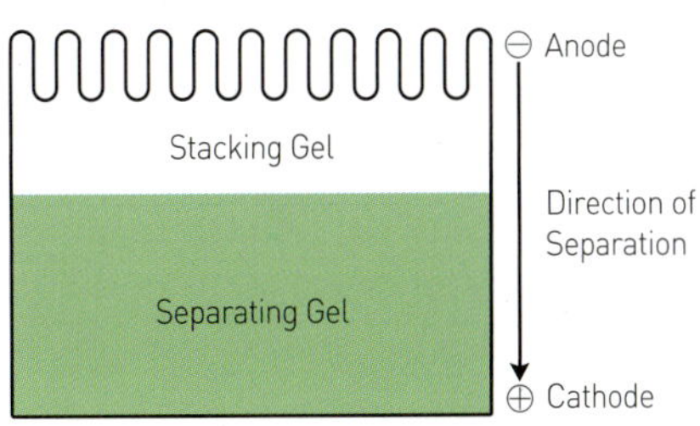

그림 7-7 Polyacrylamide gel

② 실온에서 20~30분 정도 굳힌다.

③ D.W. 또는 ethanol을 3mm paper로 제거한 후 5% stacking gel을 붓는다.

④ 기포가 생기지 않게 조심스럽게 comb을 꽂은 후 실온에서 10~20분 정도 굳힌다.

가. 10% separating gel(10 mL)

- D.W. ·· 4.0 mL
- 30% acrylamide mix ·················· 3.3 mL
- 1.5 M Tris(pH 8.8) ····················· 2.5 mL
- 10% SDS ································· 100 μL
- 10% APS(ammonium persulfate) ··· 100 μL
- TEMED ··································· 4 μL

나. 5% stacking gel(3 mL)

- D.W. ·· 2.1 mL
- 30% acrylamide mix ·················· 0.5 mL
- 1.0 M Tris(pH 6.8) ····················· 0.38 mL
- 10% SDS ································· 30 μL
- 10% APS(ammonium persulfate) ··· 30 μL
- TEMED ··································· 3 μL

다. 30% acrylamide mix

- acrylamide ······························· 29 g
- bis-acrylamide ·························· 1 g
- D.W. ·· 총 100 mL이 되도록 채운다.

(2) 단백질 전기영동

단백질 시료와 6X SDS gel loading buffer를 잘 섞은 후 5분정도 끓여서 변성시킨다.

① 끓인 시료는 얼음에 꽂아 놓고, 굳힌 gel을 단백질 전기영동 장치에 장착한다.

② 1X running buffer를 붓고 comb을 제거한 후 well의 찌꺼기는 주사기를 이용하여 제거한다.

③ 단백질 시료를 well에 loading하고, 80~100V로 전기영동한다.

④ Bromophenol blue가 gel의 끝까지 오면 전압을 끈다.

가. 6X SDS gel loading buffer

- 1M Tris-Cl(pH 6.8) ·················· 3.75 mL
- glycerol ··································· 6 mL
- SDS ·· 1.2 g
- DTT ·· 0. 93 g
- bromophenol blue ······················ 6 mg
- D.W. ·· 총 10 mL이 되도록 채운다.

→ 0.5 mL씩 분주하여 −20°C에 보관한다.

나. 5X running buffer(사용할 때는 1X로 희석해서 쓴다)

- tris base ································· 15.15 g
- glycine ································· 72.05 g
- SDS ································· 5 g
- D.W. ································· 총 1L가 되도록 채운다.

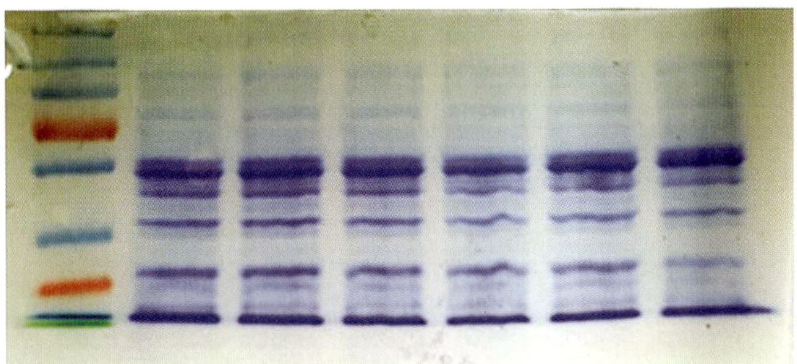

그림 7-8 SDS-PAGE

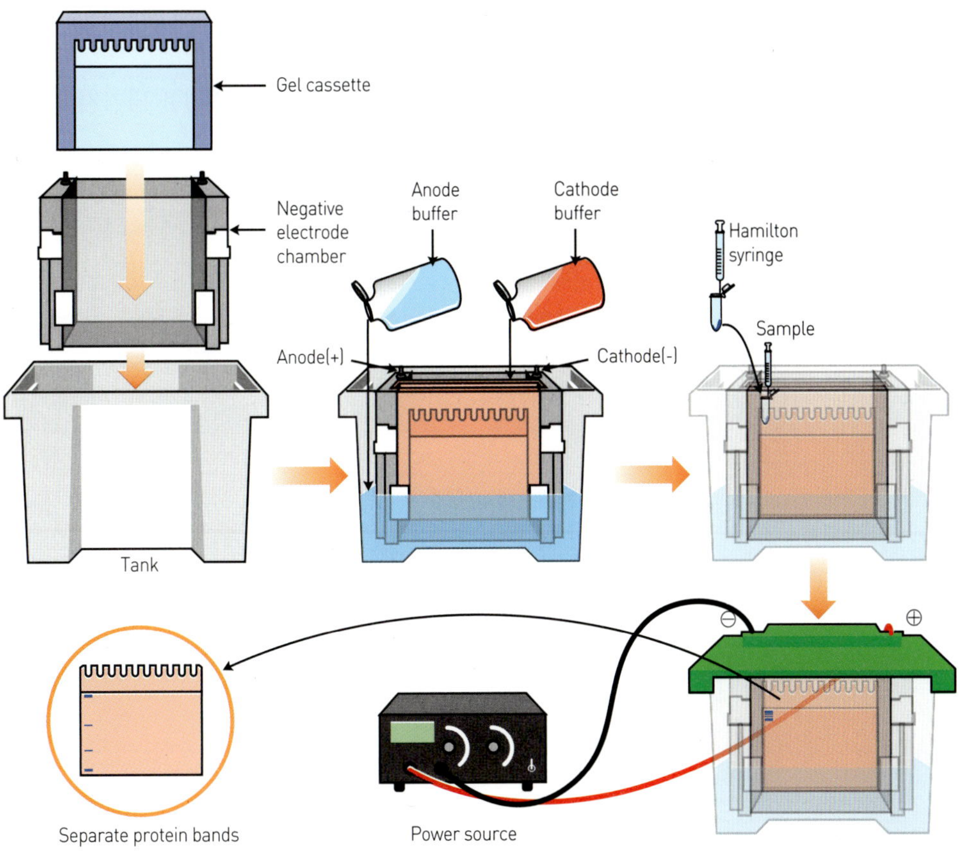

그림 7-9 단백질 전기영동 개요

3) 결과판독

Gel을 유리판에서 분리한 후 Coomassie brilliant blue로 충분히(1시간 정도) 염색한다.

① 탈색용액에 담궈서 하룻밤 동안 탈색시킨다(탈색용액은 여러 번 갈아준다).

② Gel은 사진 찍은 후 물에 담궈 보관하거나 말려서 보관한다.

가. Coomassie brilliant blue 염색액

- Coomassie brilliant blue ··············· 0.25 g
- acetic acid ································· 10 mL
- methanol ································· 45 mL
- D.W. ····································· 총 100이 되도록 채운다.

나. 탈색액

- methanol ································· 100 mL
- acetic acid ································· 100 mL
- D.W. ····································· 800 mL

4) 유의사항

① Acrylamide와 bis-acrylamide는 강한 신경독성을 나타내므로 이 시약의 무게를 잴 때는 반드시 장갑과 마스크를 사용해야 한다.

② APS는 제조 후 시간이 지남에 따라 서서히 분해되므로 냉장보관 하더라도 1주일을 넘기지 않도록 한다. 가능하면 사용할 때 제조해 쓰는 것이 좋다.

5. 모세관 전기영동(Capillary electrophoresis)

모세관 전기영동은 모세관을 사용하여 극소량의 시료분석이 가능한 방법으로, DNA, RNA, 단백질 분석이 모두 가능하고 유동세포분석 또한 가능하다. 기존의 전기영동 시스템보다 소형화되어, 샘플 양이 pico 단위로 측정이 가능하며, 실험시간도 40분(12샘플 기준)으로 단축되었으며, 칩 또는 기기 안에서 염색과 분리 및 검출이 모두 이뤄지므로 매우 간편하다. 실험 과정 중에 있는 샘플의 결과가 실시간으로 보여지며, Peak 형태와 Gel type 그림의 데이터가 동시에 보여진다. 운영 프로그램과 기기 사용법 및 시료 준비과정은 판매회사가 제공하는 안내서에 따라 진행하면 된다. 본 장에서는 Agilent 2100 Bioanalyzer을 사용하여 DNA 전기영동 과정을 간략하게 소개하고자 한다(그림 7-10).

■ 모세관 전기영동의 종류

일반적으로 알려진 모세관 전기영동의 다섯가지의 유형이 있다.

① 모세관 영역 전기영동(Capillary zone electrophoresis, CZE)

② 모세관 등전 초점(Capillary isoelectric focusing, CIEF)

③ 모세관 겔 전기영동(Capillary gel electrophores, CGE)

④ 모세관 전기 크로마토그래피(Capillary Electrochromatography, CEC)

⑤ 마이셀 동전기 모세관 크로마토그래피(Micelle electrokinetic capillary chromatography, MEKC)

■ 모세관 다양한 응용분야에 활용

① 양이온/음이온 분석

② 극성 화합물(예: 염시성 약물)

③ 복합 혼합물에서 천연물질의 분석

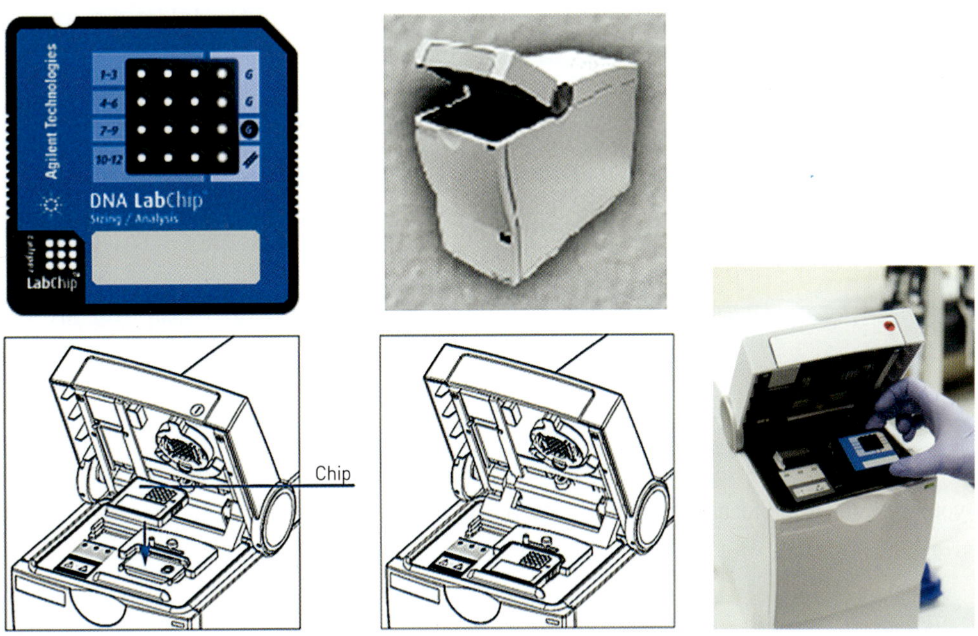

그림 7-10 Chip, 모세관 전기영동장치 및 chip 장착 과정(출처: Agilent Technology 회사 카탈로그 발췌)

④ 카이랄성(Chirality) 및 이성체(Isomer) 화합물의 분석
⑤ 단백질 특성 규명(예: 항체)
⑥ Peptide, DNA, RNA, oligonucleotide의 분석
⑦ 분자상호작용 분석(예: Protein-DNA)

1) 준비물

DNA, 모세관 전기영동 장치(Agilent 2100 Bioanalyzer), software.

2) 방법

① DNA의 농도는 0.1~50 ng/μL로 맞춘다. DNA의 농도는 spectrophotometer를 사용하여 정확하게 측정하는 것이 좋다.
② 제한효소를 처리한 DNA 시료는 반드시 열처리하여 불활성화시켜야 한다(효소에 따라 조금씩 차이는 있으나, 보통 65℃에서 10분 정도 처리한다.).
③ Chip의 well에 전기영동할 시료를 넣는다.
④ Chip을 모세관 전기영동 장치에 장착시킨다.
⑤ 컴퓨터 상의 software를 작동시키고 전기영동을 시작한다.
⑥ Software 상에서 전기영동 종료를 알려주면 결과를 분석한다.

3) 결과판독

① 모세관 전기영동 장치에서는 전기영동되는 과정을 실시간으로 볼 수 있다(그림 7-11).
② 전기영동 종료 후 DNA 농도 및 순도를 peak 형태, gel상에서의 띠 모양 및 정량화된 수치로 그 결과를 분석할 수 있다. Software 상에서 원하는 형태를 크게 볼 수 있도록 조작이 가능하다(그림 7-12).

4) 유의사항

① 독성있는 염료나 DMSO가 섞인 시료를 사용할 때는 반드시 보호장갑 및 보호안경을 착용하도록 한다.
② 모든 시약들은 4℃에 보관해야 한다. 4℃에 보관되어 있던 시약을 사용할 때는 미리 꺼내어 상온에서 30분간 방치한 후 사용한다.
③ 시료의 양은 극소량이므로, chip well의 벽쪽으로 시료를 흘려 넣으면 안되고, well 중앙 바닥에 직접 넣도록 한다(그림 7-13).
④ Software 사용법을 잘 숙지한다면, DNA, RNA, 단백질 및 세포의 분석 과정에서 다양한 결과들을 얻을 수 있다.
⑤ www.youtube.com에서 'bioanalyzer priming station'을 검색하면 시료 준비 방법 및 모세관 전기영동 방법에 대한 동영상을 청취할 수 있다.

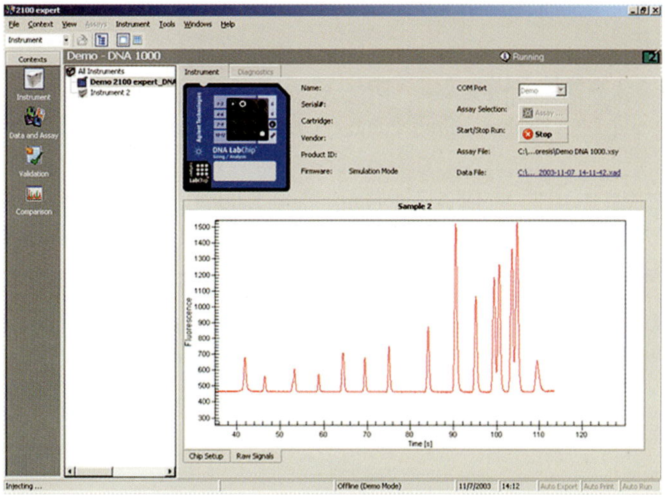

그림 7-11 DNA 전기영동 중의 실시간 사진

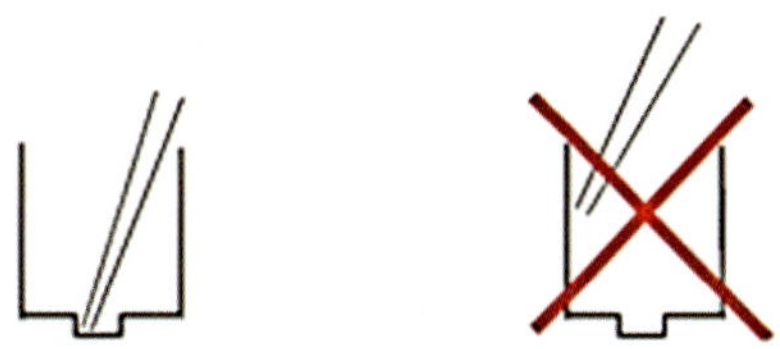

그림 7-12 Well에 올바른 시료 주입 방법

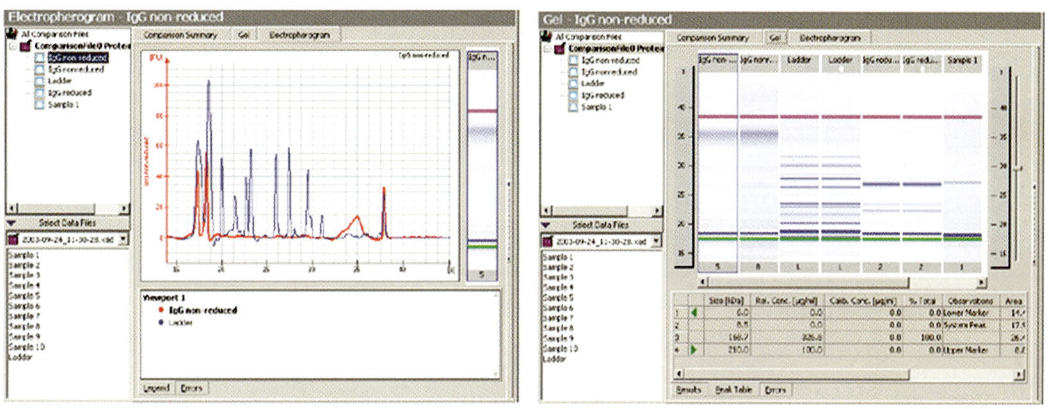

그림 7-13 모세관 전기영동 장치의 분석 결과 예

참고문헌

- 박기호 외. 임상 분자생물학. 3장 중합효소연쇄반응법 - DNA 젤 전기영동. 4장 제한효소. 2010. 고려의학.
- T. A. Brown. Gene cloning and DNA analysis. Fifth Edition. Chapter 4. Manipulation of purified DNA. 2006. Blackwell Science
- Joseph Sambrook and David W. Russell. Molecular cloning. Third Edition. Chapter 5. Gel electrophoresis of DNA and pulsed-field agarose gel electrophoresis. Chapter 7. Extraction, purification, and analysis of mRNA from eukaryotic cells. Appendix 8. SDS-polyacrylamide gel electrophoresis of proteins. 2001. CSHL Press.
- 각종 제한효소. Promega.
- Capillary electrophoresis. Agilent 2100 Bioanalyzer. Agilent Technologies

• 실습 결과 보고서 •

학과		반		실험 조	
성명		학번		실습일자	

1. Title(실습 주제):

2. Objectives(실습 목적):

3. Instruments and equipments(기구 및 장비):

4. Materials and reagents(재료 및 시약):

5. Methods(실습 방법):

6. Observation and results(관찰 및 결과): 별지 사용

7. Discussion(토론): 별지 사용

8. References(참고문헌): 별지 사용

• 이해도 확인 문제 •

1. 전기영동에 영향을 미치는 요인들은 무엇이 있는가?

2. 1% agarose gel에서 DNA를 전기영동하였을 때 비슷한 크기의 DNA가 2개 확인되었다면, 이들을 구별하기 위해 젤의 %를 어떻게 조절해야 하는가?

3. DNA 제한효소를 사용하여 재조합 plasmid를 제작하는 방법에 대해 간략하게 설명하라.

4. 모세관 전기영동의 장점은 무엇인가?

Chapter 08

혼성화(Hybridization)

핵산(DNA 또는 RNA)이 상보적인 염기서열과 특이적으로 결합하는 성질 또는 단백질-단백질의 특이적 결합(주로 항원-항체 반응)을 이용하여 샘플 내에 목적으로 하는 염기서열을 가진 핵산이나 특정 단백질의 존재 여부 확인 및 그 양을 측정하는 방법이다.

1. 서던 블롯(Southern blot)

서던 블롯은 DNA 시료에서 특정 DNA를 찾는 실험 방법으로, 이 방법을 처음 개발한 영국의 생물학자 에드윈 서던(Edwin southern)의 이름을 따서 붙여졌다. 이후에 이를 응용한 다양한 방법들이 개발되었는데 RNA를 측정은 노던 블롯(northern blot), 단백질 측정은 웨스턴 블롯(western blot) 방법으로 분자생물학에 활용되고 있다.

서던 블롯은 DNA 샘플 속에 우리가 보고자 하는 특정 DNA 염기서열의 유무와 양을 측정하는 방법이다. 서던 블롯의 과정은 제한효소를 이용한 게놈 DNA의 절단, 절단된 DNA의 전기영동, 전기영동한 DNA를 막으로 이동 및 탐침을 이용한 확인과정 등으로 설명할 수 있다.

1) 준비물

제한효소로 처리한 gDNA, 탐침(probe)용 DNA, 0.2N HCl, 0.4N NaOH/0.6M NaCl, prehybridization/hybridization solution, 20X SSC

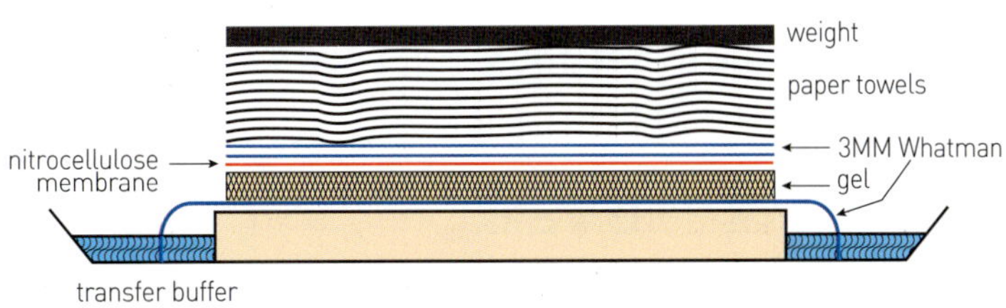

그림 8-1 Gel 상의 DNA를 막으로 이동

2) 방법

(1) Blotting

제한효소로 절단한 DNA를 아가로스 젤에 전기영동한다(7장 참조).

① 전기영동한 젤에 UV를 조사하여 사이즈 마커 위치를 표시한다.
② 0.2N HCl 용액에 10분 정도 반응시킨다(Loading dye에 포함된 BPB의 색깔이 없어질 때까지 반응시킨다.).
③ 젤을 증류수로 한 번 헹군다.
④ DNA를 단일 가닥으로 만들기 위해 헹군 젤을 0.4N NaOH/0.6M NaCl용액에 30분간 반응시킨다.
⑤ 모세관 현상을 이용하여 젤 상의 DNA를 막으로 이동시킨다(그림 8-1).
⑥ 최소 8시간(보통 overnight) 동안 10X SSC를 이용하여 젤 속의 DNA를 막으로 이동시킨다.
⑦ 막을 회수하여 2X SSC로 한 번 헹군다.

■ 20X SSC(saline-sodium citrate)solution
- NaCl ······································ 175.3g
- sodium citrate ···························· 88.2g
- D.W. ······································ 총 1 L가 되도록 채운다.

(2) Prehybridization

DNA가 옮겨진 막을 반응 용기에 넣고 남은 2X SSC는 제거한다(용기와 막 사이에 공기방울이 들어가지 않게 주의한다).

- Hybridization용액 10 mL을 넣고 42°C에서 최소 1.5시간 이상 반응시킨다.

■ Hybridization solution(제조하기 보다는 구입해서 사용하는 것이 좋다)
50% - formamide, 0.125 M-NaH2PO4, 1.25 M-NaCl, 7% - SDS

(3) Hybridization

① 탐침(probe) 합성

Roche 회사의 'DIG DNA labeling and detection kit'의 사용법에 준하여 설명한다.

가. E-tube에 16 μL(20~1000 ng)DNA를 10분간 끓인 후 얼음에 1분간 보관한다.
나. 위의 tube에 DIG-High Prime용액 4 μL를 넣는다(DIG-High Prime 용액은 5X reaction buffer, Klenow enzyme, 5X random primer mix, dNTP mix 및 DIG(digoxigenin)-labeled dUTP로 구성되어 있다).
다. 잘 섞은 후 37°C에서 1시간 반응시킨다.
라. 0.2M EDTA(pH 8.0) 용액을 2 μl 넣고 65°C에서 10분간 반응시킴으로써 위 반응을 종료시킨다.

② 탐침 반응

가. 10 mL의 hybridization 용액에 표지된 탐침을 넣는다.
나. 반응 용기 안의 prehybridization 용액을 버리고 탐침이 첨가된 hybridization 용액을 반응 용기에 첨가한다.
다. 반응 용기를 돌려가며 42°C에서 최소 8시간 반응시킨다.

(4) Washing and development

반응이 끝난 반응 용기에 2X SSC를 3/4정도 채워 부드럽게 돌려 막을 씻은 후 용액을 제거한다.

① 반응 용기에서 조심스럽게 막을 꺼낸 후 2X SSC/0.1% SDS용액으로 옮겨 여러 번 헹구어 낸다.
② 마지막으로 막을 2X SSC로 가볍게 헹구고 PBS에 담근다(막이 마르지 않도록 주의한다).
③ 5μl 의 anti-DIG antibody가 포함된 용액(1:10으로 희석되도록)에 막을 담궈서 37℃에서 1시간 반응시킨다.
④ PBS로 5분간 3번 헹구어 낸다.
⑤ 씻은 막을 랩으로 싼 후 필름 카세트에 놓고 X-ray필름을 덮는다.
⑥ -80℃에 넣고 하루 정도 둔 후 X-ray필름을 현상한다.

3) 결과판독

X-ray필름에 현상된 band를 보고 샘플 내의 목적 DNA의 존재 및 그 양을 측정한다.

4) 유의사항

① DNA를 막으로 옮긴 후에는 실험과정 중 막이 마르지 않도록 주의한다.
② Probe(탐침) DNA의 크기는 500 bp이하가 좋다.

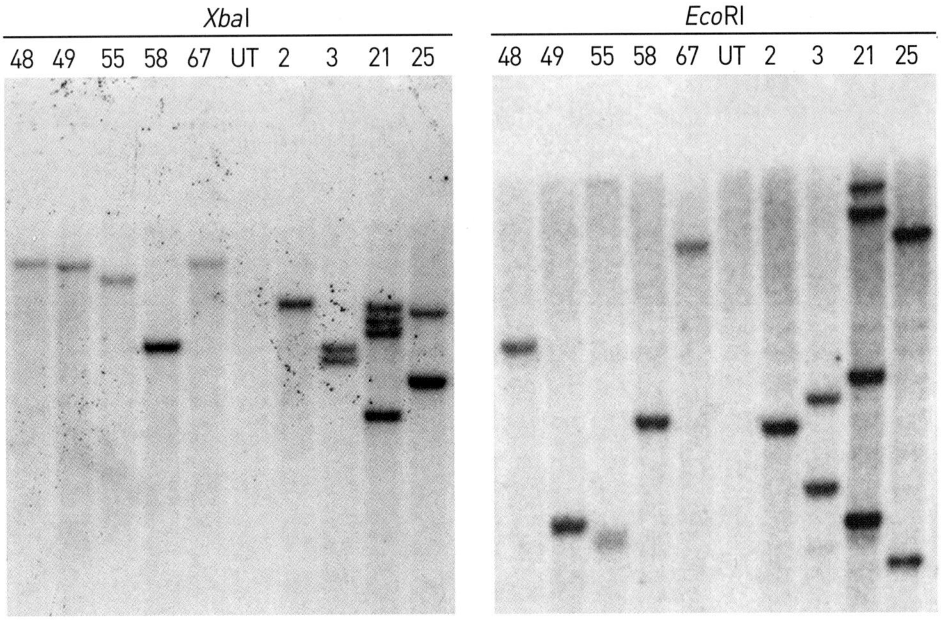

그림 8-2 X-ray 필름에 현상된 Southern blot 결과

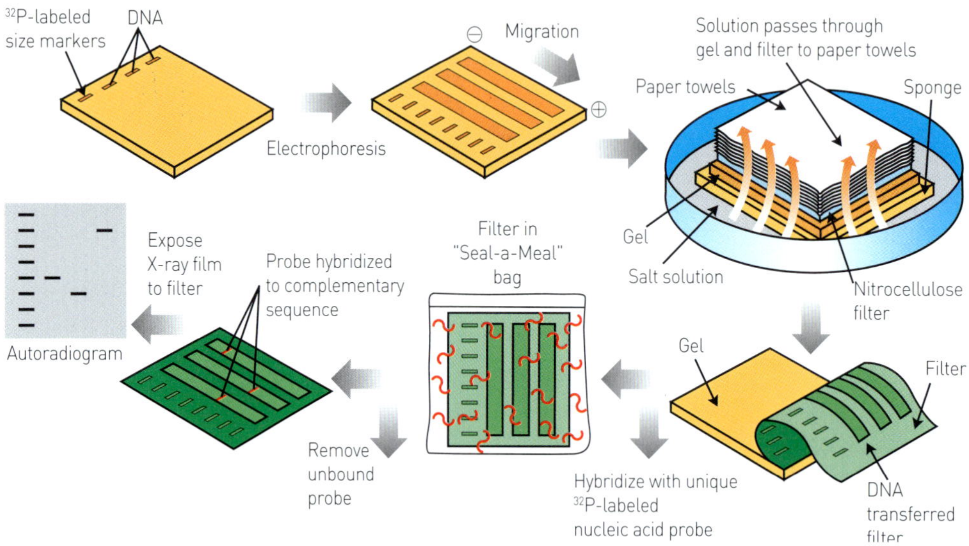

그림 8-3 Southern blot 과정의 개요

2. 노던 블롯(Northern blot)

노던 블롯은 1977년 스탠포드 대학의 제임스 알윈(James Alwine), 데이빗 켐프(David Kemp), 조지 스타크(George Stark)가 공동 개발한 방법으로 샘플 속에 관심 있는 유전자의 mRNA량을 측정하는 분자생물학적 기법이다. 이 기법을 이용하여 세포의 분화(differentiation), 형태 형성(morphogenesis), 또는 비정상적이거나 질병상태의 세포에서 관심 있는 유전자의 발현 양상을 측정할 수 있다. 노던 블롯은 RNA전기영동(7장 참조), 크기별로 분리된 RNA를 막으로 이동, 탐침을 이용하여 목적 유전자의 발현을 탐색하는 과정으로 구성되며, RNA전기영동 이외의 다른 과정은 서던 블롯과 유사하다.

1) 준비물

Total RNA, 탐침용 DNA, 20X SSC, 10X MOPS, Prehybridization/hybridization solution

2) 방법

(1) Blotting

RNA를 전기영동한다(7장 참조).

① 전기영동한 젤을 UV 아래에 놓고 사진을 찍어둔다(이때 28S, 18S RNA가 선명하게 보이고 이 밴드들은 loading control로 사용할 수 있다).

② 젤을 증류수로 15분씩 두 번 헹군다.

③ 젤을 10X SSC에 30분간 담궈 둔다.

④ NC막(nitrocellulose membrane)을 젤 크기로 자르고 물에 적신 후 10X SSC에 10분간 담궈둔다.

⑤ 이동 장치에 장착하고 RNA를 막으로 6~18시간 정도 이동시킨다(서던 블롯 참조).

⑥ 막을 회수하여 6X SSC로 씻어준다.

⑦ UV를 이용하여 막으로 이동한 RNA를 막에 단단히 결합시킨다.

(2) Prehybridization

Hybridization 용액을 68℃에서 침전물이 없을 때까지 완전히 녹인다.

① 막을 6X SSC로 적신 후 반응 용기에 넣는다.

② Hybridization 용액을 넣고 68℃에서 30분간 반응시킨다.

(3) Hybridization

① 탐침 합성

- 서던 블롯의 탐침합성과 동일하다.

② 탐침 반응

표지된 탐침을 2~5분간 끓인 후 즉시 얼음에 꽂아 둔다.

- Hybridization용액에 표지된 탐침을 첨가한 후 68℃에서 최소 2시간 이상 반응시킨다(보통 overnight).

(4) Washing and development

2X SSC/0.5% SDS 용액으로 상온에서 10분간 씻어준다.

① 1X SSC/0.5%SDS용액으로 상온에서 10분간 씻어준다.

② 0.1X SSC/0.5%SDS용액으로 상온에서 2분간 씻어준다.

③ 씻은 막을 Whatman종이에 놓고 랩으로 싼 후 X-ray필름을 덮는다.

④ -80℃에 2시간 이상 보관한 후 X-ray필름을 현상한다.

■ 관련 시약

- 20X SSC(서던 블롯 참조)
- 10X MOPS(7장 RNA 전기영동 참조)

3) 결과 판독

X-ray에 현상된 band를 보고 목적 RNA의 발현 양상을 확인한다. 그림8-4의 18s RNA band는 각 well마다(각 샘플 마다) 같은 양을 전기영동했다는 증거로 사용한 것인데(loading control로 사용), Glyceraldehyde-3-phosphate dehydrogenase(GAPDH)도 많이 사용한다.

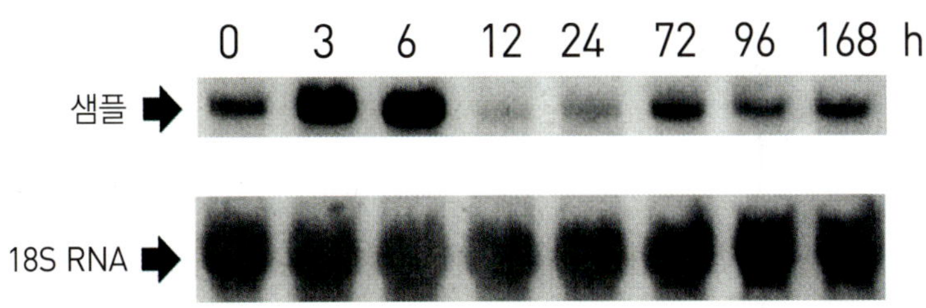

그림 8-4 Northern blot의 결과

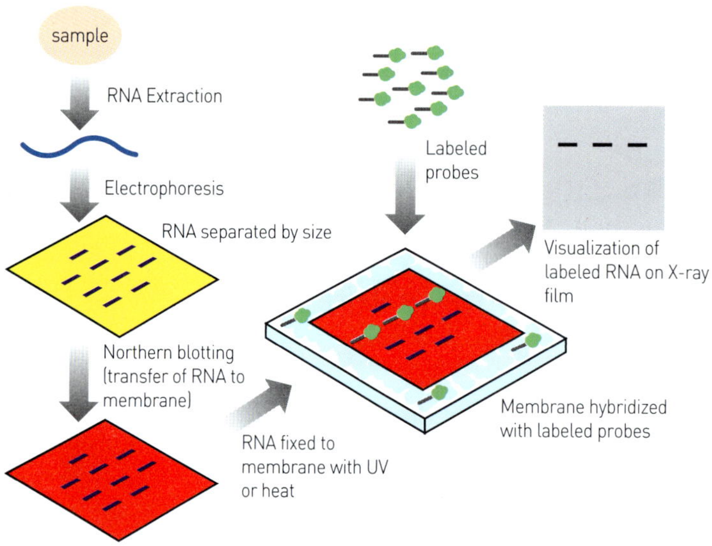

그림 8-5 Northern blot의 개요

4) 유의사항

① RNA 추출, 전기영동 및 막으로의 이동까지는 항상 장갑을 착용하고, RNA가 손상되지 않도록 주의한다.

② RNA를 막으로 옮긴 후에는 실험과정 중 막이 마르지 않도록 주의한다.

③ 탐침 DNA의 크기는 500 bp 이하가 좋다.

3. 웨스턴 블롯(Western blot)

웨스턴 블롯은 Harry Towbin(Friedrich Miescher 연구소)에서 개발되었고 닐 버넷(Neal Burnette)이 이름 붙인 실험 기법으로 세포나 조직으로부터 얻은 단백질 샘플 속에 관심 있는 단백질의 유무 혹은 양을 측정하는 기법이다. 단백질을 전기영동한 후 NC(nicrocellulose) 혹은 PVDF(polyvinylidene difluoride) 막으로 옮긴 후 관심 있는 단백질에 특이적인 항체를 이용하여 양을 측정한다. 관심 있는 단백질이 친수성이거나 시토졸 또는 핵단백질일 경우 주로 NC막을 이용하고 소수성이거나 막단백질일 경우 PVDF막을 이용한다. 관심 단백질의 양이 많을 경우1개의 항체를 이용한 직접측정법이 가능하지만 보통의 경우 2개의 항체(관심단백질에 결합하는 일차 항체와 일차 항체에 결합하는 이차 항체)를 이용하는 간접법이 많이 이용되고 있다.

1) 준비물

단백질 시료, 항체(일차 항체와 이차 항체), TBS 혹은 PBS용액, Transfer용액, Blocking용액, Ponceau S용액, Enhanced chemoluminecent(ECL)용액.

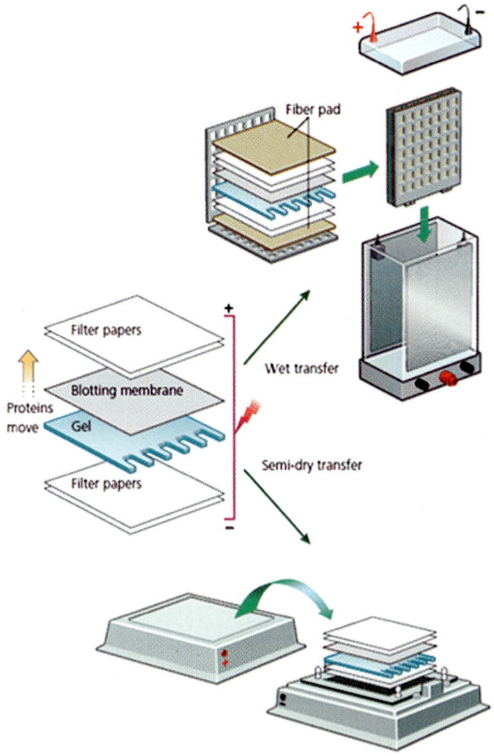

그림 8-6 Western blot 과정 중 단백질의 이동

2) 방법

(1) Polyacrylamide gel electrophoresis(PAGE)

7장의 단백질 전기영동을 참조한다.

(2) Transfer

전기영동한 PAGE gel의 stacking gel 부분을 절단하여 버리고 separating gel을 transfer장치에 장착한다(그림 8-6). 이때 막의 종류는 관심 단백질의 특성에 따라 선택한다.

① Transfer buffer를 탱크에 채우고 90V에서 1시간 반응시킨다.
② Transfer동안 열이 많이 발생하므로 transfer는 4℃ 냉장실에서 하는 것이 좋다.
③ Transfer가 끝난 후 막은 Ponceau S용액에 1분간 반응시키고 물로 씻어낸다.
④ 이 과정을 통해 단백질이 막으로 이동했는지 일정한 양의 단백질이 사용되었는지 확인할 수 있다(그림 8-7).
⑤ TBS-Tween(TBST) 용액으로 헹구면서 염색을 제거한다.

(3) Blocking

TBST에 5% skim milk를 첨가하여 blocking solution을 만든다(항체의 종류에 따라bovine serum albumin 등 적절한 blocking reagent를 결정한다).

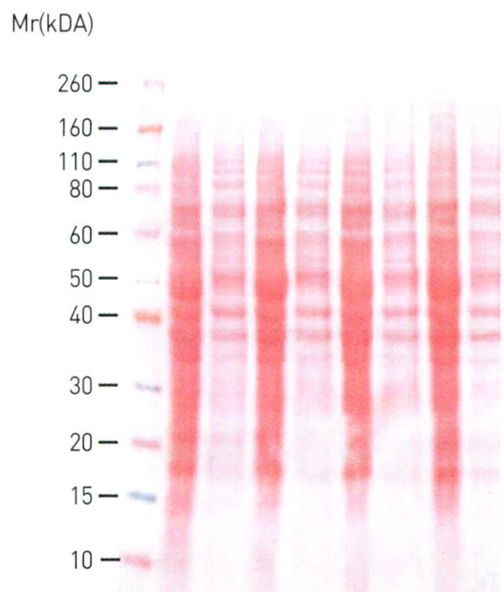

그림 8-7 Ponceau S로 염색한 membrane(출처: Bio-Rad사)

• 막을 blocking solution에 넣고 상온에서 1시간 반응시킨다.

(4) 일차 및 이차 항체반응

Blocking이 끝나면 skim milk를 제거한다.

① 항체의 종류에 따라 적절하게 희석한 일차 항체(보통 1:1,000배 희석)를 넣고 상온에서 2시간 혹은 4°C에서 overnight 반응시킨다.

② 희석한 일차 항체는 반복 사용이 가능하므로 적정한 용기에 모아 보관하고 TBST용액으로 10분씩 3번 씻어낸다.

③ 적절하게 희석한 이차 항체(보통 1:3,000~10,000배 희석)를 넣고 상온에서 1시간 반응시킨다.

④ TBST용액으로 10분간 3번 씻어낸다.

⑤ 막을 casette에 얹고 막이 마르기 전에 ECL용액을 막에 골고루 뿌린다.

⑥ 막의 위에 ECL용액을 가볍게 제거하고 랩으로 씌운 후 암실에서 X-ray필름을 감광시킨다.

⑦ X-ray필름을 현상하여 결과를 판독한다.

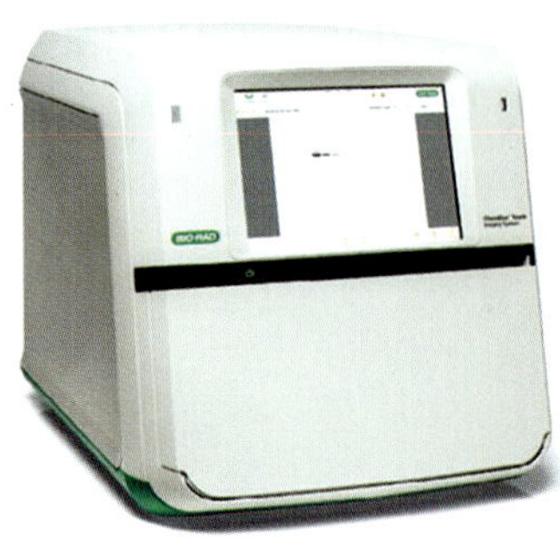

그림 8-8 Chemiluminescence Imaging 장비

※ ⑤~⑦ 과정은 chemiluminescence Imaging 장비를 이용할 수 있다.

3) 결과판독

X-ray필름에 나타난 band를 보고 목적 단백질의 존재 및 발현양상을 확인한다. 그림 8-8의 tubulin은 양 보정용(loading control 또는 expression control)으로 사용한 것이다. GAPDH 또는 β-actin을 많이 사용한다.

4) 유의사항

X-ray 필름에 현상하였을 때, band가 보이지 않거나, 배경이 어둡고 지저분하게 보이면 항체의 농도를 조절하거나, 현상시 노출시간을 조절하면 결과를 향상시킬 수 있다.

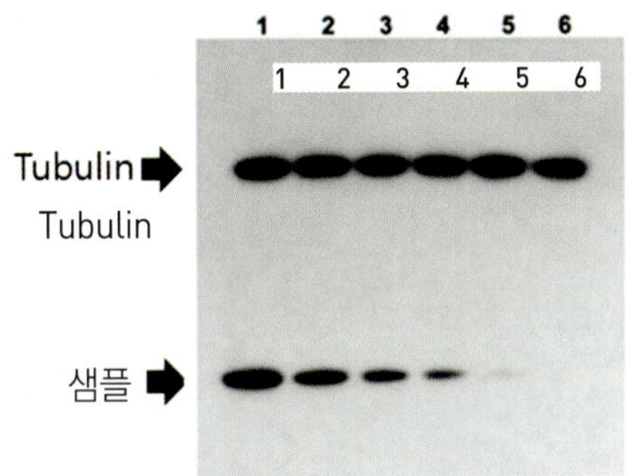

그림 8-9 Western blot의 결과

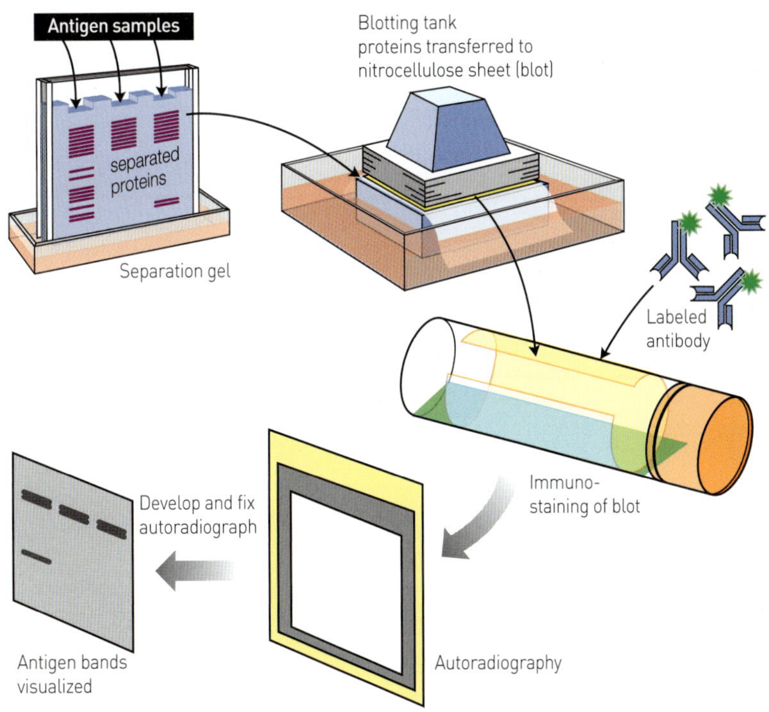

그림 8-10 Western blot의 개요

참고문헌

- 박기호 외. 임상 분자생물학. 7장 웨스턴 블럿법 2010. 고려의학.
- J. Sambrook, E.F. Fritsch, and T. Maniatis. Molecular cloning. Second Edition. Chapter 18. Detection and analysis of proteins expressed from cloned genes. 1989. CSHL Press.
- Joseph Sambrook and David W. Russell. Molecular cloning. Third Edition. Chapter 6. Preparation and analysis of eukaryotic genomic DNA – Southern hybridization. Chapter 7. Extraction, purification, and analysis of mRNA from eukaryotic cells – Northern hybridization. 2001. CSHL Press.
- DIG DNA labeling and detection kit. Roche home page.

• 실습 결과 보고서 •

학과		반		실험 조	
성명		학번		실습일자	

1. Title(실습 주제):

2. Objectives(실습 목적):

3. Instruments and equipments(기구 및 장비):

4. Materials and reagents(재료 및 시약):

5. Methods(실습 방법):

6. Observation and results(관찰 및 결과): 별지 사용

7. Discussion(토론): 별지 사용

8. References(참고문헌): 별지 사용

• 이해도 확인 문제 •

1. Southern blot, Northern blot 및 Western blot의 검출대상은 각각 무엇인가?

2. DNA, RNA 또는 단백질을 전기영동한 후 젤에서 막(membrane)으로 옮겨 실험하는 이유는 무엇인가?

3. Southern blot, Northern blot 또는 Western blot의 결과 판독 시에 비특이적 밴드가 많이 보였다면, 이러한 back ground를 줄일 수 있는 방법은 무엇이 있는가?

Chapter 09

생물정보학(Bioinformatics)

분자유전검사는 염색체 분석뿐만 아니라 DNA 서열을 근거로 하여 질병 유발 병원체의 동정 뿐만 아니라 질병연관 내재 유전자의 DNA 분석을 포함하고 있다. 또한, 분자진단의 표준측정법으로는 DNA 서열 분석이 최적으로 간주되고 있다. PCR의 보급과 DNA 서열분석 기술의 발달로 DNA 서열 정보량이 엄청나게 증대되었고, 증대된 대량의 DNA 정보를 축적하고 검색을 용이하게 하는 도구가 필요하게 되었다. 생물정보학은 생물학, 컴퓨터과학, 정보기술이 융합된 학문이다. 따라서, 생물정보학은 새로운 알고리즘과 통계 방법의 개발로 거의 매일 새롭게 생성되는 정보를 정리하여 사용자에게 DNA 서열뿐만 아니라 유전자의 발현량, 유전자의 기능과 특징, 생명체의 분화와 진화적 연계성 등의 다양한 정보를 분석하게 해준다. 생물정보를 데이터베이스화하여 관리하고, 전 세계 모든 사람들이 공유할 수 있게 해주는 대표적인 데이터베이스 플랫폼은 미국 국립보건원에서 1988년부터 운용하는 NCBI (National Center for Biotechnology Information) 홈페이지(http://www.ncbi.nlm.nih.gov/)이다. 아래의 홈페이지 화면에서 나타나 있듯이 유전, 핵산에 관한 모든 정보를 제공할 뿐만 아니라 생물학 관련 거의 모든 논문 정보도 함께 제공하고 있어 매우 중요한 포털 사이트이다.

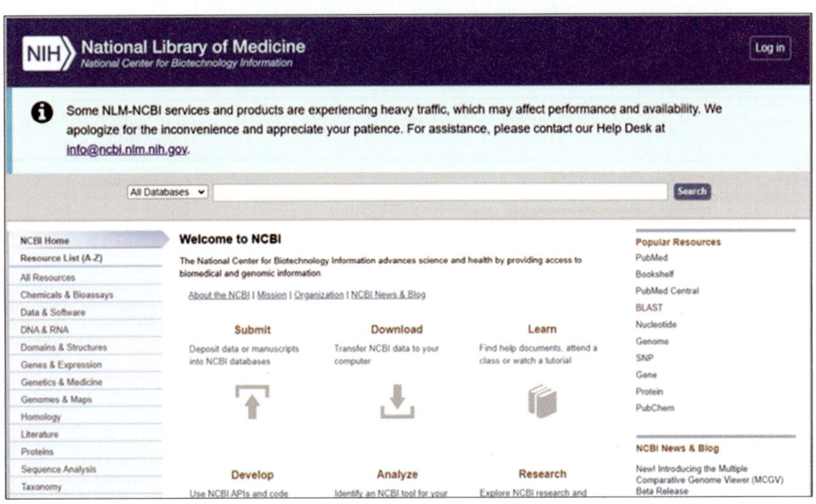

그림 9-1 NCBI 홈페이지 화면

기초적인 생물정보학을 이용하는 방법을 앞서 공부하였던 16S rRNA를 이용하여 알아보자.

여러 가지 방법이 있으나, NCBI 플랫폼에서 장내세균인 *E. coli*의 16S rRNA의 DNA 서열을 찾아 보면서 NCBI로부터 데이터를 검색하는 방법을 알아보자. NCBI 홈페이지는 계속하여 업데이트되기 때문에 아래의 예시와 다를 수도 있으나 기본적인 검색 방법은 거의 유사할 것으로 예상되기 때문에 변경이 되었다 하더라도 어렵지 않게 검색할 수 있을 것이다. 단, 여기서의 예시에는 NCBI database를 검색하는 일반적인 방법에만 초점을 두었으므로 세균의 substrain은 고려하지 않고 진행한다.

먼저, NCBI의 홈페이지로 이동하여 'All Databases'가 표시되어 있는 메뉴선택 박스에서 'Nucleotide'를 선택한다.

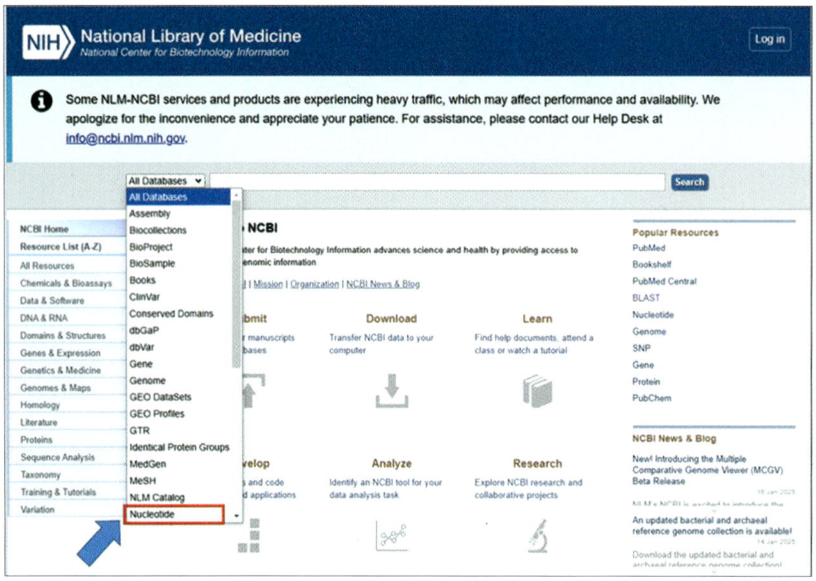

그림 9-2 Database 선택 메뉴 창.

목적으로 하는 유전자 이름인 16S rRNA를 *E. coli*와 함께 Search 박스에 기입하고 Search를 클릭한다.

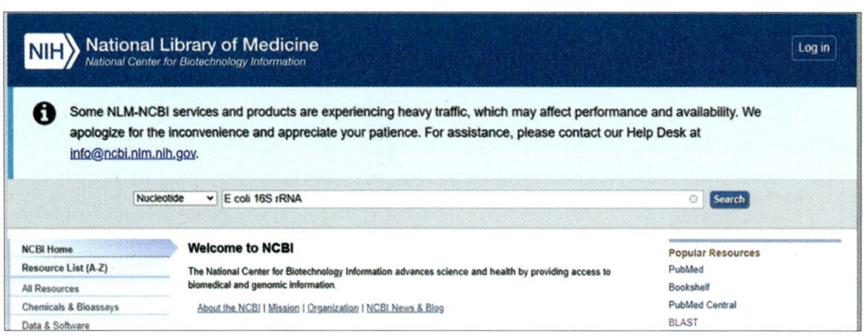

그림 9-3 Nucleotide 데이터베이스 선택 후 검색 목표 유전자 입력.

검색된 내용이 아래와 같이 제시된다. 검색된 창은 16S RIBOSOMAL RNA와 함께 "*Escherichia coli* strain U 5/41 16S ribosomal RNA, partial sequence"라는 서열 제목과 함께 추가적인 검색 링크가 연결되어 있는 NR_024570.1, FASTA, BioProject 등 여러 옵션이 제공되는 박스가 나타난다. 이 박스 아래에 "Items: 1 to 20 of 7535874"라고 표시되어 있는데, 이는 검색 결과가 7,535,874개가 있으며, 20개씩 한 화면에 나타낸다는 것을 의미한다. 또한, 그 아래에 표시된 각 항목을 보면 16S RNA 서열을 나타낸다기보다는 "RNA"가 단어가 들어가 있는 모든 데이터 파일이 제시가 되고 있다. 즉, 목적하는 유전자 또는 DNA 서열을 효율적으로 검색하기 위해서는 검색 입력창에 여러 키워드를 조합하여 검색하거나, 1차 검색 결과를 바탕으로 2차 검색을 시도하는 것이 효과적일 수 있다.

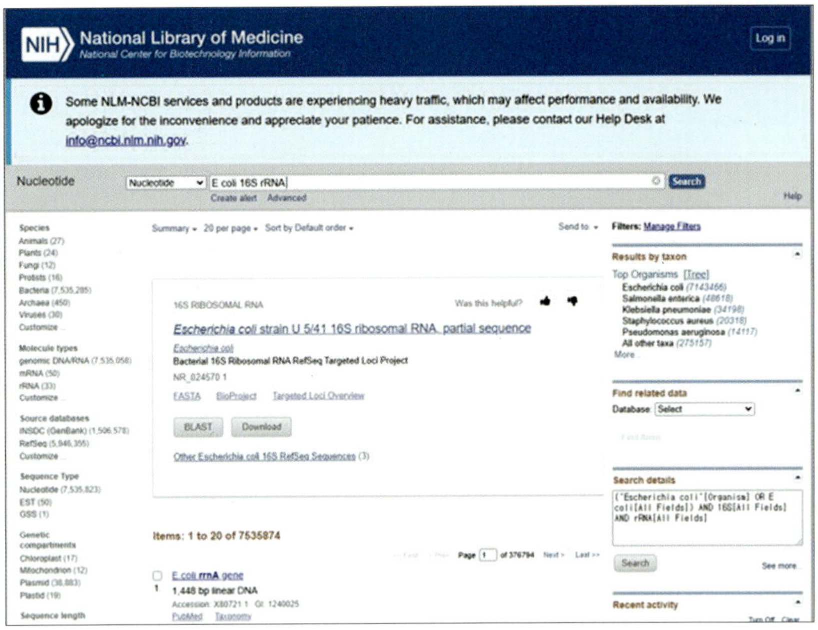

그림 9-4 *E. coli* 16S rRNA 검색 결과.

출혈성 장염을 유발하는 대장균 O157:H7 (Escherichia coli O157:H7)을 검색 시작으로 하는 다른 검색 방법을 시도해 보자. 먼저 Nucleotide 검색창에 *Escherichia coli* O157:H7을 기입하고 검색하면, TAXONOMY *Escherichia coli* O157:H7 결과를 얻을 수가 있다. 이 결과 창에서 "Genomes (유전체)"를 선택한다.

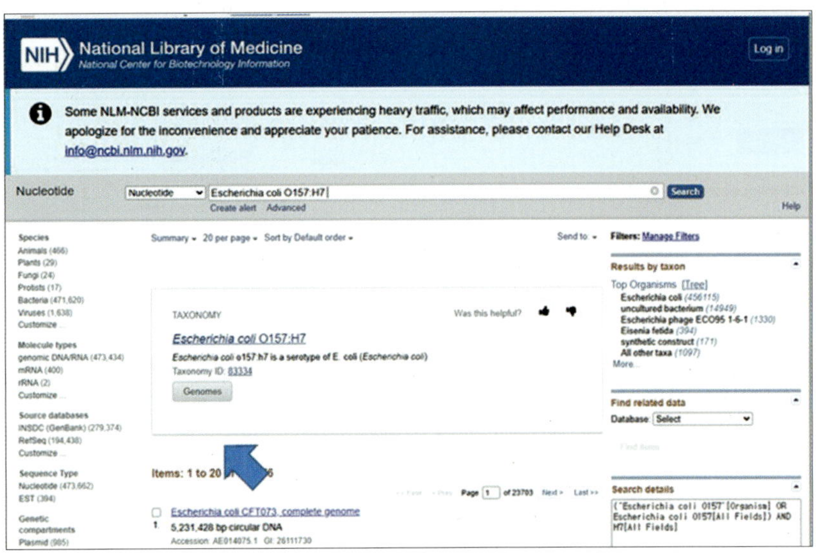

그림 9-5 *Escherichia coli* O157:H7 검색 결과.

"Genomes"를 선택한 후 얻은 결과는 앞의 결과와는 달리 모두 *Escherichia coli* O157:H7에 대한 1,127개 Genomes 결과를 보여준다. 그 중 맨 위에 있는 초록색 톱니바퀴의 체크 표시가 있는 Genome이 표준 유전체(reference genome)라고 표시로 나타내고 있다. 이 표준 유전체를 클릭해 보자.

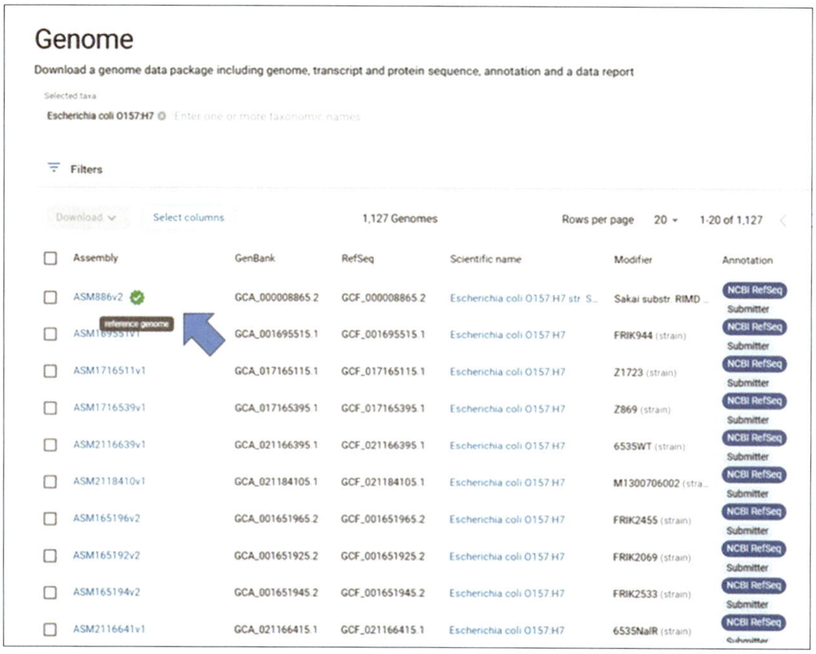

그림 9–6 *Escherichia coli* O157:H7 Genome 검색 결과.

새로운 창에 "Genome assembly ASM886v2 reference" 결과를 보여 주며, 이에 대한 정보와 정보를 다운로드할 수 있는 메뉴키를 제공해 준다. 같은 창에서 스크롤 다운하여 아래로 내려가면, Chromosome의 정보가 나오며, GenBank (유전자은행)와 RefSeq (표준 서열)에 대한 고유번호를 나타내고 있다. 이는 데이터 분류 목적으로 나누어져 있으며, 서열은 동일하다. RefSeq NC_002695.2를 클릭해 보자.

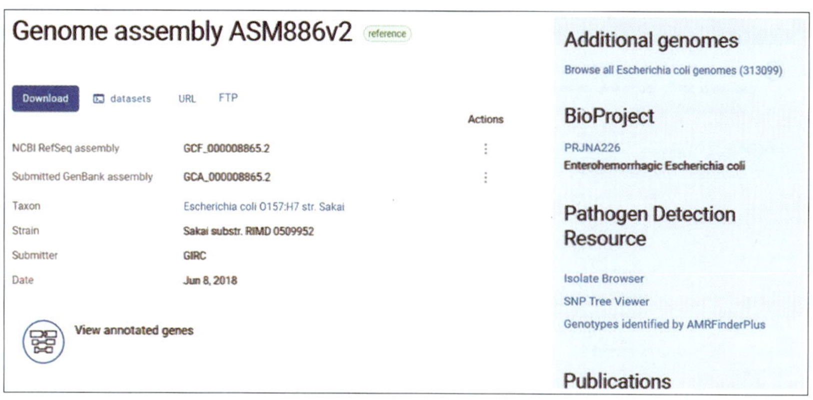

그림 9–7 *Escherichia coli* O157:H7 표준 Genome 검색 결과.

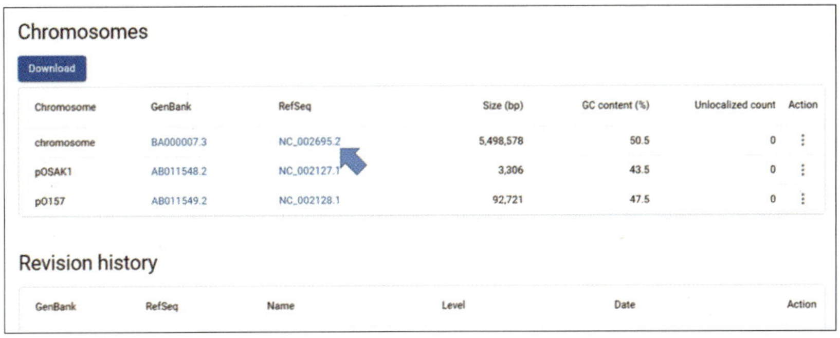

그림 9–8 *Escherichia coli* O157:H7 표준 Genome 검색 내 Chromosome 정보 표시.

새 창은 *Escherichia coli* O157:H7 str. Sakai DNA, complete genome에 대한 정보를 보여 준다. 그러나, 이 창은 유전체에 대한 서열 정보를 보여 주지는 않는데, 그 이유는 유전체의 정보가 큰 정보량이기 때문에 사용자가 보고 싶은 정보를 선택하여 나타낼 수 있도록 NCBI 플랫폼dl 새롭게 업데이트 되어 있기 때문이다. 따라서, 유전체 서열을 보기 위해서는 오른쪽 상단에 있는 "Customize view"를 선택하여 보고 싶은 정보를 나타내는 방식을 선택하여야 한다.

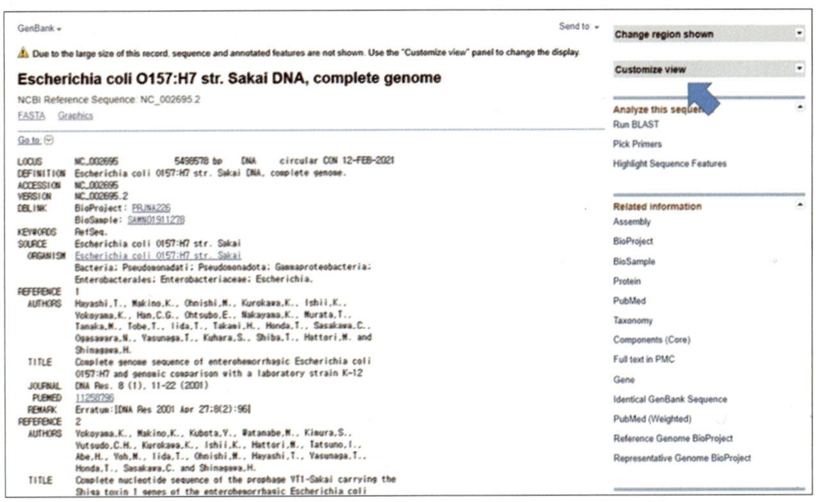

그림 9–9 *Escherichia coli* O157:H7 complete genome 결과 창.

"Customize view"를 클릭하고, 나타낼 항목, Gene, RNA, and CDS features only를 선택한 후 창을 재활성화 시키면(Update View), Gene, RNA, and CDS에 대한 정보가 새롭게 나타난다. 전체 유전체(genome)에 담겨 있는 유전자와, RNA 그리고 암호화 영역(CDS)을 모두 나타내지만 아직 DNA 서열을 보여 주지는 않는다. 우선 이 검색 결과 내에서 16S rRNA 유전자가 어디 있는지 찾는 것이 필요함으로, 인터넷 브라우저(여기에선 Google Chrome)의 "찾기" 기능을 활용하여 16S rRNA 유전자를 찾아 보자.

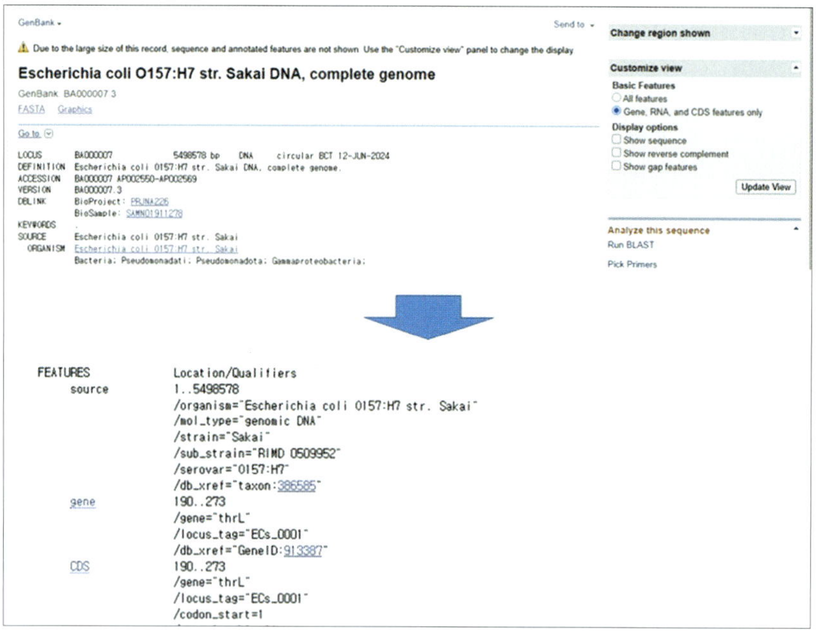

그림 9-10 *Escherichia coli* O157:H7 complete genome의 Customize View.

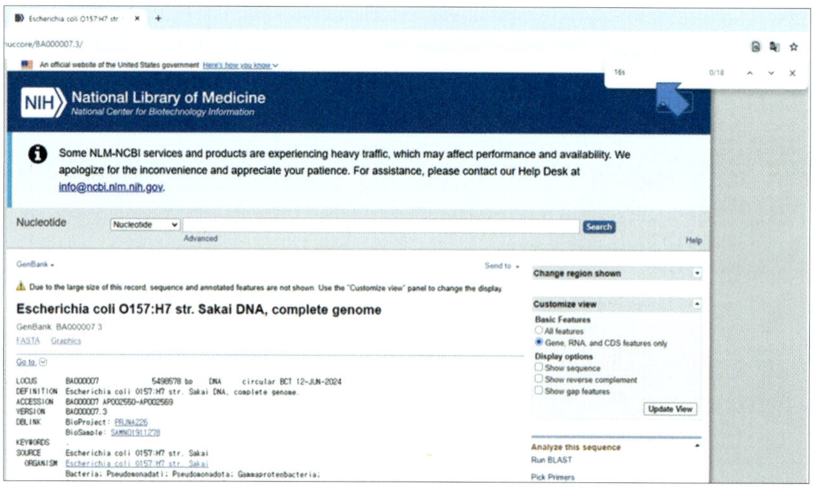

그림 9-11 인터넷 브라우저, Google Chrome의 "찾기" 기능에서 16S 검색.

"찾기" 기능 창에 "16S"을 입력하면, 현재의 화면 창에 16S가 몇 개 검색되는지 숫자로 나타나면서 스크롤바 쪽에 검색된 16S의 위치를 알려주는 선이 활성화된다. "찾기" 창의 내림 화살표 "∨"를 사용하여 16S rRNA가 발견될 때까지 검색을 한다. 이때 16S가 포함된 여러 가지 유전자가 있을 수 있기 때문에 16S, rRNA, ribosomal RNA, gene이 포함되어 있는 것을 찾는 것이 중요한다. 16S rRNA를 찾았다면, 그림 9.12와 같이 rRNA를 클릭하게 되면, 오른쪽 아래에 작은 창이 나타나면서 이 유전자에 대한 정보를 다시 표시하며, DNA 서열을 확인할 수 있는 링크인 FASTA와 GenBank 옵션이 나타난다. GeneBank를 클릭하여 보자.

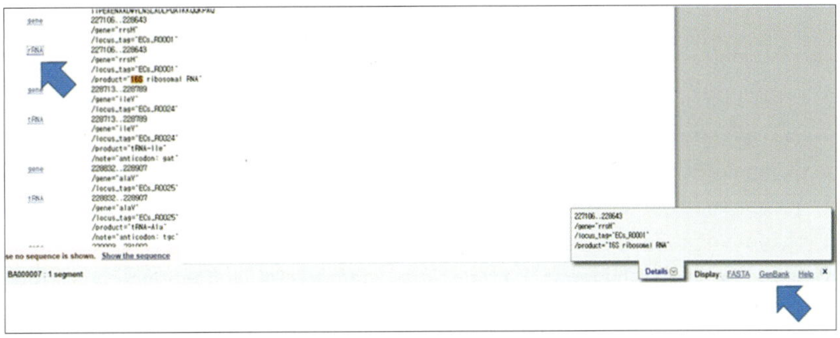

그림 9-12 인터넷 브라우저, Google Chrome의 "찾기" 기능으로 16S rRNA 검색 결과.

새 창이 나타나면서 여전히 Escherichia coli O157:H7 complete genome라고 표시되어 있지만, 오른쪽에 선택된 영역(Selected region)에 표시가 되어 있으며, "from 227106 to 228643"이라고 나타나 있다. 그리고 화면의 아래로 내려가면 16S rRNA 유전자의 전사체인 16S rRNA의 서열이 1번에서부터 1,542번까지 나타나 있다. 이 번호는 RNA서열만을 나타낼 때 사용되며, 오른쪽 상단의 "from 227106 to 228643"의 번호는 유전체 내에서 16S rRNA 유전자가 위치하고 있는 곳의 번호를 나타낸다.

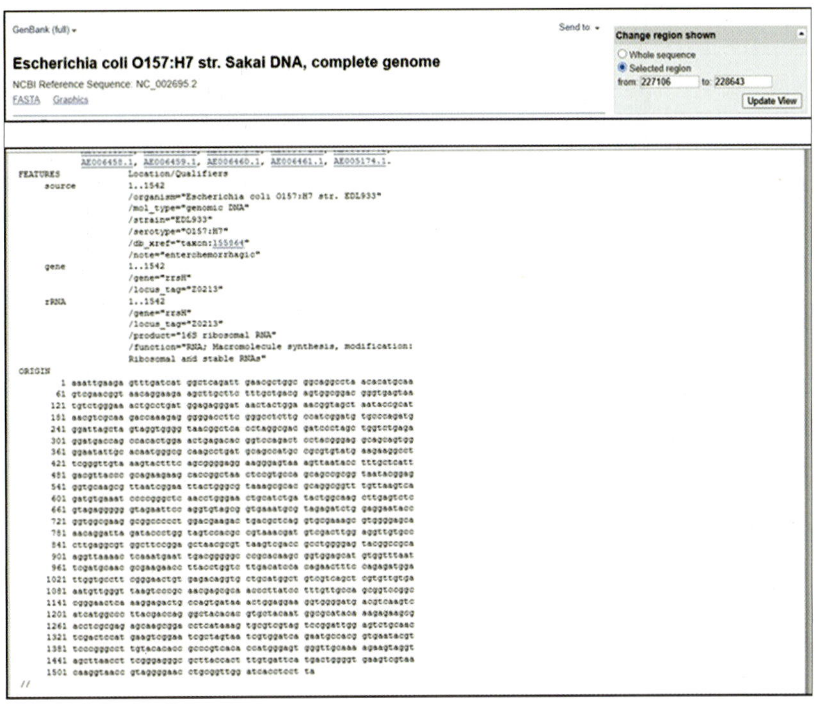

그림 9-13 16S rRNA 염기서열 검색 결과.

이 염기서열을 복사하여 문서작성 파일에 옮겨보자.

***E. coli* O157:H7 16S rRNA**

```
   1 ttgaagagtt tgatcatggc tcagattgaa cgctggcggc aggcctaaca catgcaagtc
  61 gaacggtaac aggaagaagc ttgcttcttt gctgacgagt ggcggacggg tgagtaatgt
 121 ctgggaaact gcctgatgga gggggataac tactggaaac ggtagctaat accgcataac
 181 gtcgcaagac caaagagggg gaccttcggg cctcttgcca tcggatgtgc ccagatggga
 241 ttagctagta ggtggggtaa cggctcacct aggcgacgat ccctagctgg tctgagagga
 301 tgaccagcca cactggaact gagacacggt ccagactcct acgggaggca gcagtgggga
 361 atattgcaca atgggcgcaa gcctgatgca gccatgccgc gtgtatgaag aaggccttcg
 421 ggttgtaaag tactttcagc ggggaggaag ggagtaaagt taatacctt  gctcattgac
 481 gttacccgca gaagaagcac cggctaactc cgtgccagca gccgcggtaa tacggagggt
 541 gcaagcgtta atcggaatta ctgggcgtaa agcgcacgca ggcggtttgt taagtcagat
 601 gtgaaatccc cgggctcaac ctgggaactg catctgatac tggcaagctt gagtctcgta
 661 gaggggggta gaattccagg tgtagcggtg aaatgcgtag agatctggag gaataccggt
 721 ggcgaaggcg gccccctgga cgaagactga cgctcaggtg cgaaagcgtg gggagcaaac
 781 aggattagat accctggtag tccacgccgt aaacgatgtc gacttggagg ttgtgccctt
 841 gaggcgtggc ttccggagct aacgcgttaa gtcgaccgcc tggggagtac ggccgcaagg
 901 ttaaaactca aatgaattga cgggggcccg cacaagcggt ggagcatgtg gtttaattcg
 961 atgcaacgcg aagaacctta cctggtcttg acatccacag aactttccag agatggattg
1021 gtgccttcgg gaactgtgag acaggtgctg catggctgtc gtcagctcgt gttgtgaaat
1081 gttgggttaa gtcccgcaac gagcgcaacc cttatccttt gttgccagcg gtccggccgg
1141 gaactcaaag gagactgcca gtgataaact ggaggaaggt ggggatgacg tcaagtcatc
1201 atggccctta cgaccagggc tacacacgtg ctacaatggc gcatacaaag agaagcgacc
1261 tcgcgagagc aagcggacct cataaagtgc gtcgtagtcc ggattggagt ctgcaactcg
1321 actccatgaa gtcggaatcg ctagtaatcg tggatcagaa tgccacggtg aatacgttcc
1381 cgggccttgt acacaccgcc cgtcacacca tgggagtggg ttgcaaaaga agtaggtagc
1441 ttaaccttcg ggagggcgct taccactttg tgattcatga ctggggtgaa gtcgtaacaa
1501 ggtaaccgta ggggaacctg cggttggatc acctcctt
```

위의 방법과 동일하게 다른 장내 세균의 16S rRNA 염기서열도 검색할 수가 있으며, 이들 16S rRNA 염기서열 모아 둔다면, 가장 초기 버전의 장내 세균 16S rRNA 데이터베이스가 된다. 그러나 각 세균종은 substrain이 매우 다양하기 때문에 각 종의 특정 유전자를 하나 하나씩 검색한다는 것은 매우 비효율적인 과정이다. 이러한 비효율성을 극복하기 위해 NCBI는 구축된 데이터베이스에 존재하는 서열 데이터를 검색할 수 있는 기능을 탑재하고 있다. 이 기능을 "Blast"라고 한다.

이 기능은 환자의 검체에서 분리한 세균을 16S rRNA 서열을 이용하여 동정하는 데에도 사용될 수 있다. Blast 기능을 사용하는 방법을 Escherichia coli O157:H7 16S rRNA 서열을 활용하여 알아보자. 즉, 세균 감염병 환자의 검체에서 분리한 세균의 16S rRNA DNA를 염기서열 분석을 통하여 염기서열을 획득하였다고 가정하자. 다시 NCBI 홈페이지로 이동하고, 오른쪽에 있는 'Blast'를 클릭한다.

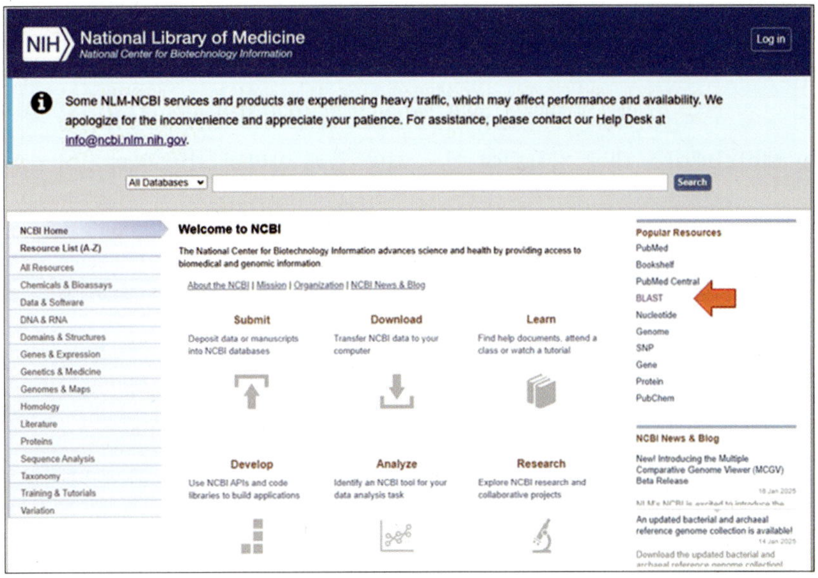

그림 9-14 NCBI 홈페이지의 Blast 메뉴 위치.

Blast 홈페이지로 이동하며, 크게 4 가지 Blast 검색 방식의 메뉴가 표시되어 있다. 1. 핵산으로 핵산 검색하기(Nucleotide Blast), 2. 핵산으로 단백질 검색하기(blastx) 3. 단백질로 핵산 검색하기(tblastn), 4. 단백질로 단백질 검색하기(Protein Blast). 바로 아래 "Blast Genomes"이 나와 있듯이 핵산으로 핵산 검색하기(Nucleotide Blast)가 우선적으로 선택하게끔 되어 있다. 검색창 바로 아래에는 검색 대상의 생물군을 선택할 수 있게 하여, 사용자가 검색 목적에 생물군을 선택하여 효율적 검색을 할 수 있게 설정을 제공하고 있다. 우리는 세균을 대상으로 하기 때문에 "Microbes"를 클리하여 보자.

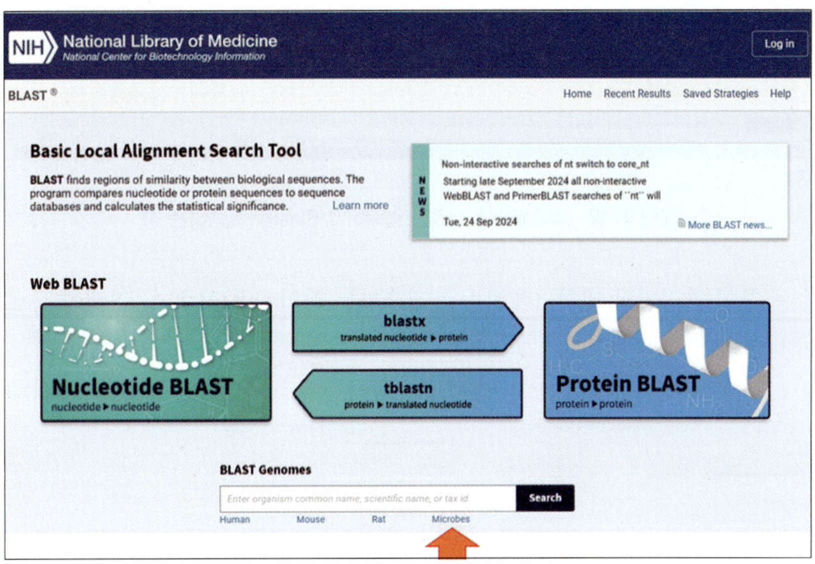

그림 9-15 Blast 홈페이지.

새 창이 나타나며, 왼쪽 상단에 Blast 〉〉 blastn suite가 표시되어 있어, 핵산으로 핵산 검색하기 방법이란 것을 나타내고 있다. 이 화면에서 상단의 빈 박스 내에 세균 16S rRNA의 염기서열을 복사하여 붙여 넣는다(GenBank의 분류 고유번호를 넣을 수도 있다). 그리고 아래쪽 'BLAST'를 클릭한다. 즉, 사용자가 가지고 있는 염기서열을 입력하면, NCBI 데이터베이스 내에 저장되어 있는 서열 중에 입력된 서열과 매칭이 되는 서열을 검색하게 된다.

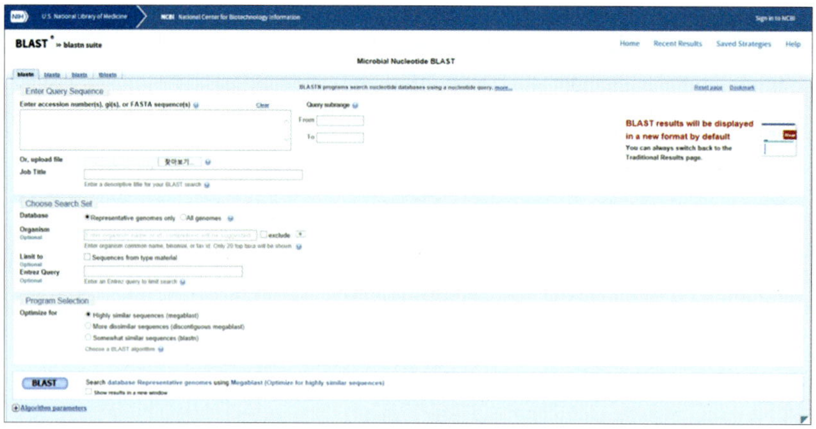

그림 9-16 핵산으로 핵산 검색창(Blast 〉〉 blastn suite).

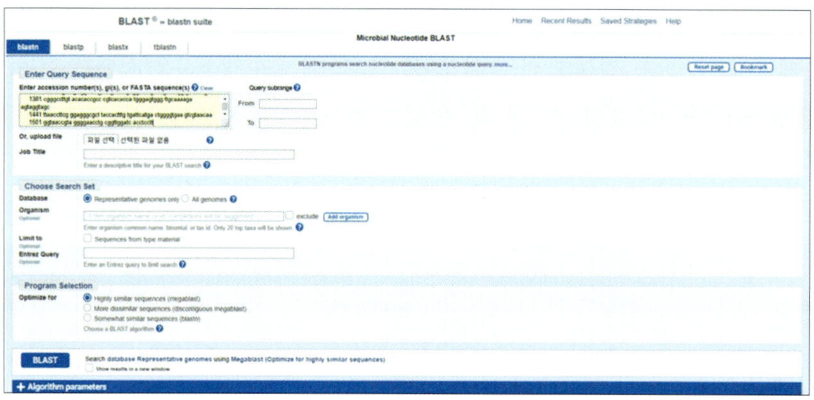

그림 9-17 16S rRNA 서열을 입력하고 Blast를 실행하는 창.

Blast를 클릭하면 새 창이 열리면서 데이터베이스를 검색하는 작업을 알려주며, 검색이 종료되면 이 창은 사라지고 검색결과 창이 나타난다.

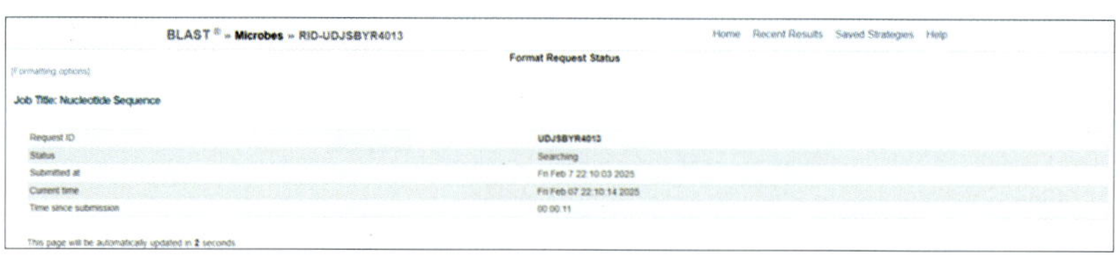

그림 9-18 Blast 검색 진행 중을 알려주는 창.

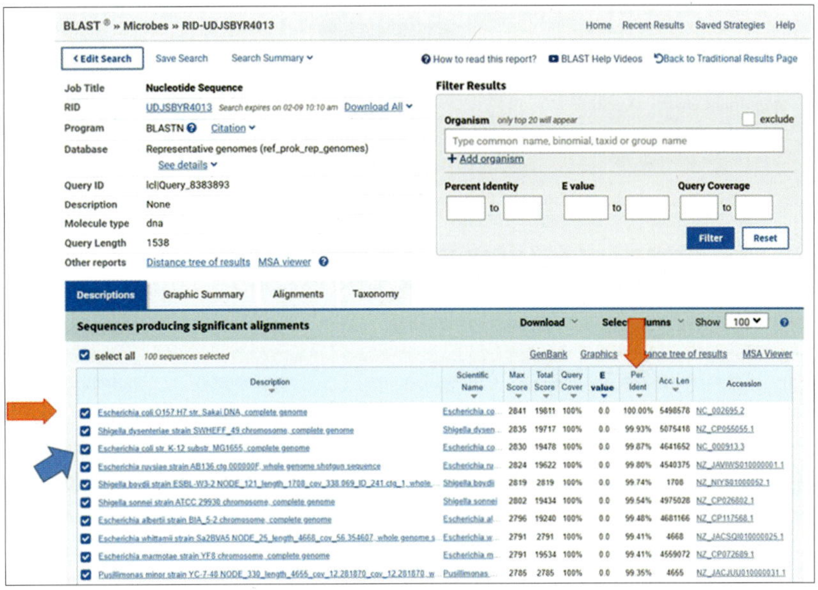

그림 9-19 Blast 검색 결과 창 화면.

입력한 염기서열과 일치하는 데이터 베이스의 자료를 검색하여 염기서열을 일치도에 따라서 상위순으로 나타내고 있다. 오른쪽의 'Per Ident' 항이 일치도를 %로서 나타내고 있는데, 이 예시의 경우 우리가 환자 검체에서 분리한 세균(unknown)으로 가정하고 *Escherichia coli* O157:H7 16S rRNA 염기서열을 입력하였는데, 검색 결과로 '*Escherichia coli* O157:H7 str. Sakai DNA, complete genome'와 100% Ident로서 1순위로 나타났다. 원래 데이터베이스에 존재하는 *Escherichia coli* O157:H7 16S rRNA 염기서열을 입력하였기 때문에 당연한 결과로 나타났다. 그 다음으로 입력한 서열과의 일치도 내림차 순위로 99.93%, 99.87%, 99.80%... 배열을 나타내고 있다. 같은 종이지만 다른 strain인 세 번째(99.87%)로 있는 *Escherichia coli* str. K-12 substr. MG1655 , complete genome을 클릭해 보자. 표시창이 Descriptions에서 Alignments로 변경이 되면서 두 서열을 비교하는 창이 나타난다. Query는 사용자가 입력한 서열(여기서는 *Escherichia coli* O157:H7 16S rRNA 염기서열)이고, Sbjct (Subject)는 매칭이 된 대상 서열(*Escherichia coli* str. K-12 substr. MG1655 , complete genome)을 뜻한다. 입력한 것은 16S rRNA 서열만으로, 16S rRNA 서열번호로 나타나고, Sbjct의 경우에는 genome과 매칭이 되어 genome 내의 매칭된 부분의 번호를 나타낸다. 입력한 서열의 염기 개수 1,538 개 중에 1,536 개가 일치(99%)한다고 보여 주고 있으며, Query와 Sbjct 서열이 서로 매칭이 되어 있는 것을 각 염기를 수직선으로 연결하여 보여 주고 있다. 염기 개수 1,538 개 중에 1,536 개가 일치하며, 2 개는 일치를 하지 않는다는 것인데, 일치하지 않는 염기의 종류와 위치를 염기 연결선이 없는 곳을 찾음으로써 두 서열 간에 동일성과 비동일성을 쉽게 알 수가 있다.

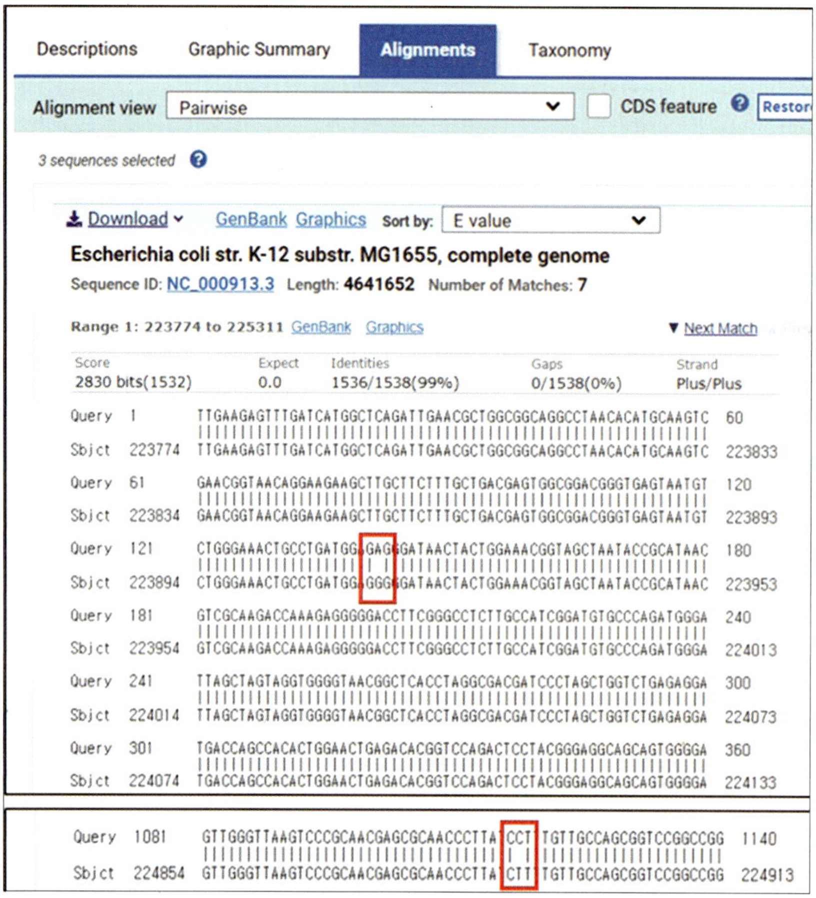

그림 9-20 Blast 결과 두 염기 서열의 Alignment 표시 방식

흥미롭게도 같은 장내 세균인 *Shigella dysenteriae* strain SWHEFF_49 chromosome, complete genome과도 99.93% 일치도를 나타내고 있다. 이때 일치되는 정도와 영역을 정확히 살펴보고, E. coli 종인지 *Shigella dysenteriae* 종인지 구분하는 것이 중요하다. 구분을 하는 근거로는 누적된 E. coli 정보와 *Shigella dysenteriae* 정보를 사용하고 더 가까운 쪽으로 판독을 한다. 하지만, 이 예시에서도 나타났듯이 16S rRNA 서열 단독으로 사용하여 세균 동정을 할 경우에는 잘 못 동정이 될 확률도 높기 때문에, 제2의 표적 유전자를 함께 비교 분석하는 것이 중요하다.

분자진단은 DNA/RNA 서열뿐만 아니라 단백질의 아미노산 서열을 분석하여야만 하는 경우도 많이 있다. NCBI 홈페이지에서 'Nucleotide'를 선택하는 대신 'Protein'을 선택하면 염기서열 대신 아미노산 서열을 획득할 수 있다. DNA/RNA 서열에서 돌연변이가 검출이 되었을 경우 이 돌연변이가 단백질에 어떤 영향을 주는지를 확인하기 위해서는 아미노산 서열로 번역을 하여야 한다. 분자생물학의 다양한 Tool을 제공하는 Expasy는 대표적인 핵산서열 번역 tool을 제공하고 있다. 번역 Tool 홈페이지(http://web.expasy.org/translate/)로 이동하면 다음과 같은 창이 나타난다(그림 9.21). 이 창의 박스에 번역하고자 하는 핵산 염기서열을 입력하고, 오른쪽에 있는 옵션을 목적에따라 선택하고 'TRANSLATE!'를 클릭한다.

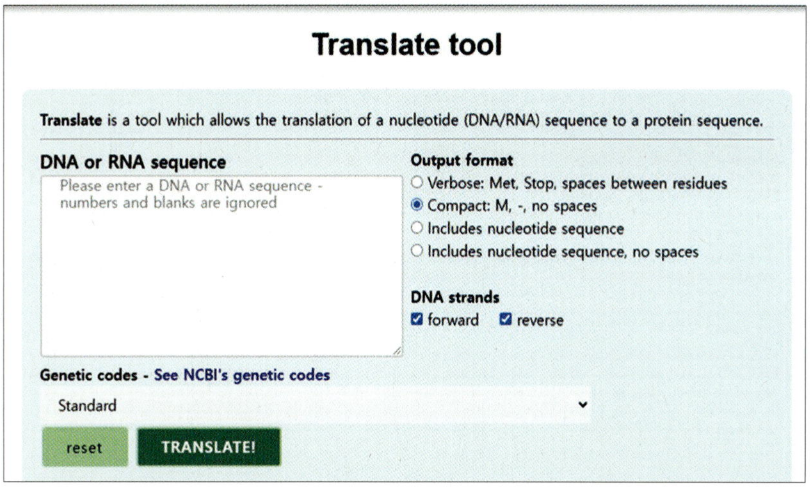

그림 9-21 Expasy 플랫폼에서 제공하는 단백질 번역 Tool 창

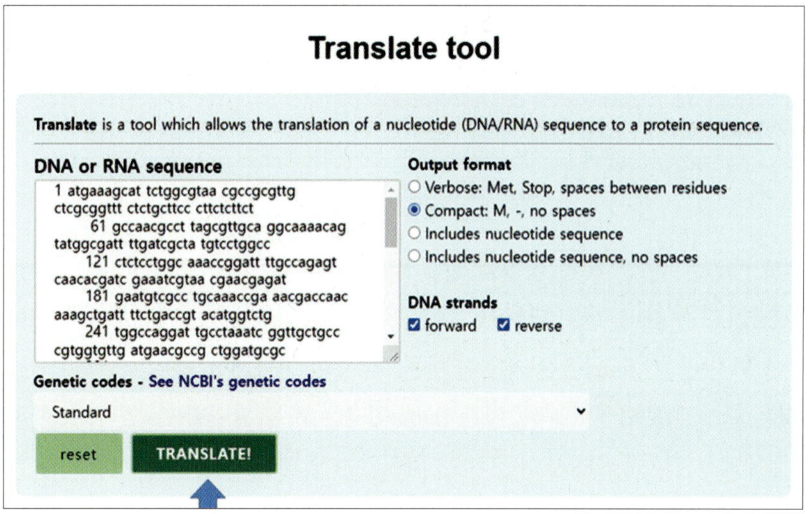

그림 9-22 단백질 번역 Tool 창에 DNA 서열을 입력한 화면

첫 번째 옵션은 단백질로 번역 후 표시하는 방식으로, 각 아미노산을 3 개 알파벳 이름 또는 1 개 알파벳 이름으로 나타낼 건지를 선택하는 것이고, 동시에 핵산 서열도 나타낼 것인지, 아미노산 서열만 나타낼 것인지를 선택하는 것이다. 두 번째 옵션은 입력한 DNA/RNA 서열을 번역할 때 forward 방향으로만 3 가지 경우의 reading frame 모두를 번역할 것인지, reverse 방향으로 3 가지 경우의 reading frame도 모두 번역하여 제공할 것인지를 선택하는 것이다. 여기서의 예시에서는 아미노산 1 개 알파벳 이름 표시와 forward와 reverse 양방향 모두 번역하는 옵션을 선택하였다.

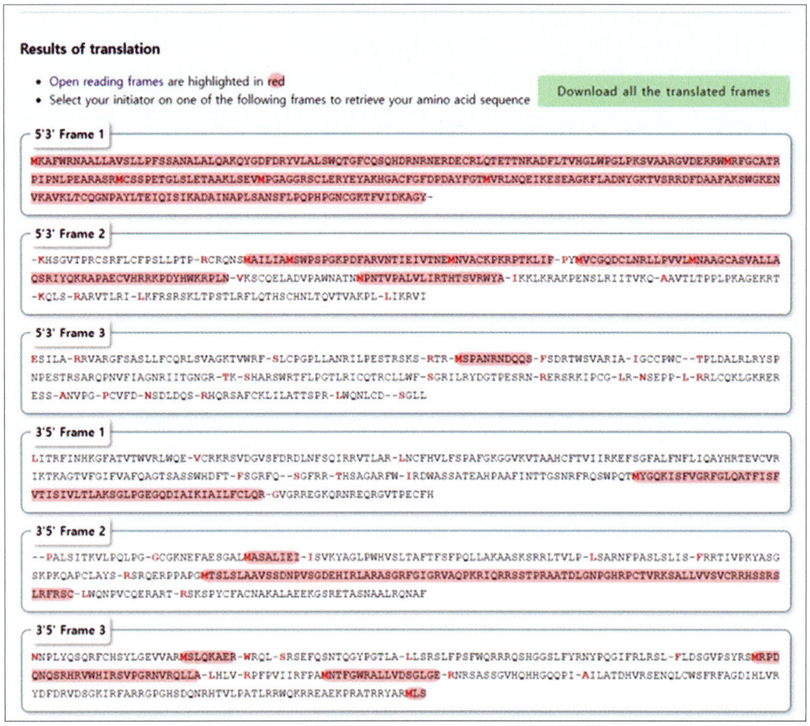
Results of translation
• Open reading frames are highlighted in red
• Select your initiator on one of the following frames to retrieve your amino acid sequence
Download all the translated frames
5'3' Frame 1
5'3' Frame 2
5'3' Frame 3
3'5' Frame 1
3'5' Frame 2
3'5' Frame 3

그림 9-23 단백질 번역 결과 창

번역 예시에 사용한 DNA 서열은 이미 알려져 있는 단백질의 DNA 서열로서, forward 방향 frame 1과 같이 Open reading frame (빨간색 영역)에 맞게 번역이 되었다. 따라서 다른 reading frame으로 번역을 하였을 경우 온전한 단백질로 번역이 되지 않고, frame 1을 제외한 다른 frame의 결과처럼 짧은 길이의 Open reading frame으로 표시가 되는데, 이것은 단백질로 번역이 되지 않는 frame이라는 것을 판단할 수 있다. 또한 이 번역 tool을 응용한다면, 시료 또는 검체에서 획득한 DNA 서열 내에 의미있는 단백질의 번역 영역(암호화 영역, coding region)이 포함되어 있는지를 확인할 수 있다. 획득한 unknow DNA 서열을 번역하여 Open reading frame의 단백질로 번역이 되어진다면, 번역된 단백질을 검색하여 획득한 DNA 서열의 의미를 알아낼 수도 있다.

분자진단의 판독은 검사자의 전문적인 지식을 많이 요구한다. 판독을 쉽게 하기 위한 여러 가지 프로그램이 끊임없이 개발되고 있으나, 여전히 검사자가 모든 데이터를 정확하게 분석하고 판단하는 것이 매우 중요하다.

1. 16S rRNA 정보로 미생물 동정하기

1) 16S ribosomal RNA 개관

전통적인 생화학적, 형태학적 방법으로 동정이 어려운 세균의 경우 분자진단의 방법을 적용할 수 있다. 세균 동정에 일반적으로 가장 먼저 적용하는 target 유전자는 16S ribosomal RNA (rRNA)를 전사하는 유전자 DNA 서열 분석이다. 16S rRNA는 원핵생물 ribosome의 30S 아단위(subunit) 소체를 구성하는 RNA 분자로서 동일 종과 속 내에서 높은 수준으로 염기서열이 보존되어 있으며, 다른 종 또는 속과는 염기서열의 차이가 존재한다.

16S rRNA 유전자 크기는 약 1.54 kbp이나 세균종에 따라 정확한 길이는 다소 차이가 있다. 또한, 균종에 따라 하나 이상의 16S rRNA를 가지는 경우도 있다. 그러나 현재까지 가장 많은 수의 염기서열 정보가 알려져 있어 16S rRNA 유전자로 균 동정을 하는 것이 용이하다.

세균의 동정은 임상에서 진단과 치료 외에도 감염관리의 목적으로도 아주 중요하다. 그람염색과 생화학적 검사에 의존하는 동정 방법은 생화학적 특성이 기존에 알려진 종과 속의 특성과 일치하지 않는다든지, 배양이 까다로운 세균의 경우이든지, 혐기적 세균과 같이 특수배양 장치가 필요한 경우, 배양기간이 긴 느리게 성장하는 세균에는 적합하지가 않다. 따라서 보편적으로 보급되어 있는 PCR과 염기서열 분석을 통해 정확하고 빠르게 세균을 동정할 수 있는 16S rRNA 유전자 분석방법이 대체 또는 보완의 방법이 된다.

일반적인 분석 과정은 다음과 같다.

① genomic DNA 추출 키트를 사용한 세균 genomic DNA 추출
② 16S rRNA 유전자 특이 primer를 사용하여 PCR 실시
③ PCR 산물의 염기서열 분석
④ 획득한 염기서열을 NCBI와 같은 database에서 blast하여 검색
⑤ 염기서열 상동성 비교를 통해 세균 동정

16S rRNA 유전자 염기서열 상동성 비교를 통해 세균 동정을 할 경우 세균마다 약간씩의 차이는 있으나 표준균주와 대체로 99.0% 이상의 %일치도를 요구하며, 최소 95% 일치도는 요구한다. 16S rRNA 유전자 염기서열을 이용하여 세균 동정을 하는 방법은 '생물정보학(Bioinformatics)' 단원에서 자세히 설명되어 있으므로 참조하면 된다.

16S rRNA 유전자와 primer 위치를 나타내는 간단한 그림은 다음과 같으며, primer 종류는 표로서 정리하였다. 그 중에서 가장 많이 사용되는 primer set는 27F와 1492R이다.

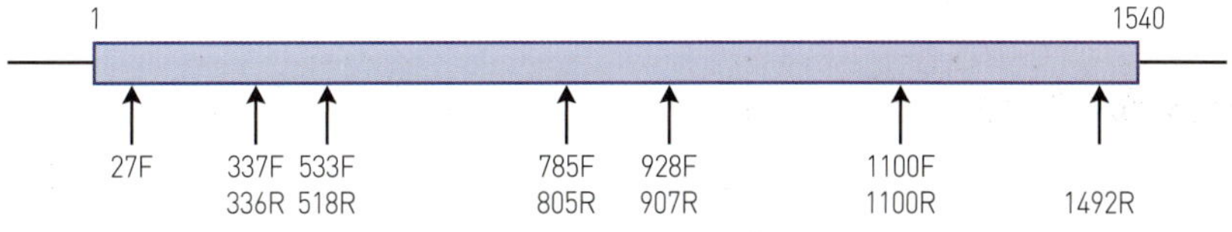

그림 9-24 16S rRNA 유전자 서열 분석용 primer의 위치

2) 16S rRNA 유전자 서열 분석용 Primers

Primer names	Sequence(5'–3')
8F	AGA GTT TGA TCC TGG CTC AG
U1492R	GGT TAC CTT GTT ACG ACT T
928F	TAA AAC TYA AAK GAA TTG ACG GG
336R	ACT GCT GCS YCC CGT AGG AGT CT
1100F	YAA CGA GCG CAA CCC
1100R	GGG TTG CGC TCG TTG
337F	GAC TCC TAC GGG AGG CWG CAG
907R	CCG TCA ATT CCT TTR AGT TT
785F	GGA TTA GAT ACC CTG GTA
805R	GAC TAC CAG GGT ATC TAA TC
533F	GTG CCA GCM GCC GCG GTA A
518R	GTA TTA CCG CGG CTG CTG G
27F	AGA GTT TGA TCM TGG CTC AG
1492R	CGG TTA CCT TGT TAC GAC TT

3) 16S rRNA 유전자 PCR mixture 준비

구성물	(μL)	(μL)	(μL)
Template DNA (bacterial DNA extract)	1	1	1
16S forward primer (27F) (20 pmol/μL)	1	1	1
16S reverse primer (1492R) (20 pmol/μL)	1	1	1
10X buffer	5	5	5
$MgCl_2$ (20 mM)	1	2	4
Taq polymerase (5 U/μL)	0.5	0.5	0.5
dNTPs (2.5 mM)	4	4	4
ddH_2O	to 50	to 50	to 50
total	50	50	50

4) 16S rRNA 유전자 PCR 수행

온도	시간	사이클 수
95℃	10분	1cycle
95℃	1분	
50℃	1분	35 cycles
72℃	2분	
72℃	7분	1 cycle

5) 16S rRNA 유전자 염기서열 분석

상기 16S rRNA 유전자 PCR 산물의 band size를 전기영동으로 확인한 후에 이를 정제하고 외부 서열분석 대행업체에 염기서열 분석을 의뢰한다. 획득한 DNA 서열을 앞서 설명한 것과 같이 NCBI 홈페이지에서 Blast를 사용하여 균 동정을 시도한다.

참고문헌

- 생물정보학 관련 인터넷 싸이트

- http://www.ncbi.nlm.nih.gov
- http://www.omim.org/
- https://www.genetests.org/
- http://web.expasy.org/translate

• 실습 결과 보고서 •

학과		반		실험 조	
성명		학번		실습일자	

1. Title(실습 주제):

2. Objectives(실습 목적):

3. Instruments and equipments(기구 및 장비):

4. Materials and reagents(재료 및 시약):

5. Methods(실습 방법):

6. Observation and results(관찰 및 결과): 별지 사용

7. Discussion(토론): 별지 사용

8. References(참고문헌): 별지 사용

• 이해도 확인 문제 •

1. 16S rRNA RNA와 16S rRNA DNA의 서열의 차이점은 무엇인가?

2. DNA 서열을 단백질로 번역할 때 적용되는 'reading frame'은 무엇을 뜻하는가?

3. 'Bast'한다는 것을 설명하시오.

Chapter 10

DNA 염기서열 분석

DNA 염기서열(DNA sequence) 분석 방법의 발명은 과학적 발명 중에서도 획기적인 발명으로 생명과학의 진보를 이룰 수 있었던 초석으로 간주된다. 이 방법을 사용하여 생명에 대한 근원적인 물음에 대한 해답을 얻고 있을 뿐만 아니라 인류가 매일 직면하는 질병을 더욱 잘 이해하고, 진단하고, 치료하는 방법을 개발하고 있다. 이 장에서는 전통적으로 사용되어온 Sanger법 기반의 자동 염기서열 분석법과 최근에 널리 보급되고 있는 차세대 염기서열 결정법(next generation sequencing; NGS)을 소개한다.

1. Sanger 원리 기반의 자동 염기서열 분석법

DNA 서열 분석은 독립적인 두 그룹에 의해 발명되었다. 1977년 초 Gilbert에 의해 발명이 된 방법으로 DNA 이중가닥을 단일가닥으로 분리한 후 각각의 염기에 화학반응을 시켜 절단한 후 절단된 DNA 조각을 전기영동으로 분리하여 짧은 조각에서부터 긴 조각 방향으로 각 절단된 염기를 읽어가는 방법이다.

두 번째 방법은 1977년 말 Sanger 팀(그림 10-1)이 발표한 DNA 사슬 합성을 종결시키는 억제제에 의한 방법(chain-terminating inhibitor)으로 흔히 'Sanger법'이라는 방법이다. 이 두 연구자 모두 DNA 서열분석 방법 발명의 공로를 인정받아 1980년 노벨화학상을 수상하였다.

첫 번째 방법은 화학적으로 각 염기를 절단하여 DNA 조각이 만들어지기 때문에 '화학적 방법'이라고 불렸고, 두 번째 방법은 DNA 중합효소를 사용하여 DNA를 합성하면서 동시에 각각의 염기에서 합성이 종결되어 DNA 조각이 만들어지기 때문에 '효소법'이라고도 불렸다. 발명 당시 이 두 방법은 만들어지는 DNA 조각을 눈으로 확인하기 위해 방사능 동위원소를 사용하여 DNA를 표시한 후 X-ray 필름에 노출시켜 DNA 조각을 확인하였다. 이 두 방법 중 Sanger법이 형광염료가 결합된 dideoxynucletide(그림 10-2) 사용과 모세관전기영동 기술이 결합된 자동화된 염기서열 분석법에 더 적합하여 염기서열 분석법의 표준방법으로 약 30여년 동안 사용되고 있다.

이 장에서는 형광염료가 결합된 DNA 합성 종결 시약을 사용하는 자동화 방법으로 DNA 서열을 분석하는 방법, 즉 Sanger 자동 염기서열 분석법을, 현재 가장 많이 사용하는 장비를 생산하는 Applied Biosystems 회사(Thermo Fisher Scientific 회사, USA)의 매뉴얼에 준하여 설명하였으며, 그림 10-3은 자동화 DNA 서열 분석

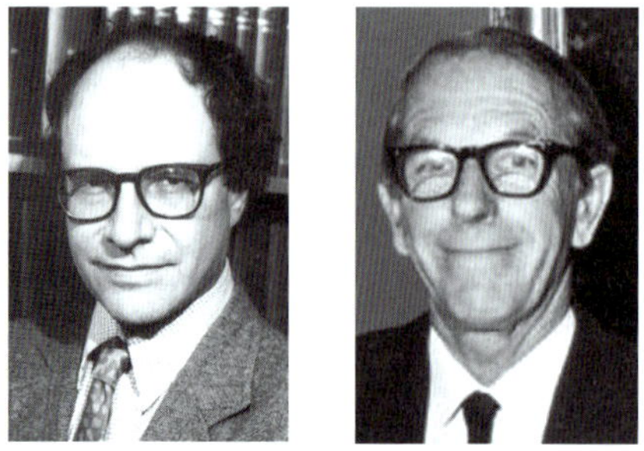

그림 10-1 Walter Gibert(왼쪽)와 Frederick Sanger(오른쪽)

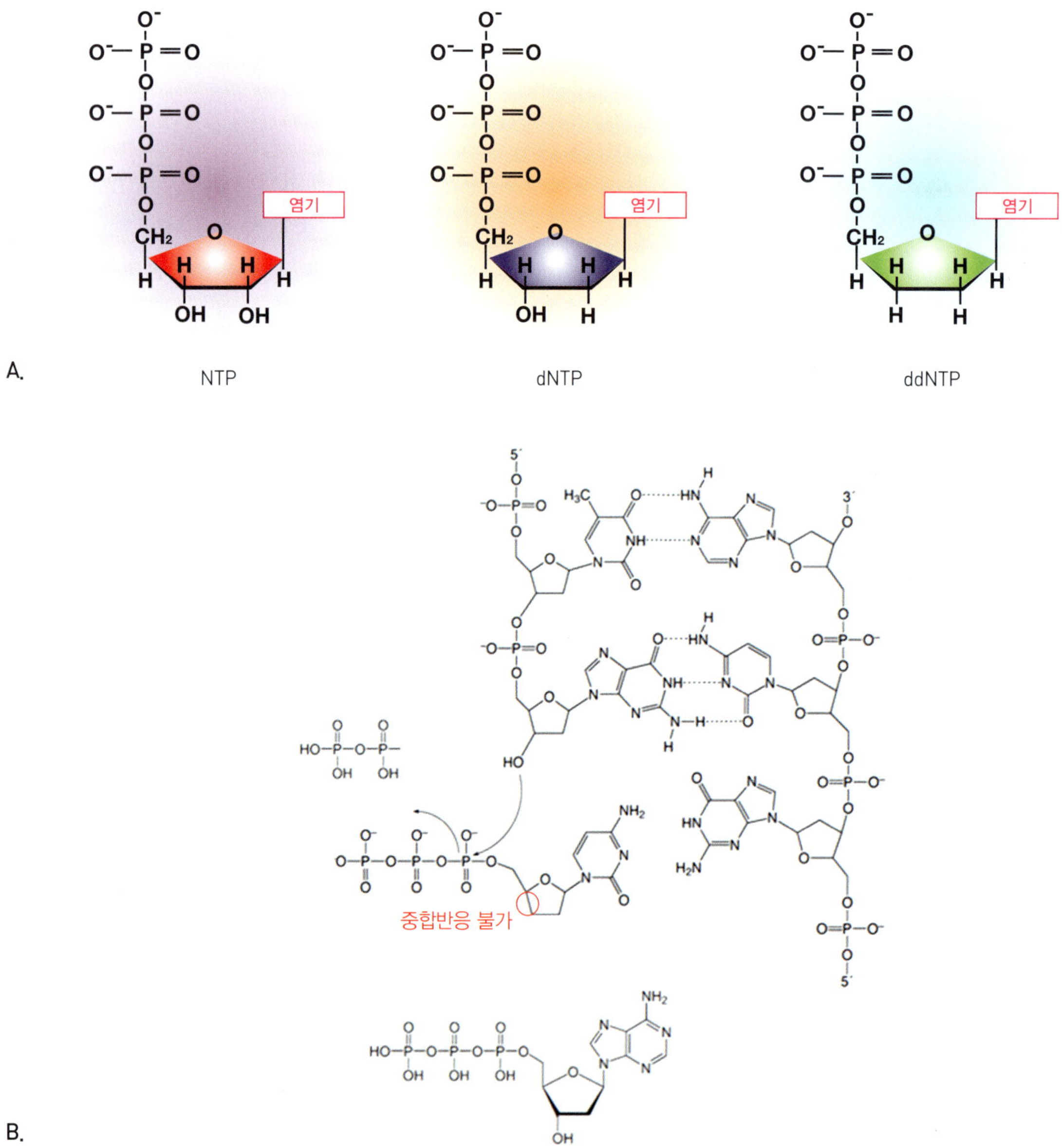

그림 10-2 A. 뉴클레오티드 삼인산의 종류 B. ddNTP에 의해 DNA 합성이 종결되는 메카니즘.

과정을 요약하여 나타내고 있다.

1) 목적 DNA 준비

DNA 추출방법은 그 기원이 어떤 생물 종인가 또는 검체의 종류가 혈액, 세포, 조직인가에 따라 약간 다르나 공통적으로 silica column을 이용하는 키트를 사용한다. DNA의 추출 방법은 '제5장 핵산의 추출'을 참고하기 바란다.

PCR 산물을 주형으로 사용할 경우에는 제 6장의 PCR의 원리와 제 9장의 16S rDNA PCR의 예를 참조로 하여 목적 DNA를 PCR로 증폭한 후 그 PCR 산물을 사용하면 된다.

DNA sequencing에도 상보적인 시발체(primer)가 필요한데, 목적 DNA가 vector에 삽입되어 있을 경우 해당 vector에 표시되어 있는 primer를 사용하면 된다. 예를 들면 T7(TAA TAC GAC TCA CTA TAG GG), M13 Forward(GTA AAA CGA CGG CCA GT), M13 Reverse(GCG GAT AAC AAT TTC ACA CAG) 등이 있다. 목적 DNA가 PCR 산물일 경우에는 목적 DNA를 PCR할 때 사용한 primer를 사용하면 된다.

목적 DNA의 순도는 매우 중요하다. DNA 순도가 좋지 않을 경우에는

① 결과 peak가 이중으로 나타난다.

② 결과 peak가 잘 나타나지 않을 수 있다.

③ 신장반응이 조기 종결되어 신호가 짧은 서열만 나오거나 안 나올 수도 있다.

따라서, 목적 DNA의 A260nm/A280nm ratio 값이 1.8 이상인 것으로 준비하는 것이 바람직하다. 목적 DNA의 필요량은 수탁회사에 따라 약간씩 차이가 있으니 각 회사에 문의하여 준비하는 것이 좋다. 보통의 경우 1

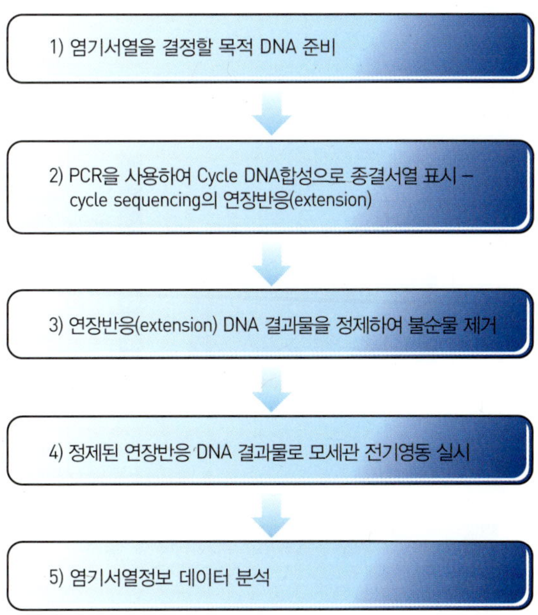

그림 10-3 자동화 DNA 서열 분석 과정 요약

μg/50 μl의 양을 PCR tube에 담아서 보내면 안전하다. 이를 위해 우선 목적 DNA의 농도를 A260nm 값을 Beer 법칙에 따라 계산하여 적절한 양을 제공하면 된다.

2) PCR을 사용하여 Cycle DNA 합성(cycle seguence)으로 종결서열 표시

이 단계는 특수한 DNA 합성 종결시약을 사용하여 PCR을 하는 단계(Cycle DNA 합성)로, 대체로 cycle DNA PCR을 갖춘 회사에서 수행하며, 각 회사가 어떤 장비를 운영하느냐에 따라 다르다. DNA sequencing에 사용되는 장비는 주로 Applied Biosystems 회사의 것을 사용하는데, 이 회사는 Thermo Fisher Scientific 회사(USA)에 소속되어 있다. 우리나라 대표적인 DNA sequencing 회사인 Macrogen은 Thermo Fisher Scientific 회사(USA)의 '3730xl DNA analyzer'를 DNA sequencing에 사용하고 있으며, 다른 국내 회사도 동일한 기종을 사용하고 있다.

① Cycle sequence의 원리

Cycle sequence는 PCR과 유사하다. 대부분 같은 반응구성물을 사용하며, 변성-결합-신장 반응을 반복하는 열사이클 과정도 같으며, thermocycler 기계를 사용하는 것도 동일하다. 가장 결정적인 차이는 각 반응 cycle에서 하나의 primer만 사용하여 증폭이 선형적이며 지수적이지 않다는 점이다. 이 방법의 장점은 감도를 향상시켜서 매우 소량의 DNA시료로도 시퀀싱을 할 수 있게 한다(그림 10-6, 10-7).

반응혼합물(reaction mixture: DNA 중합효소, 주형, 프라이머, dNTPs, terminator NTPs)은 반복되는 3단계 열싸이클을 거치면서 연장반응(extension) 산물이 만들어진다. 3단계 열싸이클은 변성(denaturation)-결합(annealing)-연장(extension)의 반복이다. 연장산물이 만들어지면 불순물 제거과정(clen-up)을 거치고 다음에 모세관 전기영동으로 염기서열을 읽어내어서 분석한다.

② 연장반응(extension) 산물에 형광라벨이 표시되는 방법

'연장반응'이라고 하는 것은 목적 DNA를 주형으로 하여 PCR이 진행되는 동안 형광염료가 결합된 디데옥시뉴클레오티드(ddNTP, 염색 종결자)가 삽입되면서 합성되던 DNA가 종결된 DNA 사슬을 말한다.

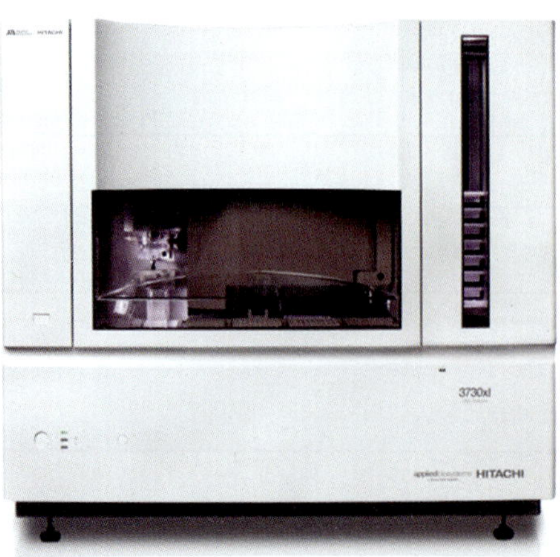

그림 10-4 Applied Biosystems™ 3730xl DNA Analyzer

(Thermo Fisher 홈페이지에서 발췌, https://www.thermofisher.com/order/catalog/product/A41046?SID=srch-srp-A41046)

자동화된 cycle DNA sequencing 과정에서 디데옥시뉴클레오티드, ddA, ddC, ddG 또는 ddT에 각각 서로 다른 네 가지 형광염료가 결합되어 있는 것을 사용하는데, 빛에 의해 형광염료가 여기 될 때 각 형광염료의 고유한 파장을 방출하기 때문에 DNA 합성이 종결되면서 마지막으로 삽입된 3'말단 디데옥시뉴클레오티드의 형광염료를 구분하여 A, C, G 또는 T로 식별한다. 형광염료가 결합된 ddA, ddC, ddG 또는 ddT을 가진 연장반응산물은 다음 단계인 모세관 전기영동에서 각각 분리가 된다.

형광염료가 표지된 디데옥시뉴클레오티드를 선택하는 것은 목적 DNA의 기원과 종류에 따라 다른데 표준 DNA 염기서열 분석에 사용되는 시약은 BigDye® Terminator v3.1 Cycle Sequencing Kit 이다.

구성품은 다음과 같다.

- BigDye™ Terminator v3.1 Ready Reaction Mix
- pGEM™-3Zf(+) doublestranded DNA Control Template(200ng/μL)
- −21 M13 Control Primers(0.8pmol/μL)
- BigDye™ Terminator v1.1 & v3.1 5X Sequencing Buffer

목적 DNA와 Cycle sequencing kit 시약을 다음과 같이 혼합하여 PCR을 수행하여 확장산물을 만든다.

그림 10-6은 만들어지는 확장산물의 예시를 그림으로 나타낸 것이다.

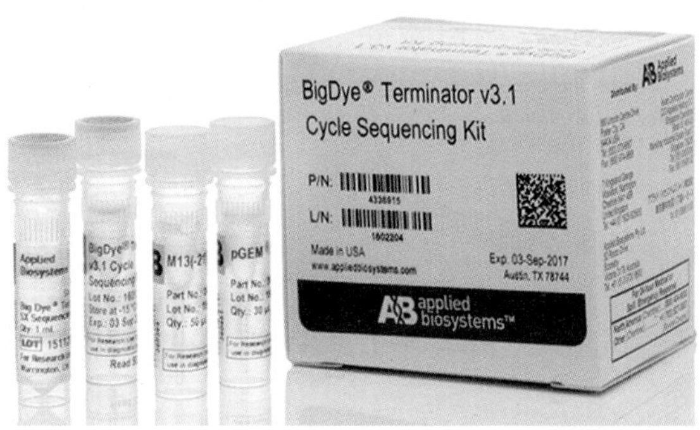

그림 10-5 BigDye® Terminator v3.1 Cycle Sequencing Kit

(Fisher Scientific 홈페이지에서 발췌, https://www.fishersci.fi/shop/products/bigdye-terminator-v3-1-cycle-sequencing-kit-5/15781836)

표 10-1 DNA 서열분석을 위한 DNA 합성 반응 조성

시약		용량(10ul)	
대조군	실험군(검체)		
pGEM vector DNA control		1	
M13 forward primer(0.8 pmol/ul)		4	
	목적 DNA(40 ng/ul)(PCR 산물일 경우)		1
	목적 DNA 특이 primer(3.2 pmol)		1
BigDye Direct PCR Master Mix		4	4
증류수		1	4
총 용량		10	10

3) 연장반응산물 정제

연장반응산물이 만들어지고 나면 PCR을 통해 연장반응산물을 만들기 위해 혼합하였던 ddNTP가 다 사용되지 않고 남아있기 때문에 이들을 제거하여야 한다. 제거가 되지 않으면 ddNTP와 연장반응산물에 삽입되어 있는 ddNTP의 형광염료의 신호가 혼재되어 연장반응산물의 형광염료의 신호를 읽는데 방해가 된다. 따라서 시약으로 사용한 ddNTP를 제거하는 정제단계를 거쳐야 한다.

시약 ddNTP로부터 연장반응산물을 정제하는 방법은 DNA 서열분석 회사에서 판매하는 키트를 사용하거나,

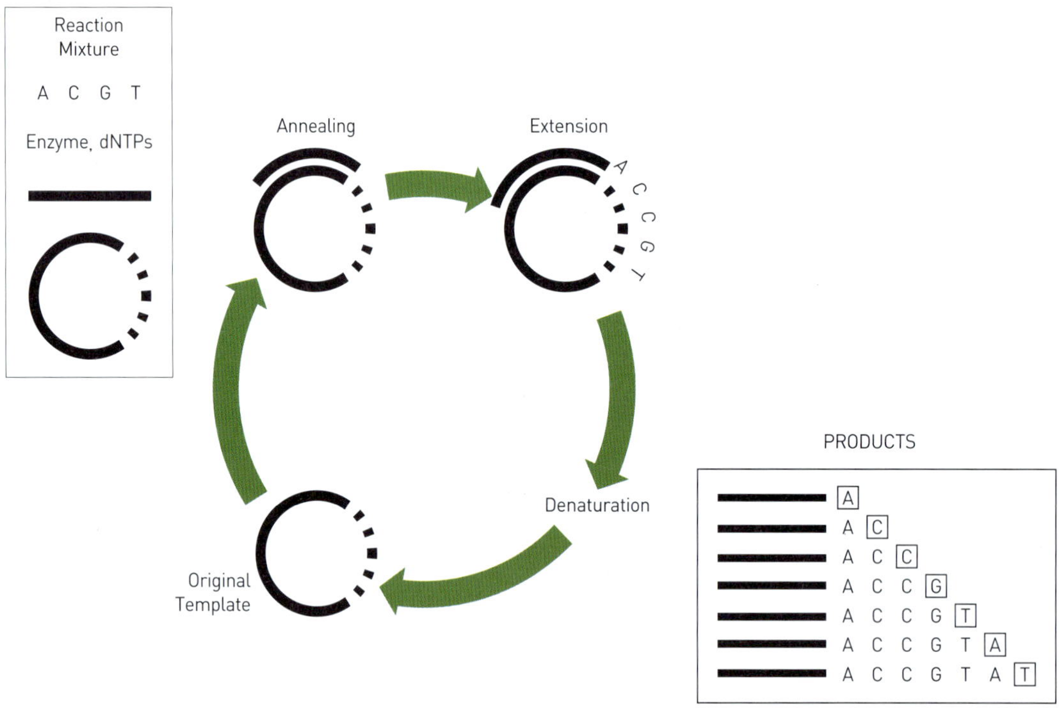

그림 10-6 Cycle sequence의 원리(반복되는 결합-연장-변성 과정을 통하여 연장반응 산물(extension products)이 선형적으로 증가하게 된다.)

그림출처: DNA Sequencing by Capillary Electrophoresis, Applied Biosystems Chemistry Guide, Third Edition, Applied Biosystems

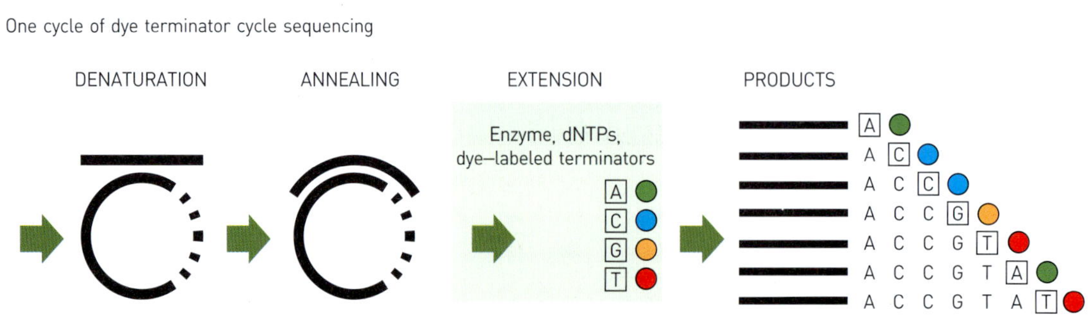

그림 10-7 Cycle sequence로 염기서열을 결정하는 원리 및 과정(Cycle sequence 과정을 거치면서 형광염료가 결합된 종결자가 결합하여 각 염기서열을 알아낼 수 있다.)

그림출처: DNA Sequencing by Capillary Electrophoresis, Applied Biosystems Chemistry Guide, Third Edition, Applied Biosystems

에탄올 침전, spin-column 등의 방법을 사용한다. 에탄올 침전을 할 경우 적정 에탄올의 농도를 지키는 것이 중요하다. 농도가 맞지 않을 경우 침전이 잘되지 않거나 불순물까지 침전이 되기도 한다. Spin-column을 사용할 경우 제조회사의 매뉴얼에 따라 진행하면 된다.

4) Capillary Electrophoresis

정제된 확장산물을 모세관 전기영동을 하여 각 길이가 다르게 종결된 확장산물을 분리한다. 모세관 전기영동의 장비는 다른 자동화 장비와 마찬가지로 각 검사기관의 상황과 시료 수에 맞는 장비를 선택하여 운영하면 된다. 이 장비는 96well 포맷이거나 384well 포맷으로 구성되어 있으며, 각 제조회사의 사용자 매뉴얼을 참고하여 운용하면 된다. 그림 10-8은 간략하게 모세관 전기영동을 통해 형광신호를 획득하는 것을 나타내고 있다.

5) 데이터 분석

모세관 전기영동에서 발생되는 데이터는 DNA 서열 분석 소프트웨어에 의해 분석된다. 프로그램의 종류에 따라 서열 결과 보기, 서열 편집, SNP 분석 등 다양한 옵션을 제공한다. 가장 기본적인 DNA 서열 분석결과는 electropherogram이라고 하는 형광신호에 따른 서열순서를 보여주는 그래프(그림 10-9)와 서열만을 보여주는 문서파일(그림 10-10)이다. 국내 회사에 DNA 서열 분석을 의뢰하여 결과를 받았을 경우, 간단한 기능을 가진 프로그램을 함께 제공하기 때문에 손쉽게 결과를 볼 수 있다.

데이터를 사용할 때에는 서열 분석이 잘 되었다 하더라도 서열 분석의 시작과 끝 부분은 형광신호가 잘 나타나지 않기 때문에 신뢰할 수 있는 결과가 아니므로 형광신호가 잘 나타난 구간의 결과를 사용하는 것이 중요하다. 서열 하나만이라도 잘못 분석되거나 에러에 의해 다른 염기로 잘 못 분석 되었을 경우에도 돌연변이로 해석이 되기 때문에 정확도가 매우 엄밀하게 요구되며, 세밀하게 결과를 분석하는 것이 중요하다. DNA 분석 결과가 양질의 결과를 나타낸다면 분석된 DNA 서열을 이용하여 종 분석, 돌연변이 검출, SNP 검출, 질병의 원인 유전자 또는 변이 등, DNA를 가지고 연구할 수 있는 모든 분야에 사용할 수 있다.

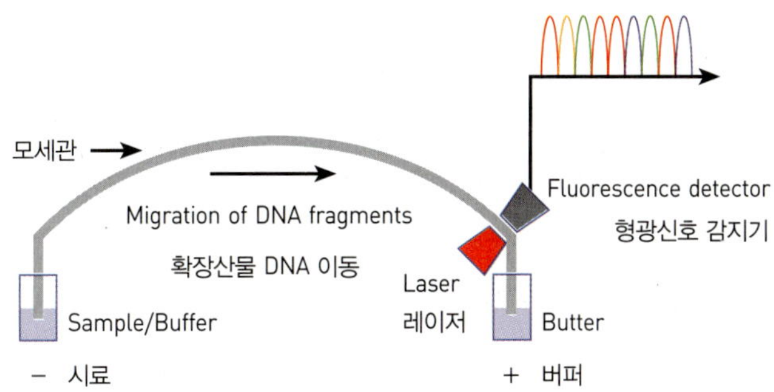

그림 10-8 모세관 전기영동을 통해 확장산물을 분리하고, 신호를 검출하는 모식도

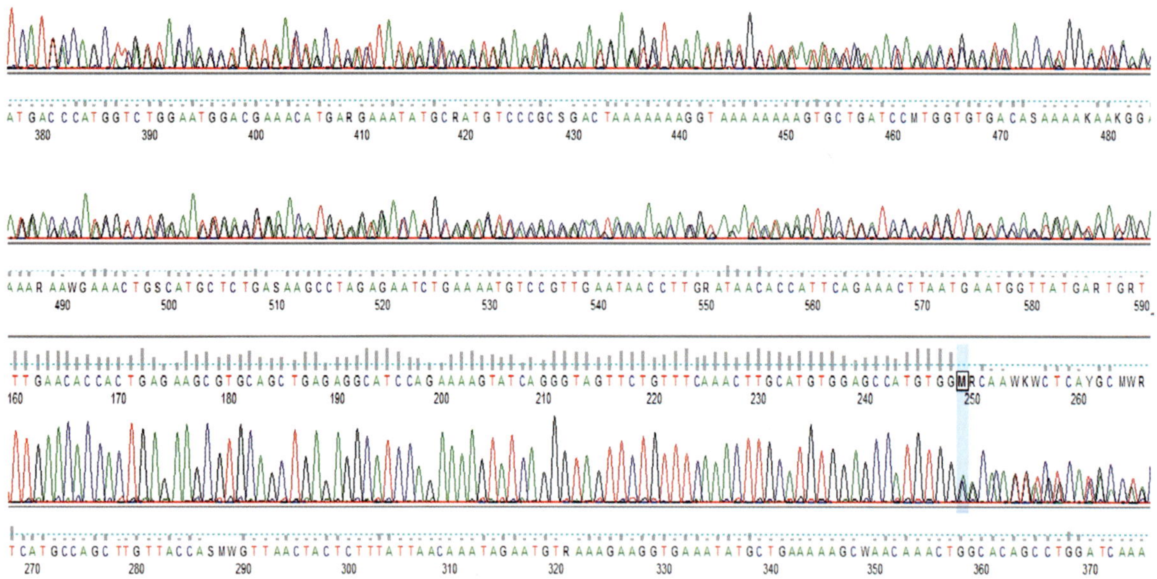

그림 10-9 서열 분석결과를 나타내는 electropherogram. 위 두 경우는 서열분석이 잘못된 결과이고, 마지막 아래는 서열분석이 잘된 결과이다.

```
  1 NNNNNNNNNN NNNNNNNNNN NNNNNTTCTG CTTTAATAAG ATCCTCTAGA
 51 GTTTAAACTC AGTCAGTCAC AGCGTAGTCT GGGACGTCGT ATGGGTAGGA
101 GATCTGGATA GGGAACTCAC AGACGGCCAG ATGGGAGGTG GAGCAGGGGA
151 CGTCATTCCA CTGGCCATTT TTCAGTAGCA ATACACAATC TTCATCAGAA
201 CCAGCATTGT TGGGTTCACC CTCGTTCCAG TTTGTGTAGG TCAGTCTATT
251 TCCTGTCAGA TCCACAAACT GCCCTTCTGT CTTCTCATCA GTGATGCCCA
301 GGAAGGCTTC CTCCTTGATG AGATTCTGAA TGGCTCCATT CTCTGCAGCA
351 TTCCTGGGGG TGGCCACAGA GGCCTGGAAC TTGACACACA AGGCCTTCAC
401 TTTTTCAAAG GTCATTATTT CACCATTGGT CAGGAAGAAC TTGTTCCCAA
451 CTTGTTTGCC CAGAGAGAAG GTCAGCCACT TTTTGATACG TGCCATTTCT
501 GTTTGCAGAG CTTTTCTTTC TGAGGCAGCC AGGCTACTAT CACCATCCGG
551 ACTTTTTCCA GGGTCTCCTT TTTGGCCCTT TGGTCCTGGT GACCCAGAAG
601 GCCCTGGATT TCCTGGANGC CCCAACTTTC CAGGGGGGCC CTGTAAGCCT
651 CTGAGCCCTT GGCCTGGTTC CCCCTTTTCT CCCTTGGTGT CATCACGCCC
701 ATCTTTGNNT GGGAAGCCGT TGATGCCTGG AGAGCTACAG GCAATCACTG
751 CANGGCANGT CTTTTGGGCA TCCTCACAGG TCACAGNTTN CTGANN
```

그림 10-10 DNA 서열 분석결과를 나타내는 문서 파일

2. NGS 차세대 염기서열 결정법(next generation sequencing; NGS)

NGS는 염기서열결정을 대량으로, 고속으로 처리하기 위하여 개발된 방법이다. NGS는 앞에서 학습한 Sanger 염기서열 분석방법과 달리 수많은(백만 개 이상의) DNA 조각을 병렬로 대량으로 처리한다. 차세대 염기서열 분석 기술의 등장으로 유전체 분석은 비용이 파격적으로 낮춰지고 속도는 현저히 빨라졌다. 덕분에 과거에는 엄두도 못 냈던 분야까지 응용범위가 널리 확대되어 의생명과학의 발전에 크게 기여하고 있다. 지금은 NGS를 이용한 대용량 DNA 염기서열 분석기반 연구가 의생명과학계에서 하나의 큰 흐름이 되고 있다. NGS 시대에는 유전자를 빼놓고는 의학을 논할 수도 없게 되었다. NGS는 맞춤의학 서비스의 기반을 마련하였다.

NGS의 원리는 하나의 유전체를 수많은 조각으로 분해하여(대량처리) 각 조각을 동시에 읽어낸 뒤(병렬처리), 이렇게 얻은 각 조각의 데이터를 겹치는 부분을 이용하여 순서대로 조합함으로써 방대한 전체 염기서열정보를 해독하는 것이다.

1) NGS에서 사용된 3 가지 핵심 기술

NGS에서는 Sanger 기반의 자동 염기서열 결정법의 병목이 되던 복잡한 과정을 과감히 없애고, 시간이 많이 소요되는 반복 과정을 한꺼번에 대량으로 처리할 수 있는 방법을 도입하였다. NGS는 수십~수백만 개의 반응을 동시에 수행하는 multiplexing 능력으로 획기적인 진보를 가져왔다.

NGS에서 사용된 기술의 특징은 하나의 유전체를 작게 잘라 많은 조각으로 만든 뒤에, 각 조각의 염기서열을 하나의 튜브나 기판 위에서 따로 증폭한 후에, 염기서열를 각각 읽어 데이터를 생성한 후 이를 연결시켜서 완성한다는 개념이다. NGS 서열분석기에 도입된 기술은 크게 클론 증폭, 대량병렬법, 신개념 염기서열 결정법의 3 가지로 나누어 볼 수 있다.

(1) 클론 증폭(clonal amplification)

Sanger 자동 염기서열 결정법에서는 유전체를 작게 자른 후, 약 500 염기쌍의 길이를 가진 주형 DNA를 하나씩 벡터에 cloning 하여서 library를 만들었다. 그리고 각각의 클론을 하나씩 별도로 증폭시킨 후 이를 이용하여 염기서열을 결정하였다. NGS에서는 번거로운 cloning 과정을 모두 없앴다. NGS에서는 DNA를 적절히 짧은 단편으로 자른 다음 여기에 adapter를 붙여서 library를 만들었다. 그 다음 프라이머를 이용하여 대량으로 동시에 클론 증폭을 하여 주형으로 사용되는 cluster를 만들었다. 이를 클론 증폭이라 부른다. 이렇게 준비된 주형 DNA 단편의 염기서열이 결정되면 shotgun 방식으로 전체 유전체의 염기서열을 짜 맞추어 나간다. shotgun 방식에서는 읽혀진 짧은 read를 컴퓨터로 배열하여 중복된 부분을 찾아 전체를 완성하는 알고리즘을 사용한다.

(2) 대량 병렬법(massively parallel)

전통적인 방법과 NGS의 근본적인 차이는 하나의 주형가닥만 사용하지 않고 수십~수백만 개의 주형 DNA 가닥을 동시에 사용하여 대량 병열 방식으로 처리하는 것이다. NGS에서는 대량 병렬 방식을 도입하여 판상으로 배치하였다. 주형 clone은 숫자가 대단히 많아서 이를 따로 준비하면 시간이 많이 소요된다. 수십만~수백만 개의 다른 clone을 대량 병렬(massively parallel) 방식으로 처리하면 시간을 획기적으로 단축할 수 있다.

(3) 바로 읽을 수 있는 신개념 염기서열 결정법

주형에서 염기서열 신호를 읽어내는 과정도 효율을 떨어뜨리는 심각한 제한요인이 된다. 염기서열을 전기영동이 없이 바로 읽기 위해서 새로운 염기서열 결정 방식인 cyclic sequencing이 도입되었다. Sanger법으로 처리하면 모세관 전기영동을 해야 염기서열 결과를 판독할 수 있다. 번거로운 전기영동 과정을 없애기 위해서 주형에 한 cycle씩 반응을 일으킨 다음, 반응에서 나오는 시그널로 각 주형의 염기에서 하나씩 서열정보를 바로 읽는 새로운 방법을 개발하였다. 이러한 배경에서 개발된 cyclic sequencing 방법으로는 i) pyro-sequencing 방법(Roche사 방식), ii) 각기 다른 형광 tag을 붙인 A, T, G, C가 중합될 때에 방출되는 형광신호를 읽는 방법(Illumna사 방식), iii) 그리고 중합반응 대신 oligonucleotide ligation(Life Technology사 방식)으로 신호를 읽는 방법 등이 있다.

2) NGS의 작업단계

이 장에서는 대표적인 NGS 기기로 Illumina사의 Miseq을 소개한다. MiSeq은 Illumina사의 NGS 기기 중의 하나로, 동사의 대용량 시퀀서인 HiSeq의 화학적 원리(chemistry)를 그대로 유지하면서 소형화하여 가격을 줄이고 작업을 간편하게 만든 것이다. 진단용보다는 연구용에 적합하며, 표적 재시퀀싱(targeted resequencing), 메타유전체학(metagenomics), 소형 유전체 분석(small genome sequencing), 표적 유전자 발현 분석(targeted gene expression profiling) 등의 목적에 사용된다(그림 10-12).

NGS 기기의 작업단계(workflows)는 보통 다음의 5단계로 구성된다. 이 5단계 작업과정을 Illumina사 Miseq의 방법을 기준으로 설명한다.

(1) 샘플(Sample) 준비

조직, 혈액 등에서 genomic DNA 또는 RNA를 추출한다. 일반적으로 사용되는 핵산 추출 방법을 사용한다.

(2) 라이브러리(Library) 제작

Sample DNA를 작은 조각으로 자르고, 이것으로 라이브러리를 제작하는 단계이다. 먼저 DNA 혹은 cDNA sample을 무작위로 작은 조각으로 자른다. 잘라진 조각의 5'과 3' 말단에 adapter를 결합(ligation) 시킨다(그림 10-11A). 대안으로 "Tagmentation"은 조각화와 adapter 결합을 한 스텝으로 동시에 해결하여 효율을 높이기도 한다. 얻어진 library는 품질 검사를 하여서 그 양과 질을 확인한다. Adapter가 결합된 DNA 조각(adapter-ligated fragments)은 다음 클러스터 제작 단계에서 증폭된다.

(3) 클러스터(Cluster) 제작

Library 속에 있는 DNA 조각 주형을 증폭시켜서 각 DNA 조각마다 특이적인 순수한 cluster를 형성하는 단계이다. 주형의 증폭에는 오일과 물의 성질을 이용한 에멀전 PCR법과 다리 형태로 증폭되는 Bridge PCR 증폭법이 있다. Illumina사는 Bridge 증폭법을 사용한다(그림 10-11B).

클러스터를 만들기 위해서는 먼저 라이브러리를 플로우셀(flow cell)에 넣어준다. 플로우셀의 표면에는 라이브러리 DNA 조각의 adapter에 상보적인 올리고(oligo)가 부착되어 있어서 라이브러리의 DNA 조각들이 포획(capture)된다. 각 DNA 조각은 브릿지 증폭을 통하여 각 클론에 특이적인 클로날 크러스터(clonal cluster)를 형성하게 된다(그림 10-11B). 이렇게 클러스터 형성이 완료되면 시퀀싱을 할 준비가 된다.

(4) 시퀀싱(Sequencing)

증폭된 주형의 염기서열을 분석하는 단계이다. Roche사나 Complete Genomics사는 probe의 연결에 의해 신호를 읽는 시퀀싱(sequencing-by-ligation) 방식을 사용한다. 반면 Illumina사, QIAGEN사, Ion Torrent사 등은 염기가 주형에 결합하면서 신호를 읽어내는 시퀀싱(sequencing-by-synthesis; SBS) 방식을 사용한다.

Illumina사의 방식은 합성에 기반을 둔 SBS 방식으로 정확도가 높아서 오류가 적다. Illumina사의 Miseq에서 사용되는 SBS 기술은 하나의 염기가 주형 가닥에 결합(incorporation)될 때 신호를 읽어낸다(그림 10-11C). 이 기술은 네 가지의 reversible terminator-bound dNTPs를 사용하는데 오류발생 비율을 줄여서 다른 방법보다 정확도가 높고, 특히 오류 발생 빈도가 높은 반복서열이나 상동서열의 염기서열 분석에 유용하다고 한다.

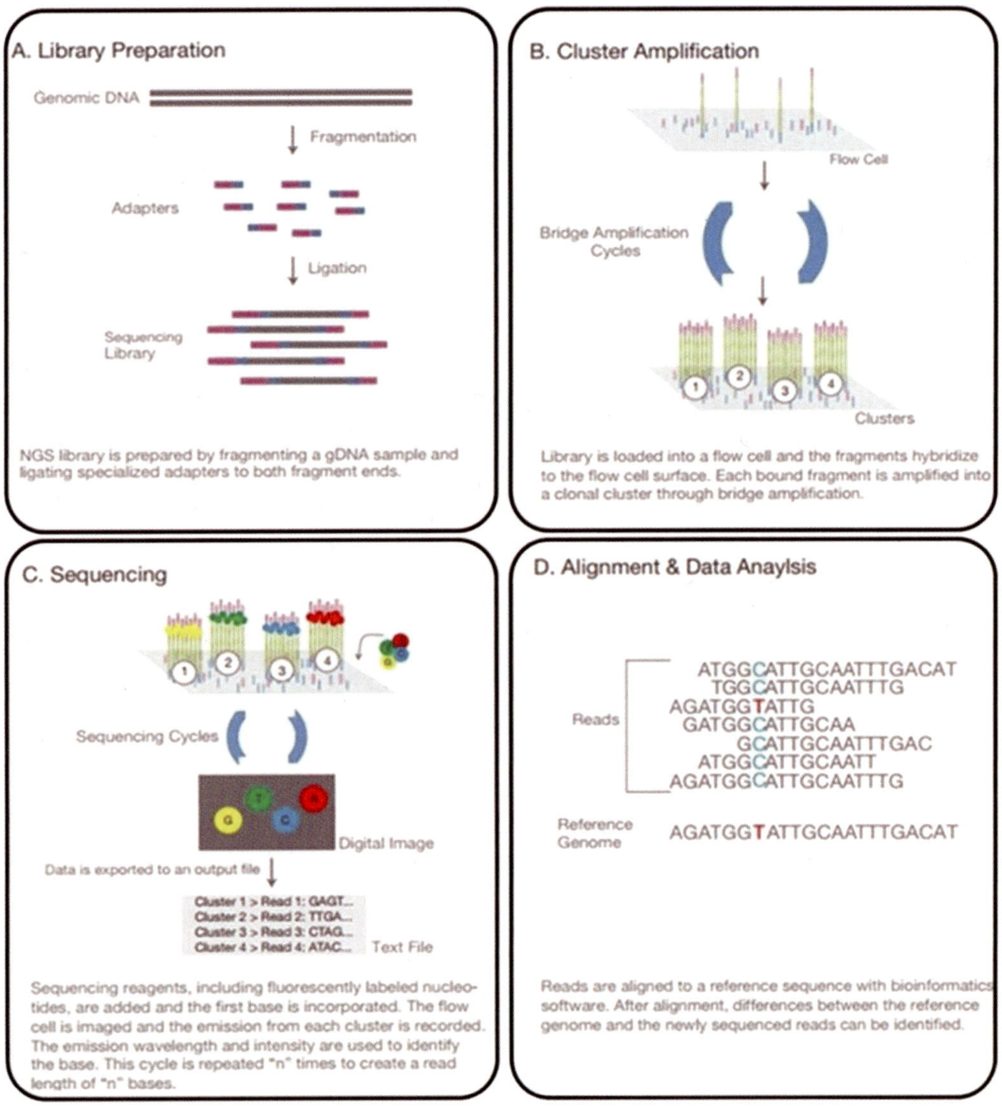

그림 10-11 NGS의 화학적 원리 – Illumina NGS는 다음 4단계로 구성된다. A. 라이브러리 준비(library preparation), B. 클러스터 생성(cluster generation), C. 시퀀싱(sequencing), D. 배열 및 데이터 분석(alignment and data analysis)

그림 출전: Illumina사, https://support.illumina.com

Miseq 방식에서는 위의 클러스터 제작으로 클론 증폭이 끝나면 역방향 가닥(reverse strands)을 모두 제거하고 정방향 가닥(forward strands)만 남긴다. 그다음 프라이머를 부착시키고, DNA 중합효소가 형광표식을 한 뉴클레오티드를 주형에 붙여나가는데 한 라운드에 단 1개의 염기만 부착시킨다. Miseq에서 사용된 reversible terminator는 한 라운드에 여러 개의 염기가 붙지 못하게 방지한다. 각 라운드마다 4가지의 색깔의 염기 중 어떤 색깔이 부착되었는지 읽어낸다(그림 10-11C).

(5) 데이터 분석(Data analysis)

최종단계로서 시퀀싱의 결과물로 도출된 염기서열을 분석하는 과정이다. 데이터 분석(data analysis)과 서열비교(alignment)를 하는 과정에서는 새로 결정된 염기서열을 표준게놈(reference genome)과 배열하여 비교한다(alignment)(그림 10-11D). 서열비교분석 후에는 여러 가지의 유전자 변이를 분석할 수 있는데, 단일염기다형성(single nucleotide polymorphism; SNP), 삽입결실(insertion-deletion; indel), 계통학적인 분석(phylogenetic analysis) or 메타게놈분석(metagenomic analysis), 유전질환 돌연변이 분석, 약물유전체 학적 분석 등으로 매우 다양하다.

3) Miseq의 기기구성 및 실행

(1) Miseq 기기의 구성

① Miseq의 외부 구성

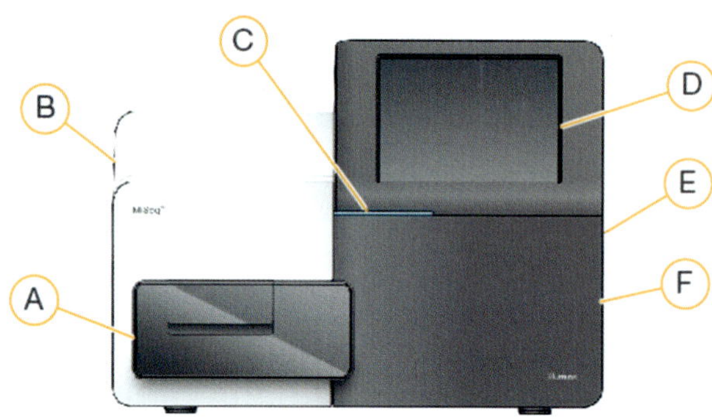

그림 10-12 Miseq의 외부 구성

그림 출전: Illumina사, https://support.illumina.com

A. 플로우 셀 부분: 실행 내내 플로우 셀이 담기는 플로우 셀 대가 들어있는 곳이다.

B. 폐쇄 광학 모듈: 플로우 셀 이미지를 촬영하는 광학 컴포넌트가 들어있는 곳이다.

C. 상태 표시줄: 세 가지 색상으로 기기 상태를 나타낸다.

D. 터치 스크린 모니터: 소프트웨어 인터페이스를 사용하여 구성 및 실행 관련 설정을 한다.

E. 외부 USB 포트: 파일과 데이터의 전송을 한다.

F. 시약 부분: 적절한 온도로 유지된 시약, 세척액, 폐기물 병이 들어 있다.

② Miseq의 플로우셀(flow cell) 부분

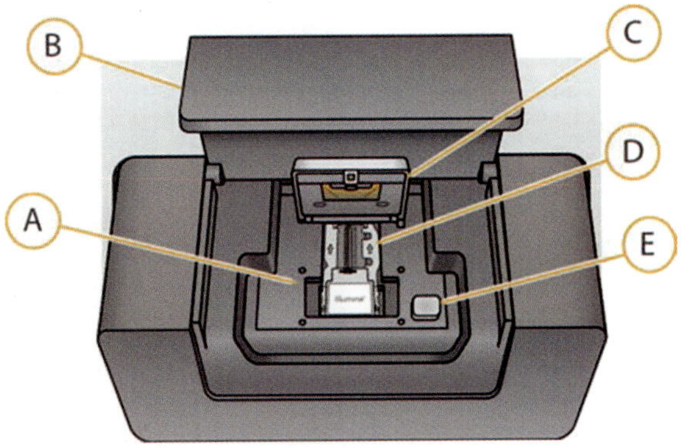

그림 10-13 Miseq의 플로우셀(flow cell) 부분

그림 출전: Illumina사, https://support.illumina.com

A. 플로우 셀 대
B. 플로우 셀 부분 도어
C. 플로우 셀 걸쇠
D. 플로우 셀
E. 플로우 셀 걸쇠 해제 버튼

플로우 셀 부분에는 플로우 셀 대, thermal station, 플로우 셀과의 플루이딕 연결부가 들어 있다. 플로우 셀 대에 플로우 셀이 놓이고, 플로우 셀 걸쇠로 플로우 셀이 고정된다. 플로우 셀 대 아래에 위치한 thermal station은 클러스터 생성과 시퀀싱에 필요한 플로우 셀 온도 변화를 제어한다.

③ 플로우 셀(flow cell)

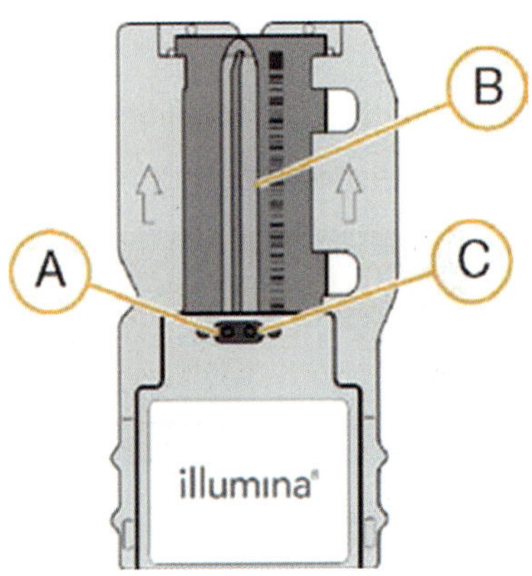

그림 10-14 Miseq의 플로우 셀(flow cell)

그림 출전: Illumina사, https://support.illumina.com

A. 배출구 포트
B. 이미지 생성 구역
C. 주입구 포트

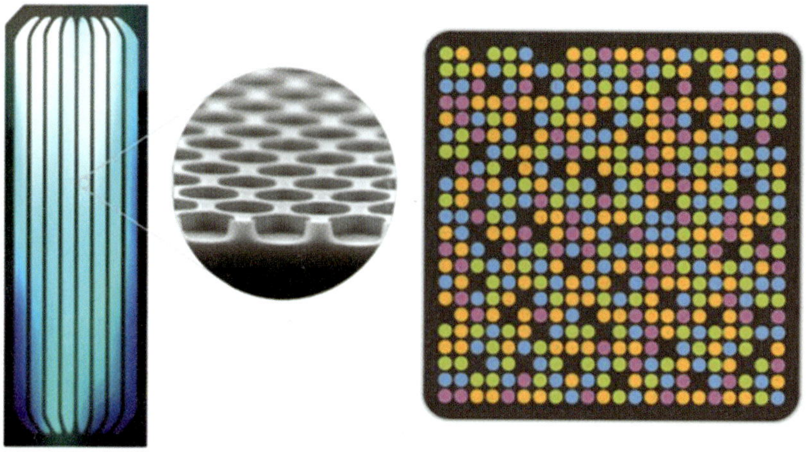

그림 10–15 플로우셀의 이미지 생성구역(그림 10–13. B)을 확장한 모습(좌) 및 각 셀의 형광 발현 모습(우)

그림 출전: Illumina사, https://support.illumina.com

MiSeq 플로우 셀은 일회용 유리 기반 기질로, 클러스터가 생성되고 시퀀싱 반응이 일어난다.

시약은 주입구 포트를 통해 플로우 셀로 들어가 이미지 생성 구역을 지나 배출구 포트로 배출된다. 플로우 셀 밖으로 배출된 폐기물은 폐기물 병으로 들어간다. 실행을 설정하기 전에 라이브러리를 시약 카트리지에 장착하면 실행이 시작된 후 라이브러리가 플로우 셀에 자동으로 이동된다.

(2) Miseq의 작업 흐름(work flow)의 실행

① 사전 충전 시약 카트리지를 사용할 수 있게 준비한다.

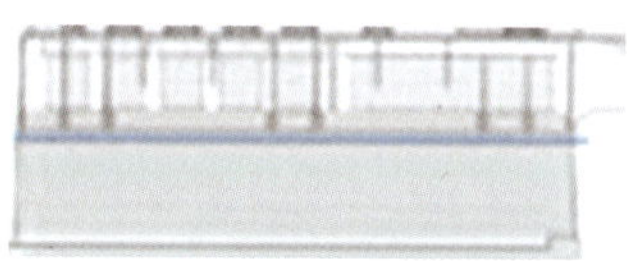

② 라이브러리를 Denaturation 및 희석한다(일부 라이브러리 유형에는 적용되지 않음).
라이브러리 믹스를 지정된 저장소의 시약 카트리지에 장착한다.

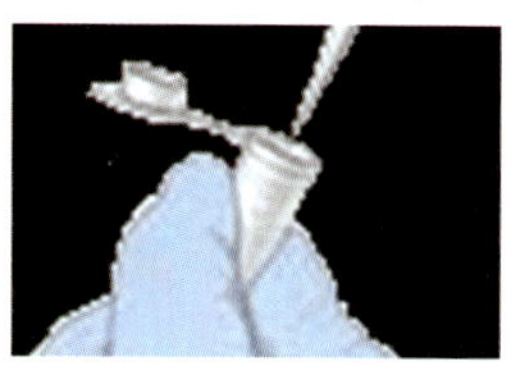

③ 소프트웨어 인터페이스에서 Sequence(시퀀스)를 선택하여 실행 설정단계를 시작한다.

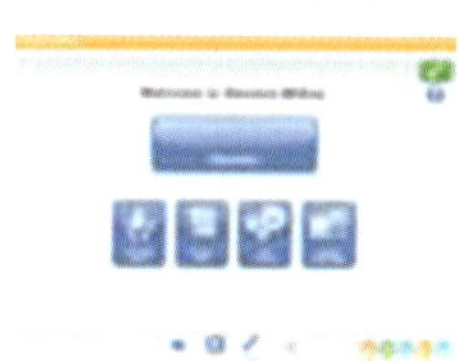

④ 플로우 셀을 세척한 후 완전히 건조한다. 플로우 셀을 장착한다.

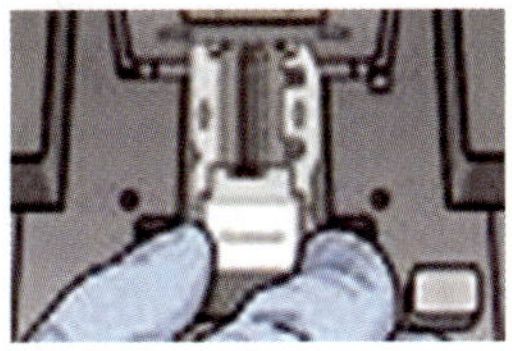

⑤ PR2 병을 장착하고 폐기물 병이 비었는지 확인한다. 시약 카트리지를 장착한다.

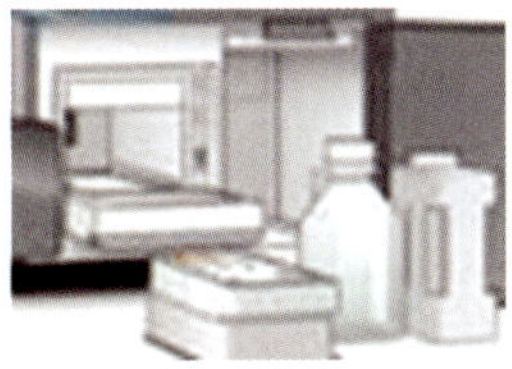

⑥ 실행 파라미터와 실행 전 검사 결과를 검토한다. Start Run(실행 시작)을 선택한다.

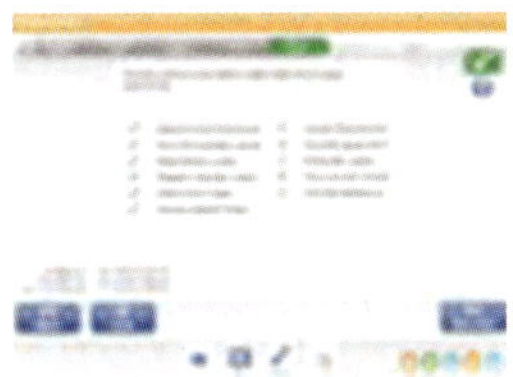

⑦ MCS 인터페이스 또는 SAV(시퀀싱 분석 뷰어)를 사용하는 다른 컴퓨터에서 실행을 모니터링한다. 실행 후 세척을 수행한다.

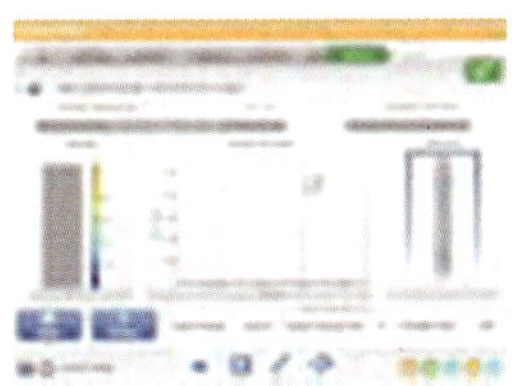

위의 ① ~ ⑦ 단계의 작업 흐름(work flow)을 실행하면 다음 3가지 작업 가, 나, 다가 완료된다.

가. 클러스터 생성

클러스터를 생성하는 동안 단일 DNA 분자는 플로우 셀 표면에 매여 있다가 브리지 증폭을 거쳐 클러스터를 형성한다.

나. 시퀀싱

클러스터 생성 후, 형광 라벨이 붙은 네 개의 디데옥시뉴클레오티드에는 각각 고유한 필터 조합과 LED를 이용하여 이미지가 생성된다. 타일의 이미지를 생성한 후 플로우 셀은 다음 타일을 노출시키기 위해 해당 위치로 이동한다. 이 프로세스가 시퀀싱 주기마다 반복된다. 이미지 분석 후에는 소프트웨어에서 염기 호출, 필터링 및 Quality Score를 평가한다.

다. 분석

실행이 완료되면 MiSeq Reporter 분석 소프트웨어가 자동으로 시작되어 이차 분석을 수행한다. 이차 분석에는 배열 및 Variant Call이 포함된다. 다른 컴퓨터에서 인터넷에 연결하여 이차 분석을 모니터링할 수 있다.

참고문헌

- 권순일 외. 임상분자생물학 3판. 정문각JMK. 2020년 1월
- DNA Sequencing by Capillary Electrophoresis, Applied Biosystems
- https://www.nobelprize.org/prizes/chemistry/1980/sanger/facts/
- https://www.nobelprize.org/prizes/chemistry/1980/gilbert/facts/
- Illumina사 홈페이지, https://support.illumina.com
- Miseq 시스템 안내서, Illumina, https://support.illumina.com/content/dam/illumina-support/documents/documentation/system_documentation/miseq/translations/miseq-system-guide-15027617-kor.pdf
- NGS의 정의, NAVER 미생물백과사전 NGS, https://terms.naver.com/entry.nhn?docId=5144746&cid=61232&categoryId=61232
- Sanger, F., Nicklen, S., Coulson, A. R. DNA sequencing with chain-terminating inhibitors. Proc. Nati. Acad. Sci. USA. 1977, 74, (12), 5463-5467.
- Shendure, J. et al,. DNA sequencing at 40: past, present and future. Nature. 2017, 550(7676):345-353.
- Watson, J. et al., Molecular Biology of the Gene. Vol. 1. The Benjamin/cummings Publishing Company, Inc. Menlo Park, USA. 1987.
- Maxam, A. M. and Gilbert, W. A. New Method for Sequencing DNA. Proc. Nati. Acad. Sci. USA. 1977, 74, (2), 560-564.

• 이해도 확인 문제 •

1. Sanger법의 원리를 설명하라.

2. Sanger법과 NGS의 차이를 설명하라.

3. Illumina사 외 다른 회사의 NGS의 기기를 조사하고 각회사별로 NGS 기기의 원리를 설명하라.

4. 진단검사분야에서 NGS가 어떻게 사용되고 있는지 그 실태를 조사하라.

PART 03

임상 분자진단 검사법

Chapter 11

감염질환의 분자진단

1. 호흡기바이러스(Respiratory virus)의 분자진단검사

1) 검사의 배경

호흡기 바이러스 감염증은 여러 가지 바이러스에 의해 매우 흔하게 발병하는 질환이다. 그 중 급성 바이러스성 호흡기 질환은 전체 급성질환의 반 이상을 차지하며, 특히 영유아, 노인, 심장질환, 폐질환, 면역기능의 장애를 가진 사람들에게는 호흡기 바이러스의 감염이 심각한 합병증을 유발할 수 있다.

인플루엔자 바이러스 타입 A/B, 파라인플루엔자바이러스(PIV) 타입 1/2/3, 호흡기 세포융합 바이러스(RSV) 타입 A/B와 아데노바이러스와 같은 잘 알려진 호흡기 바이러스 병원균은 영아와 5세 이하의 유아의 하부호흡기 감염의 주요 원인이며, 라이노 바이러스, 코로나 바이러스는 감기의 원인이 되며, 엔테로바이러스나 새롭게 추가된 보카바이러스(HBoV)도 호흡기 질환의 원인 중 하나로 여겨지고 있다.

호흡기바이러스 감염증은 대개 비슷한 증상을 나타내기 때문에 임상적 진단에 의해 바이러스의 타입을 구분하는 것이 어려워서 각 바이러스 타입을 신속하게 구별하는 것은 의료진과 감염관리담당자가 적절한 조치를 취하고 병원균의 확산을 막는데 중요한 역할을 한다.

또한 원인 바이러스를 정확히 판별하면 초기 항생제 효과가 없는 바이러스성 감기와 항생제가 필요한 세균성 감기를 구분하여 처방할 수 있으므로 항생제 오남용을 줄이고 그에 따른 항생제 내성률 증가를 억제할 수 있는 장점이 있다.

(1) 인플루엔자바이러스(Influenzavirus)

Influenzavirus (family orthomyxoviridae)는 외피를 보유한 단일가닥 RNA 바이러스로 돌연변이 빈도가 높아 새로운 항원성을 갖는 바이러스가 매년 유행한다. 매년 겨울이면 예외없이 유행성 독감 즉 계절독감이 새로운 항원성을 갖는다. 흔히 말하는 감기는 라이노바이러스, 보카바이러스, 아데노바이러스 감염으로 인한 것이다. 이들에 의한 감기는 증상이 미약하여, 인플루엔자바이러스에 의한 독감(flu)과는 구별된다. 매년 발생하는 유행성 독감은 성인에게는 치명적이지 않지만 면역력이 약한 어린이와 노인에게는 치명적일 수 있다. 독감이 일반

감기와 다른 점은 콧물, 기침, 인후통 등의 국소적인 증상보다는 발열, 근육통, 두통 등의 전신적인 증상이 훨씬 더 뚜렷하게 나타난다는 것이다. 주로 날씨가 춥고 건조한 10월부터 5월까지 독감의 발생률이 높다.

(2) Bocavirus (HBoV)

Bocavirus (family Parvoviridae)는 외피를 갖지 않는 외가닥 DNA 바이러스로, 급성 호흡기 질환자들에게 채취한 호흡기 검체에서 1.5~11.3% 정도 검출된다. HBoV는 상기도와 하기도 감염에 모두 관련하는 것으로 밝혀졌지만, 하기도 감염이 좀 더 빈번하게 발생한다. 세기관지염과 폐렴의 원인 중 하나로써, 다른 호흡기 바이러스와 동시 감염률이 40%이며, 천식 유발 가능성이 높다.

(3) Rhinovirus (HRV)

Rhinovirus (family Picornaviridae)는 외피를 갖지 않는 외가닥 (+)RNA 바이러스로 101가지의 혈청형이 알려져 있으며 감기를 일으키는 가장 흔한 바이러스이다. HRV의 경우 혈청형이 다양하여 혈청학적 진단은 힘들지만, 환자의 비분비물에서 PCR을 수행할 경우 진단할 수 있다. 모든 HRV가 증상을 일으키는 것은 아니며, 가장 흔한 증상은 비염, 인두염 등의 상기도 감염증이다. 잠복기 2~4일을 거쳐 코막힘, 콧물 및 두통 등이 나타나며 30~40%에서 기침이 동반된다. 발열은 경미하여 대개 1주 이내에 회복되지만 35%의 소아에서는 2주 이상 지속되기도 한다. 일부의 경우 심한 하기도 감염증을 일으킬 수 있으며, 소아의 천식이나 성인의 만성기관지염을 유발할 수 있다.

(4) 코로나바이러스(Coronavirus, CoV)

Coronavirus (family Coronaviridae)는 외피를 갖는 (+)RNA 바이러스로 태양의 "corona"를 닮은 왕관모양의 표면 spike를 가진다. CoV에는 여러가지 종류가 있으며 각 종류에 따라 포유동물 및 조류의 감염을 일으킨다. CoV는 항원성에 따라 혈청학적으로 크게 Ⅰ군, Ⅱ군 및 Ⅲ군의 3가지 군으로 분류되었지만, 2003년 유행하였던 급성 중증 호흡기 증후군의 원인이 동물에서 유래된 새로운 종류의 CoV로 밝혀짐에 따라 현재는 4가지 군으로 분류된다. 사람에서 분리된 CoV 중에서, 항원성이 Ⅰ군에 속하는 대표적인 균주는 HCoV-229E이며 Ⅱ군에 속하는 대표적인 균주는 HCoV-OC43이다. CoV는 유전체가 매우 크고 독특한 증식 방식으로 인해 유전자 재조합 바이러스가 잘 발생하여 항원성의 변이가 매우 다양하다. CoV 감염 시 비루, 비강 자극 증상과 울혈 및 재채기 등의 일반적인 감기 증상을 보인다. 소아에게는 주로 인후염, 경부선염, 미열 증상을 보이고, 경우에 따라 천식 발작을 유발할 수도 있다. 229E 및 OC43과 관련된 CoV들은 성인과 소아에서 상기도 감염을 일으키며, 그 빈도와 심한 정도는 유행에 따라 차이가 있다.

(5) 중증급성호흡기증후군 바이러스(SARS-CoV)

2003년 중국남부지역에서 중증급성호흡기증후군 증상을 보이는 환자에게서 분리된 바이러스는 새로운 코로나바이러스로 중증급성호흡기증후군 바이러스(SARS-CoV)라고 명명되었으며, 코로나바이러스입자와 비슷하게 생겼으며 직경이 약 60~130 nm 정도이다. 기본적인 전파 경로는 환자의 호흡기 비말이나 오염된 매개물을 통해 점막의 직접 또는 간접 접촉에 의한 것으로 밝혀졌으며, 직장, 비행기, 또는 택시에서의 접촉으로 인한 발생하였고 환자의 대부분은 성인이며, 소아에서는 드물게 발병했다. 평균 잠복기는 4일~6일이다.

(6) 중동호흡기증후군 바이러스(MERS-CoV)

중동호흡기증후군 코로나바이러스(Middle East respiratory syndrome Coronavirus, MERS-CoV)는 베타코로나바이러스속에 속하며 2012년 사우디아라비아에서 처음 발견된 뒤 중동 지역에서 집중적으로 발생하고 있다. 잠복기는 2일-14일 가량이며 사스와 마찬가지로 고열(38℃ 이상), 기침, 호흡곤란 등 심한 호흡기 증상을 일으키는데 사스와는 달리 급성 신부전증을 동반하는 것이 특징으로 높은 치사율을 보이고 있다.

(7) 검사법

가래, 기관지 세척액에 바이러스 유전체가 고농도로 존재하며 RT-PCR을 이용하여 진단이 가능하며 발병 약 2주 후에는 대변과 오줌에서도 바이러스 유전체를 증명할 수 있다. 비인두 도말과 대변 등과 같은 적어도 두 종류의 다른 임상 검체에서 양성이거나 동일한 임상 검체에 대해 감염병의 이환기간 동안 2회 이상 양성이거나 원래의 임상 검체에서 추출한 새로운 RNA 추출물을 이용하여 PCR을 반복검사하거나 두 가지 다른 분석법을 사용하여 양성이 나오면 확진할 수 있다. ELISA 또는 간접형광항체법을 이용하는 혈청학적 검사에서 급성기 혈청은 음성이었으나 회복기 혈청에서 양성으로 양전되었거나 급성기와 회복기 혈청검사에서 항체가 4배 이상 증가한 경우 확정할 수 있다.

2) 실시간 역전사 중합효소 연쇄반응(Real-time one-step RT-PCR)을 이용한 보카 바이러스 1/2/3/4, 라이노 바이러스 A/B/C, 코로나 바이러스 229E, 코로나 바이러스 NL63 및 코로나 바이러스 OC43의 정량검사_Allplex™ Respiratory(HBoV, HRV, CoV)

(1) 검사 배경

AllplexTM Respiratory(HBoV, HRV, CoV, Seegene, Seoul, Korea)는 호흡기 감염병 의심환자의 검체(비인두 및 비인두 흡입액 가검물)에서 보카 바이러스 1/2/3/4, 라이노 바이러스 A/B/C, 코로나 바이러스 229E, 코로나 바이러스 NL63 및 바이러스 OC43을 실시간 원스텝 역전사 중합효소 연쇄반응법(Real-time one-step RT-PCR)을 이용한 분자진단 검사이다.

동시 또는 단독 보카 바이러스 1/2/3/4(HBoV, Human bocavirus 1/2/3/4), 라이노 바이러스 A/B/C (HRV, Human rhinovirus A/B/C), 코로나 바이러스 229E(229E, Human coronavirus 229E), 코로나 바이러스 NL63(NL63, Human coronavirus NL63), 코로나 바이러스 OC43(OC43, Human coronavirus OC43) 및 내부대조군(IC, Internal Control)의 타겟 핵산을 증폭, 검출하여 감염 진단을 선별검사를 하는 것이다.

(2) 시약 및 검체

① probe, primer
② positive control
③ negative control
④ 호흡기 감염병 의심 환자의 검체(비인두 및 비인두 흡입액 가검물)

(3) 기구 및 장비

① micropipette set
② PCR rack

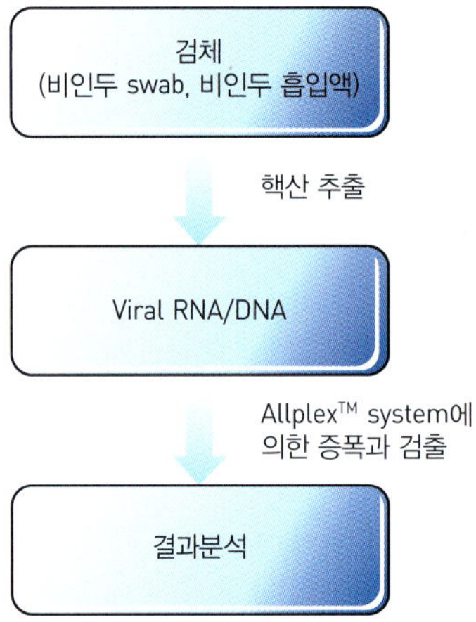

그림 11-1 Allplex™ Respiratory Panel 3 검사과정

③ microcentrifuge

④ spin down centrifuge

⑤ vortex mixer

⑥ Real-time PCR machine (CFX 96 Real-time Quantitative Thermal Block, Bio-rad, California, USA)

(4) 정도관리

① 대조물질

가. 양성 대조: positive control

나. 음성 대조: negative control

(5) 시료의 준비

① 검체 전처리

가. 비인두 swab, 비인두 흡입액 검체를 사용한다.

나. 사용하기 전에 5-10초 가량 vortex mixer를 이용하여 잘 혼합한 후 사용한다.

다. 검체 190 uL를 취하여 1.5 mL Tube에 담고 RP-VIC를 10 uL 추가한다.

라. Tapping 또는 vortexing 으로 가볍게 섞은 후 수초간 spin down한다.

마. 추출 후 40 uL에 Elution하여 PCR template로 사용한다.

② 시약 준비

가. 반응을 위해 Real-time one-step RT-PCR master mix를 준비한다.

- 총 필요한 반응수=(n sample+1 positive control+1 negative control)+1
- master mix 혼합 시 vortex를 사용하지 말고 가볍게 tapping 한다.

구성물	용량(uL)
5x RP3 MOM	5
RNase free Water	3
5x Real-time one-step buffer	2.5

구성물	용량(uL)
Real-time one-step Enzyme	5
Total volume of mastermix	17

나. master mix를 잘 혼합한 후 strip tube 또는 plate에 넣고 17 uL씩 분주한다.

다. 준비된 Sample RNA와 positive control을 각각의 well에 8 uL씩 분주한다.

라. PCR 반응의 오염을 확인하기 위해 negative control well에 water를 8 uL 첨가한다.

마. 분주가 끝난 tube는 cap으로 잘 닫아준 후 가볍게 원심분리를 한다. plate는 plate cover로 잘 덮어준다.

바. 만약 튜브 안의 액체가 바닥으로 잘 모이지 않았다면, 더 높은 rpm에서 오랫동안 다시 원심분리를 한다.

사. CFX96 장비에 strip tube 또는 plate를 장착한 후 아래의 조건으로 검사를 진행한다.

(6) 유의사항

① Real-time PCR 장비에 PCR 튜브를 넣기 전 완벽히 원심분리하여, 튜브 벽면이나 뚜껑에 반응물이 튀거나 기포가 생기지 않도록 한다.

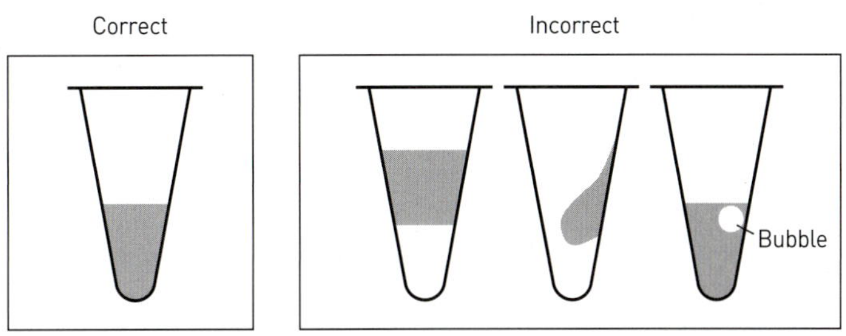

② 각각의 검체에 대하여 새로운 필터팁을 사용

③ 음성대조군(NC, Negative Control)에는 샘플의 핵산 대신 RNase-free Water 8 uL를 사용

④ 양성대조군(PC, Positive Control)에는 샘플의 핵산 대신 RP3 PC 8 uL를 사용

⑤ One-step RT-PCR Mastermix와 PC 또는 검체 간의 교차오염을 주의해야 한다.

⑥ 형광은 뚜껑을 통해서 검사되므로 반응 튜브의 뚜껑에 라벨을 하지 않는다.

(7) 장비의 작동

① Real-time PCR 장비 준비

검출을 위한 CFX96TM Real-time PCR System (Bio-Rad) 장비의 준비과정은 Protocol Setup, Plate Setup, Start Run의 3단계로 나누어진다.

② 메인 메뉴에서, File → New → Protocol을 클릭하여 Protocol Editor를 열어준다.

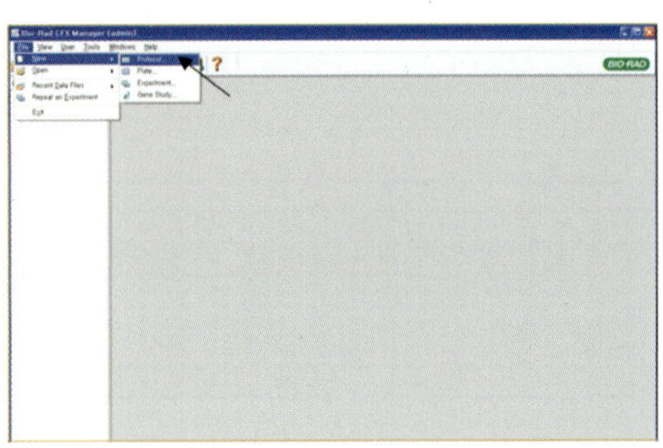

③ Protocol Editor에서 다음과 같이 반응 프로토콜을 설정한다.

Step	No. of cycles	Temperature	Duration
1	1	50°C	20 min
2		95°C	15 min
3	45	95°C	10 sec
4*		60°C	1 min
5*		72°C	10 sec
6	GOTO Step 3, 44 more times		

* **Step 4, 5**에서 plate를 읽습니다.

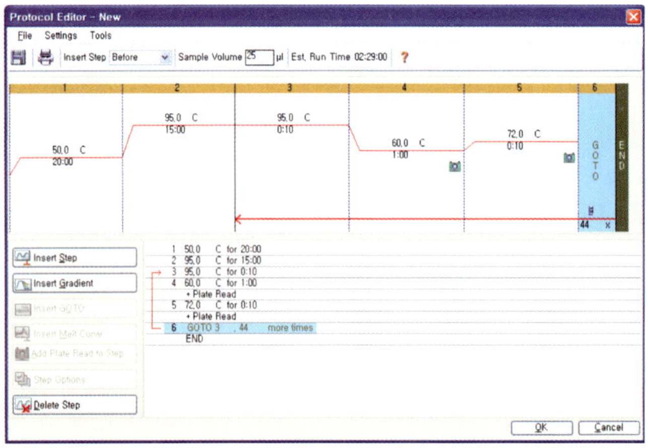

④ Sample Volume을 클릭하고 25 μL를 입력하고 OK를 클릭하면 Experiment Setup 창이 열린다.

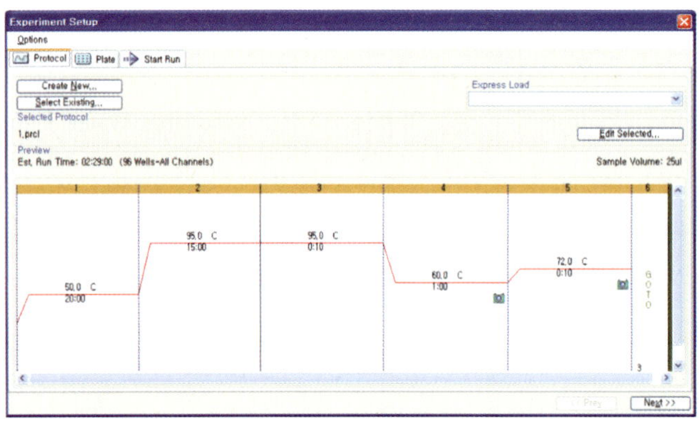

⑤ Experiment Setup의 Plate 탭에서, Create New를 클릭하여 Plate Editor를 열어준다.

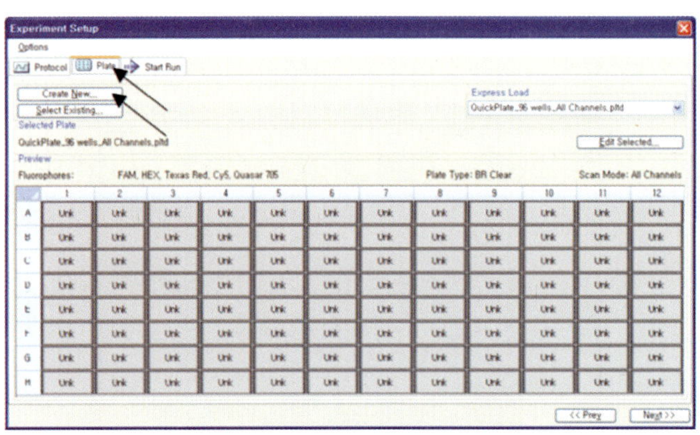

⑥ Select Fluorophores를 클릭하여 검사에 사용할 형광물질(FAM, HEX, Cal Red 610, Quasar 670)을 선택한다.

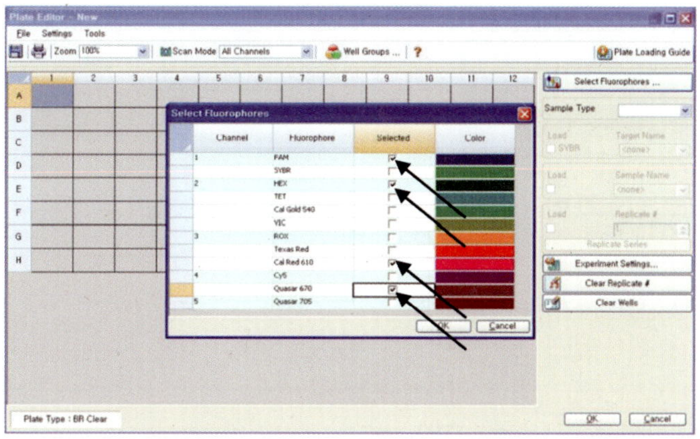

⑦ Well들을 선택하고, drop-down 메뉴로부터 Sample Type을 선택한다.

- Unknown: 임상 샘플
- Negative Control: 음성대조군
- Positive Control: 양성대조군

⑧ 선택한 well들에서 형광을 운용하기 위해 체크박스(FAM, HEX, Cal Red 610, Quasar 670)를 클릭하고, Well을 선택하여 각각의 Sample Name을 입력하고 enter key를 누른다. Plate Editor 메인 메뉴의 Settings에서, Plate Size(96 well)와 Plate Type (BR White)을 선택한다.

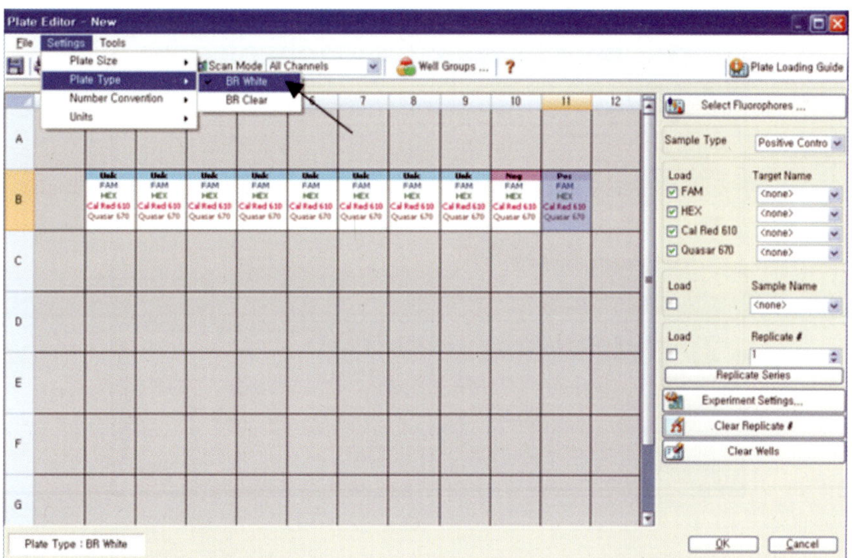

⑨ OK를 클릭하고, 새로운 plate 파일을 저장한다. Experiment Setup 창이 열린다.

⑩ Experiment Setup의 Start Run 탭에서 뚜껑을 닫기 위해서 Close Lid를 클릭한다.

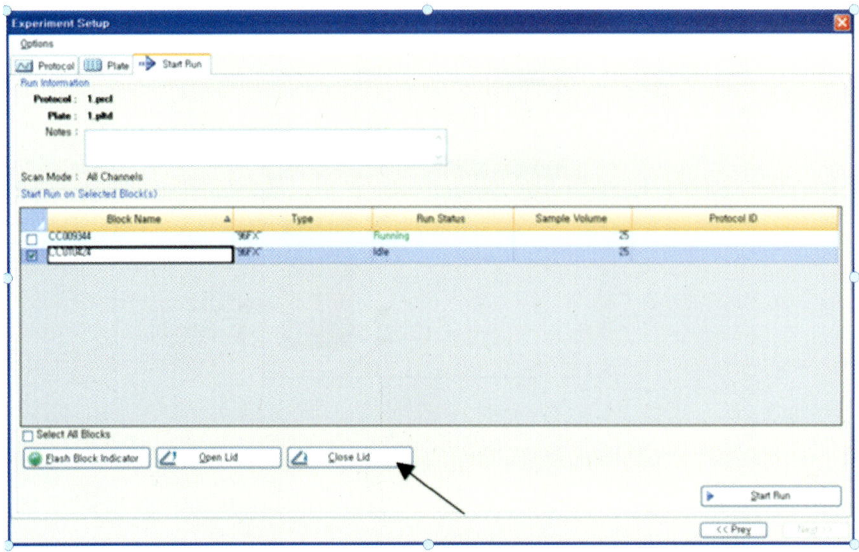

⑪ Start Run을 클릭한다. 나의 문서나 지정된 폴더에 운영파일을 저장하고 파일 이름을 기재한 후 SAVE를 클릭하면 장비가 작동을 시작한다.

(8) 결과 판독

① 결과 판독 준비

가. 검사가 끝난 후 Quantitation 탭을 선택해서 증폭 곡선 결과들을 확인한다.

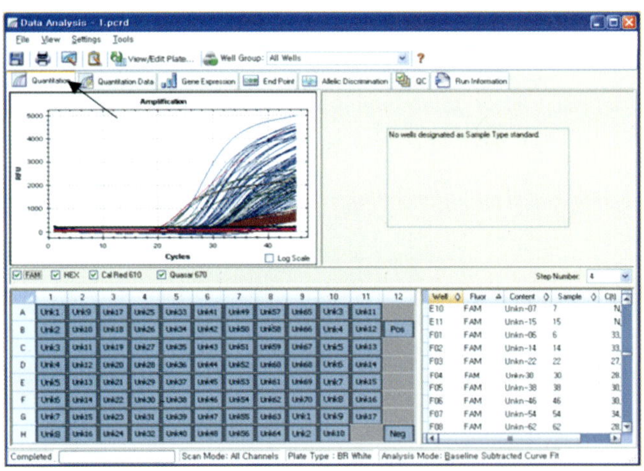

나. 메인 메뉴의 Settings에서, Analysis Mode의 No Baseline Subtraction을 선택한다.

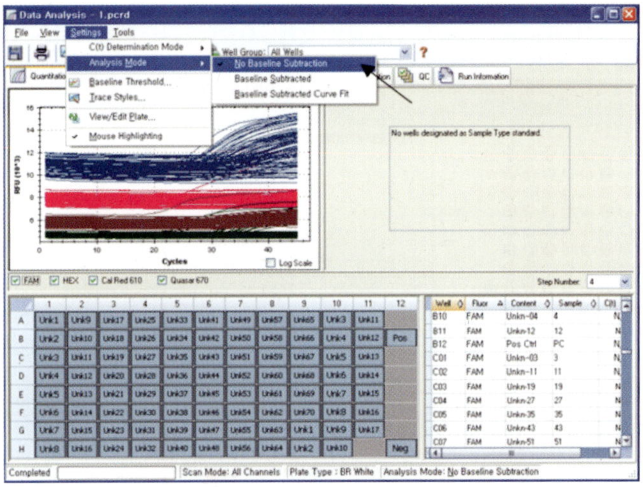

다. 메인 메뉴의 Tools에서, Seegene Export를 선택한다.

라. 데이터 저장을 위해 생성한 폴더를 선택한 후 OK를 클릭한다.

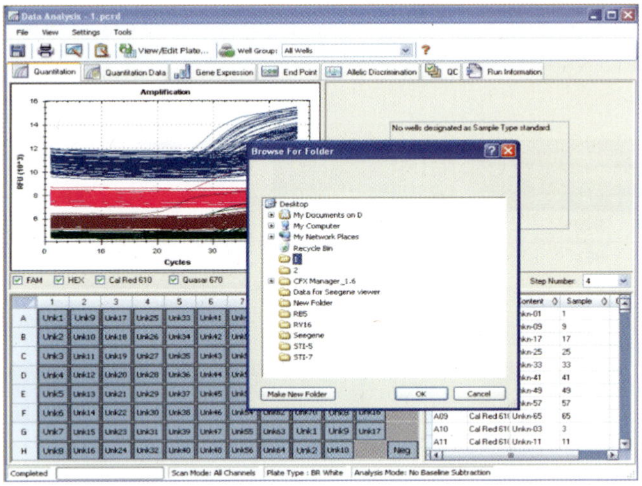

② Seegene Viewer에서 데이터 분석을 위한 설정

가. Seegene Viewer 프로그램 실행 후, 검사 결과가 저장된 폴더 “QuantStep4”를 열어준다.

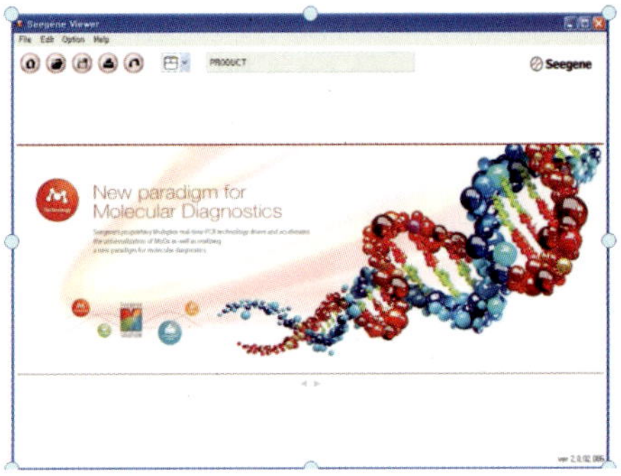

나. 검사 파일을 연 후, PRODUCT 메뉴에서 검사 kit를 선택한다. 각 well을 클릭하여 결과를 확인한다.

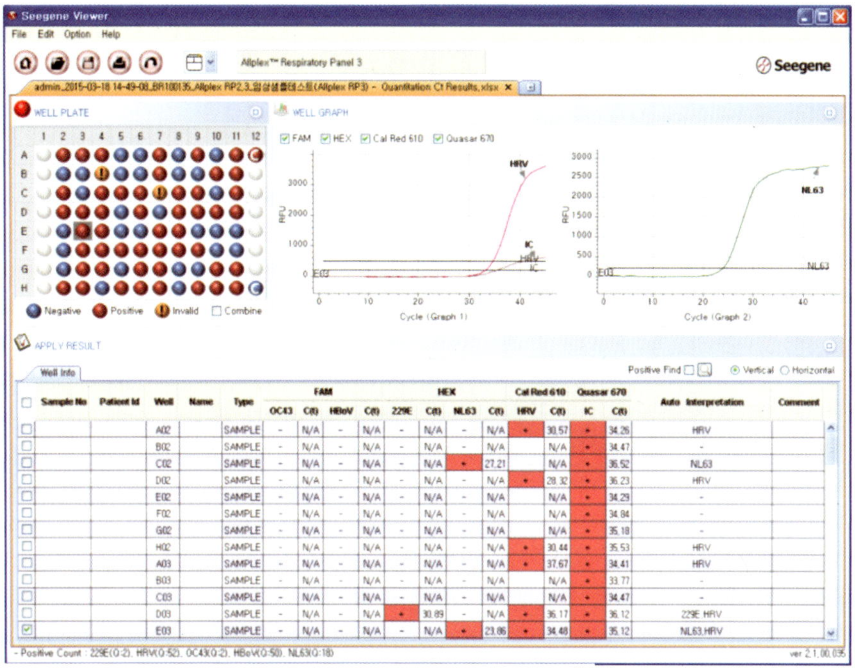

다. 결과 해석

Fluorophore	타겟	
	Graph 1	Graph 2
FAM	OC43	HBoV
HEX	229E	NL63
Cal Red 610	HRV	-
Quasar 670	IC	-

Ct 값	결과
≤ 42	검출 (+)
> 42 or N/A	미검출 (-)

타겟 결과		IC 결과	결과 해석
Graph 1	Graph 2		
+	-	+	타겟 바이러스 핵산 검출
-	+		
+	+		
+	-	-	타겟 바이러스 핵산 검출* • 검출되지 않은 추가적인 호흡기 바이러스가 존재할 가능성이 있습니다.
-	+		
+	+		
-	-	+	타겟 바이러스 핵산 미검출
-	-	-	검사무효(Invalid)** • IC 신호(signal)의 감소 혹은 상쇄 결과는 부적절한 검체의 추출 및 처리 과정 혹은 PCR 저해물질에 의해 발생할 가능성이 있습니다. • 검체의 추출 과정부터 재검 할 것을 권장합니다. • 재검 결과도 검사무효일 경우, 검체를 식염수로 희석(1/3~1/10)하여 추출 과정부터 재검사 합니다.

3) 실시간 PCR을 이용한 SARS-CoV-2의 정량검사_Real-Q Direct SARS-CoV-2

(1) 검사 배경

Real-Q Direct SARS-CoV-2 검출 키트(biosewoom, Seoul, Korea)는 호흡기 감염병 의심환자의 검체(비인두 및 구인두 가검물)에서 SARS-CoV-2의 유전자(RdRP gene, E gene)을 실시간 역전사중합효소연쇄반응법(Real-time RT-PCR)으로 정성하여 COVID-19 선별검사를 하는 것이다.

(2) 시약 및 검체

① nCOV probe, primer

② positive control

③ negative control

④ 호흡기 감염병 의심 환자의 검체(구인두 및 비인두 가검물)

(3) 기구 및 장비

① micropipette set

② PCR rack

③ microcentrifuge

④ spin down centrifuge

⑤ vortex mixer

⑥ Real-time PCR machine (CFX 96 Real-time Quantitative Thermal Block, Bio-rad, California, USA)

(4) 정도관리

① 대조물질

가. 양성 대조: positive control

나. 음성 대조: negative control

(5) 시료의 준비

① 검체 전처리

가. MFDS-UTM (VTM)에 채취된 비인두 도말, 구인두 도말 검체를 사용한다.

나. 사용하기 전에 5-10초 가량 vortex mixer를 이용하여 잘 혼합한 후 사용한다.

다. 검체 90 uL를 취하여 1.5 mL Tube에 담고 NAExDB(체외 제신 16-351호)를 10 uL 추가한다.

라. Tapping 또는 vortexing 으로 가볍게 섞은 후 수초간 spin down한다.

마. 3 uL를 PCR template로 사용한다.

(6) 장비의 작동

① 반응을 위해 Real-time PCR master mix를 준비한다.

- 총 필요한 반응수=(n sample+1 positive control+1 negative control)+1
- master mix 혼합 시 vortex를 사용하지 말고 가볍게 tapping 한다.

구성물	용량(uL)
5x Reaction buffer	5
nCOV probe&primer mixure	3
Enzyme mix	2.5
Water	11.5
Total	22

② master mix를 잘 혼합한 후 strip tube 또는 plate에 넣고 22 uL씩 분주한다.

③ 준비된 Sample RNA와 positive control을 각각의 well에 3 uL씩 분주한다.

④ PCR 반응의 오염을 확인하기 위해 negative control well에 water를 3 uL 첨가한다.

⑤ 분주가 끝난 tube는 cap으로 잘 닫아준 후 가볍게 원심분리를 한다. plate는 plate cover로 잘 덮어준다.

⑥ CFX96 장비에 strip tube 또는 plate를 장착한 후 아래의 조건으로 검사를 진행한다.

Real time PCR 조건

Step	Temperature	Time	Cycles	Acquisition mode
1	50°C	10 min	×1	
2	95°C	3 min	×1	
3	95°C	1 sec	×2	
	62°C	20 sec		
4	95°C	1 sec	×40	none
	62°C	5 sec		Acquiring on FAM, HEX, Cy5

: cycle step의 마지막 단계인 62에서 형광을 FAM, HEX, Cy5를 선택하여 지정한다.

(7) 결과 분석

① positive control

positive control에서 증폭되어 나오는 Ct값을 확인하여야 한다. Ct값이 기준 범위를 벗어날 경우에는 재검을 실시하여야 한다. negative control의 경우 signal이 증폭되면 전체 반응을 다시 실시하여야 한다.

	FAM Ct	HEX Ct	Cy5 Ct	Result	Comment
positive control	26±5	24±5	22±5	positive	Valid
negative control	Neg	Neg	Neg	negative	Valid

② interpretation of results

가. 반드시 검체별로 raw data를 확인하여 정상 증폭여부를 확인한다.

나. Threshold 설정 : 기본적으로 FAM은 200으로 지정하고, HEX는 100, Cy5는 50으로 지정한다. 그러나 장비 간 형광 variation에 의해서 threshold 값이 장비마다 다르게 설정될 수 있으므로, 제품 평가 혹은 셋팅시 제조사에서 설정한 threshlod 값으로 결과를 분석한다.

다. cut-off는 아래표와 같다.

FAM	HEX	Cy5
≤38	≤38	≤35

라. 아래 테이블의 내용에 따라 결과 분석을 한다.

FAM (RdRP)	HEX (E gene)	Cy5 (IC)	Result	Comment
+	+	+/−	2019-nCoV 양성	
+	−	+/−	Inconclusive	재검을 권장한다.
−	+		Inconclusive	재검을 권장한다.
−	−	+	음성	
−	−	−	Invalid	재검을 실시한다.

2. 사람유두종바이러스(Human papilloma virus, HPV)의 분자진단검사

1) 검사의 배경

파필로마바이러스(family *papillomaviridae*)는 토끼에 사마귀를 일으키는 바이러스로 처음 발견되었으며 사람에게 감염하는 파필로마바이러스인 인유두종바이러스(Human papilloma virus, HPV)가 발견되어 연구가 집중되었다. HPV는 약 200여종 이상의 유전자형을 가지고 대다수가 양성종양인 사마귀를 유발한다. HPV 유전자형 중 HPV-6, 11은 생식기 사마귀를 유발하며, HPV-16, 18은 자궁경부암을 유발한다.

HPV는 인체 기관의 다양한 상피에 감염한다. HPV 유전자형에 따란 피부감염, 항문생식부 감염, 자궁경부 감염을 일으킨다. 후자의 경우에는 성 접촉을 통해서 일어난다. 피부 감염의 경우, 인체이 피부에는 HPV 입자가 항시 존재하지만 표피가 HPV의 감염을 물리적으로 차단해준다. 단, 피부에 상처가 있는 경우, HPV 입자가 기저층 세포를 감염하게 된다. 이렇게 감염되더라도 대부분의 HPV 감염은 피부조직의 세포성 면역반응에 의해 제어된다. 즉, 단지 일부의 경우에만 감염이 확립되어 사마귀를 형성하는 것이다.

표 11-1 파필로마바이러스의 분류.

바이러스/subtype	숙주	질병
인간 파필로마바이러스		
HPV-1	사람	사마귀
HPV-16	사람	자궁경부암
HPV-18	사람	자궁경부암
동물 파필로마바이러스		
BPV-1	소	사마귀

(1) 검사법

HPV는 시험관내에서 증식이 어려우며, 사람 표피의 과립층 상층이나 각화층의 세포 속에서만 증식이 가능하다. 현재 바이러스를 검출할 수 있는 검체는 사람의 사마귀나 자궁경부암 조직에서만 얻을 수 있다. HPV DNA의 존재를 검출하기 위한 DNA 교잡 시험(in situ hybridization)이 유용하게 이용된다.

2) 핵산 증폭법을 이용한 HPV 검사 방법

(1) 검사 배경

AnyplexTM HPV28 Detection (Seegene, Seoul, Korea)는 자궁경부 액상세포검사 검체와 자궁경부 swab 검체에서 실시간 중합 효소연쇄반응(Real-time PCR)을 이용하여 19종의 HPV 고위험군(HRC) 및 9종의 HPV저위험군(LRC)을 정성적으로 검사할 수 있다. 타겟 병원균의 종류에 따라 두 개의 PCR set로 나누어져 있으며(A set, B set) A set는 14종의 고위험군 인유두종 바이러스를, B set는 5종의 고위험군 및 9종의 저위험군 인유두종 바이러스를 실시간 중합효소 연쇄반응(Real-time PCR)을 이용하여 검출할 수 있다.

Category	검출 정보
A set	14종 HPV 고위험군 검출 및 동정 (16, 18, 31, 33, 35, 39, 45, 51, 52, 56, 58, 59, 66, 68)
B set	5종 HPV 고위험군 검출 및 동정(26, 53, 69, 73, 82) 9종 HPV 저위험군 검출 및 동정(6, 11, 40, 42, 43, 44, 54, 61, 70)

인유두종 바이러스(HPV) 감염은 자궁경부암과 연관되어 있습니다. HPV는 자궁경부암과의 관련성에 따라 "고위험군(HR)"과 "저위험군(LR)" 그룹으로 나누어진다. 그러므로 인유두종 바이러스에 감염된 환자의 암 진행과 전이를 차단하는데 있어 인유두종 바이러스의 유형을 파악하는 것은 매우 중요하다. 일반적으로 사용되는 인유두종 바이러스 진단 제품은 주로 probe-hybridization 방법을 사용하고 있지만 probe-hybridization 방법은 probe의 바이러스 DNA 또는 PCR 증폭산물들 사이의 교차반응 때문에 높은 위양성율을 보이는 단점을 가지고 있다.

(2) 시약 및 검체

① probe, primer

② positive control

③ negative control

④ 인유두종 바이러스 의심 환자의 검체(자궁경부 액상세포검사 검체와 자궁경부 swab 검체)

(3) 기구 및 장비

① micropipette set

② PCR rack

③ microcentrifuge

④ spin down centrifuge

⑤ vortex mixer

⑥ Real-time PCR machine (CFX 96 Real-time Quantitative Thermal Block, Bio-rad, California, USA)

(4) 정도관리

① 대조물질

가. 양성 대조: positive control

나. 음성 대조: negative control

(5) 검사 순서

① 검체 채취 및 전처리

가. 자궁경부 액상세포검사 검체는 ThinPrep®, SurePath™를 사용한다. 자궁경부 swab 검체는 자궁경부의 점막층 제거 후, 원주상피와 편평상피 세포를 채취한다.

나. 액상세포검사 검체 1mL를 13,000 rpm에서 15분간 원심분리하여 상층액을 제거한다.

다. 1xPBS를 사용하여 200-450 uL를 넣고 15-30초간 vortexing하여 침전물을 현탁시킨다.

② Real-time PCR 준비

가. 반응을 위해 Real-time PCR master mix를 준비한다.

- 총 필요한 반응수=(n sample+1 positive control+1 negative control)+1
- master mix 혼합 시 vortex를 사용하지 말고 가볍게 tapping 한다.

구성물	용량(uL)
4x HPV28 A TOM or B TOM	5
EM1	5
RNase free Water	5
Total volume of mastermix	15

나. master mix를 잘 혼합한 후 strip tube 또는 plate에 넣고 15uL씩 분주한다.

다. 준비된 Sample RNA와 positive control을 각각의 well에 5uL씩 분주한다. 양성대조군은 HPV28의 PC1 또는 PC2 또는 PC 5uL를 사용하여 분주한다.

라. PCR 반응의 오염을 확인하기 위해 negative control well에 water를 5uL 첨가한다.

마. 분주가 끝난 tube는 cap으로 잘 닫아준 후 가볍게 원심분리를 한다. plate는 plate cover로 잘 덮어준다.

바. 만약 튜브 안의 액체가 바닥으로 잘 모이지 않았다면, 더 높은 rpm에서 오랫동안 다시 원심분리를 한다.

사. CFX96 장비에 strip tube 또는 plate를 장착한 후 아래의 조건으로 검사를 진행한다.

(6) 장비의 작동

① Real-time PCR 장비 준비

검출을 위한 CFX96TM Real-time PCR System (Bio-Rad) 장비의 준비과정은 Protocol Setup, Plate Setup, Start Run의 3단계로 나누어진다.

② 메인 메뉴에서, File → New → Protocol을 클릭하여 Protocol Editor를 열어준다.

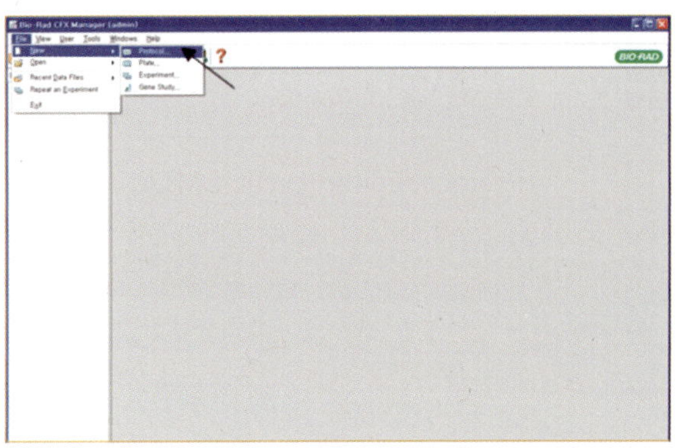

③ Protocol Editor에서 다음과 같이 반응 프로토콜을 설정한다.

i) cyclic-CMTA (Melt analysis of three times)

Step	Temperature	Duration	No. of cycles
1	50°C	4 min	
2	95°C	15 min	
3	95°C	30 sec	30
4	60°C	1 min	
5	72°C	30 sec	
6	GOTO 3, 29 more times		
7	55°C	30 sec	
8*	Melting curve 55°C ~ 85°C (5 s / 0.5°C)		
9	95°C	30 sec	10
10	60°C	1 min	
11	72°C	30 sec	
12	GOTO 9, 9 more times		
13	55°C	30 sec	
14*	Melting curve 55°C ~ 85°C (5 s / 0.5°C)		
15	95°C	30 sec	10
16	60°C	1 min	
17	72°C	30 sec	
18	GOTO 15, 9 more times		
19	55°C	30 sec	
20*	Melting curve 55°C ~ 85°C (5 s / 0.5°C)		

Note: Step 8, 14, 20에서 형광이 측정됩니다.

ii) End point-CMTA (Melt analysis of one time)

Step	Temperature	Duration	No. of cycles
1	50°C	4 min	
2	95°C	15 min	
3	95°C	30 sec	50
4	60°C	1 min	
5	72°C	30 sec	
6	GOTO 3, 49 more times		
7	55°C	30 sec	
8*	Melting curve 55°C ~ 85°C (5 s / 0.5°C)		

Note: Step 8에서 형광이 측정됩니다.

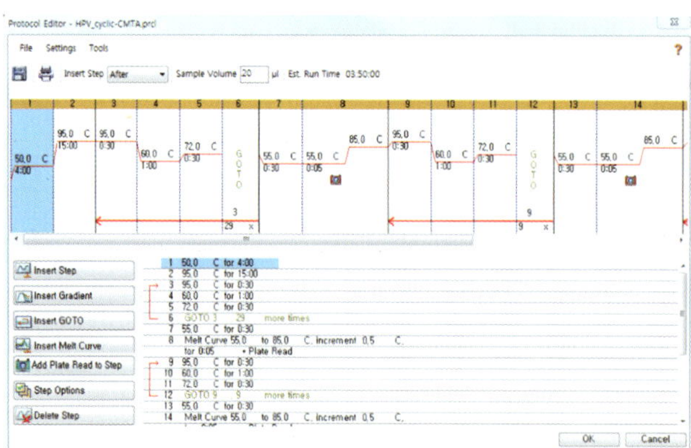

Protocol Editor (cyclic-CMTA)

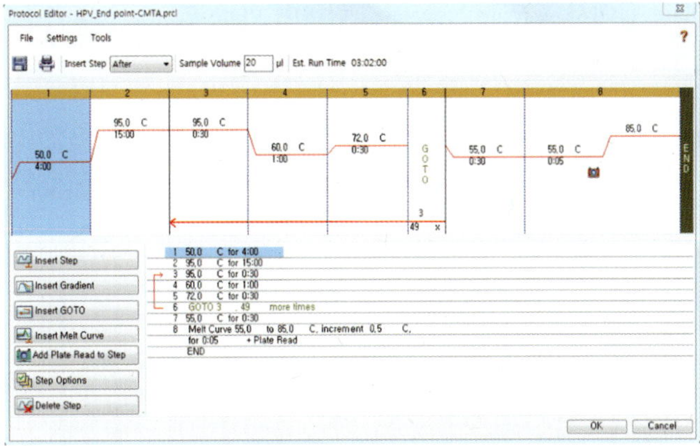

Protocol Editor (End point-CMTA)

④ Sample Volume을 클릭하고 20 µL를 입력하고 OK를 클릭하면 Experiment Setup 창이 열린다.

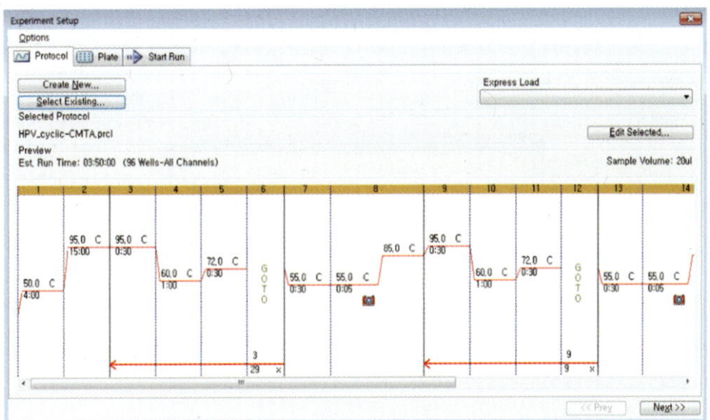

Experiment Setup Protocol (cyclic-CMTA)

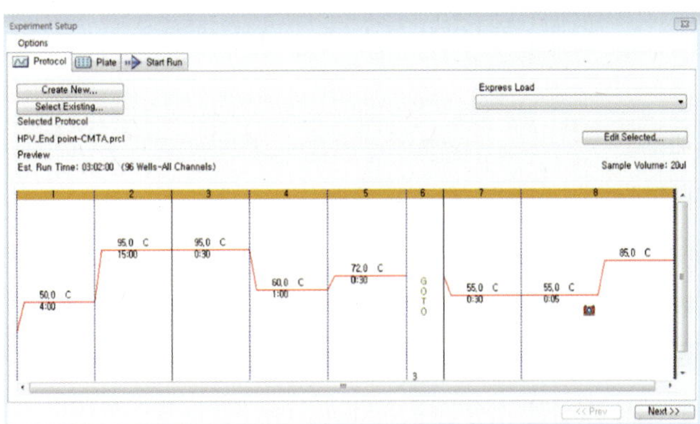

Experiment Setup Protocol (End point-CMTA)

⑤ Experiment Setup의 Plate 탭에서, Create New를 클릭하여 Plate Editor를 열어준다.

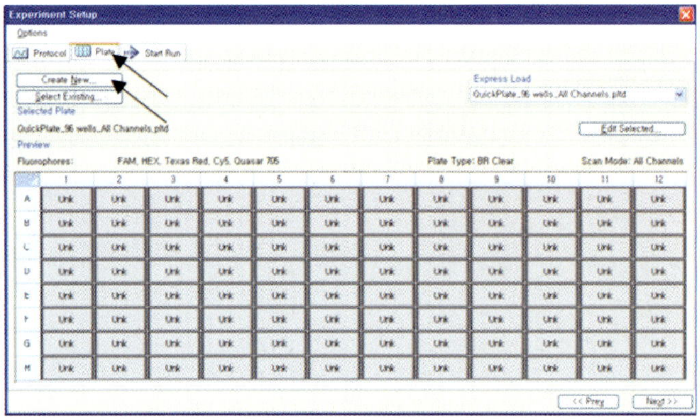

⑥ Select Fluorophores를 클릭하여 검사에 사용할 형광물질(FAM, HEX, Cal Red 610, Quasar 670, Quasar 705)을 선택한다.

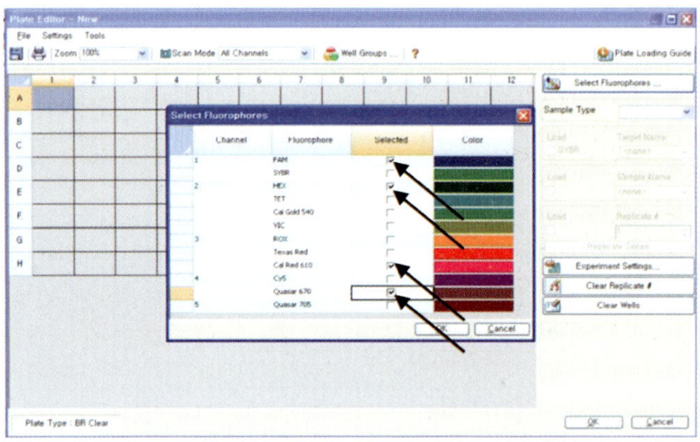

⑦ Well들을 선택하고, drop-down 메뉴로부터 Sample Type을 선택한다.

- Unknown: 임상 샘플
- Negative Control: 음성대조군
- Positive Control: 양성대조군

⑧ 선택한 well들에서 형광을 운용하기 위해 체크박스(FAM, HEX, Cal Red 610, Quasar 670, Quasar 705)을 클릭하고 Well을 선택하여 각각의 Sample Name을 입력하고 enter key를 누른다. Plate Editor 메인 메뉴의 Settings에서, Plate Size (96 well)와 Plate Type (BR White)을 선택한다.

⑨ OK를 클릭하고, 새로운 plate 파일을 저장한다. Experiment Setup 창이 열립니다.

⑩ Experiment Setup의 Start Run 탭에서 뚜껑을 닫기 위해서 Close Lid를 클릭한다.

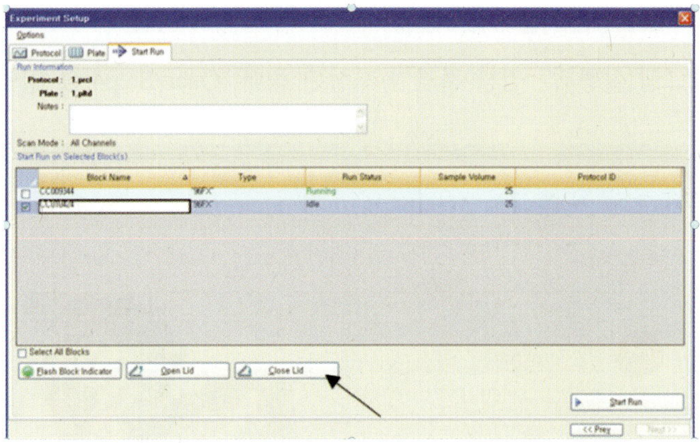

⑪ Start Run을 클릭한다. 나의 문서나 지정된 폴더에 운영파일을 저장하고 파일 이름을 기재한 후 SAVE를 클릭하면 장비가 작동을 시작한다.

(7) 결과 판독

① 결과 판독 준비

가. 검사가 끝난 후 Melt Curve 탭을 선택합니다.

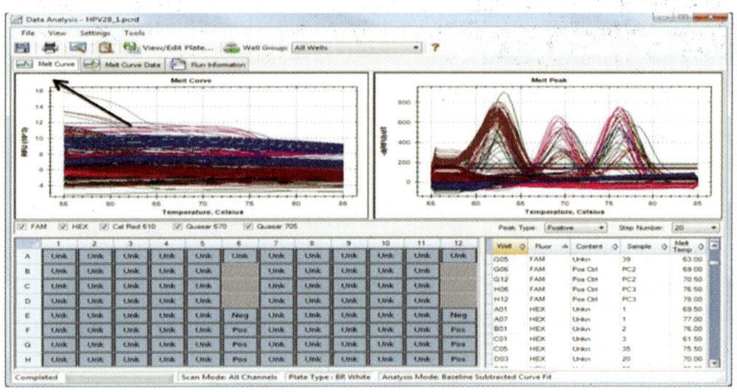

Result of Melt peak.

나. 메인 메뉴의 Tools에서, Seegene Export를 선택한다.

다. 데이터 저장을 위해 생성한 폴더를 선택한 후 OK를 클릭한다.

② Seegene Viewer에서 데이터 분석을 위한 설정

가. Seegene Viewer 프로그램 실행 후, 검사 결과가 저장된 폴더 "QuantStep4"를 열어준다.

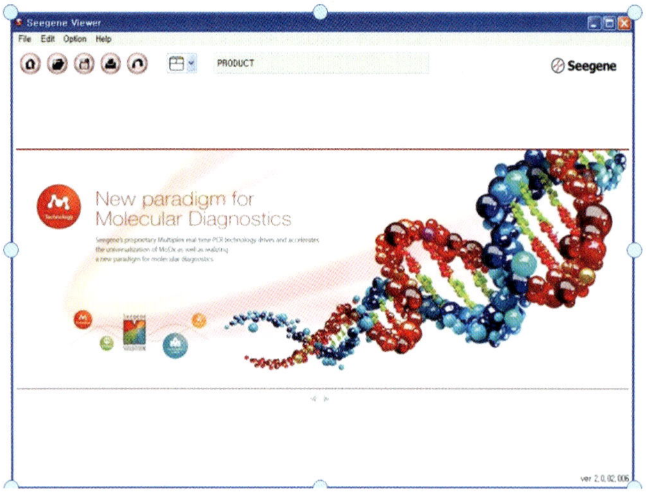

나. 검사 파일을 연 후, PRODUCT 메뉴에서 검사 kit를 선택한다. 각 well을 클릭하여 결과를 확인한다.

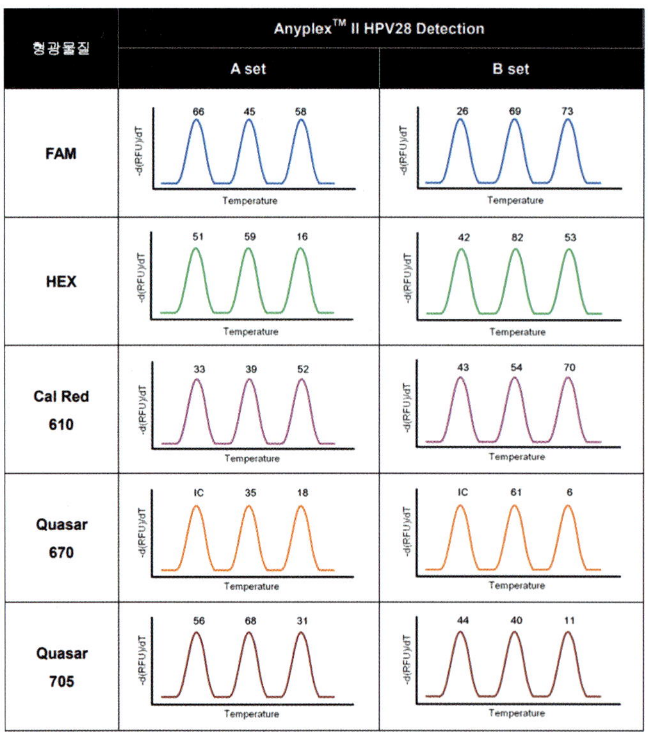

3. B형간염바이러스(hepatitis B virus; HBV)의 분자진단검사

1) 검사의 배경

(1) B형간염 바이러스(hepatitis B virus; HBV)

Virus 성 간염은 지금까지 A형~G형 간염 등 6가지로 분류한다. 원인 바이러스, 감염 경과, 예후가 다르므로 치료 및 감염 예방 지침으로 바이러스 동정이 필요하다. 혈액을 매개로 발생하는 혈청(수혈수)간염은 B형, C형, O형 간염 3가지가 있다. 또한 전파경로는 아직 확인되지 않았으나 G형도 수혈받은 환자에게도 발생하므로 비경구 감염으로 예측된다. 혈액을 매개로 간염을 일으키는 간염군의 특징은 어느 경우든 급성간염 외에 만성간염이 존재하며 간경변이나 간세포암의 원인이 되기도 한다. HBV 지속 감염자를 HBV 보균자라고 하는데, 현재 우리나라 인구의 약 9% 정도이고, 동시에 만성간염, 간경변, 간암의 30%가 이 보균자로부터 발생한다.

B형간염 바이러스 감염 여부를 알기 위해서는 3종류의 항원, 항체(HBs, HBc, anti-HBc)외에 HBV의 core에 있는 HBV 관련 DNA polymerase, HBV-DNA, 외피가 있는 HBs 항원과 그 부위에 대한 항체, poly-albumin receptor 등이 있는데 이들의 동태까지 이해할 필요가 있어서 대단히 복잡하고 이해하기 어렵다.

(2) HBV 구조

HBV는 크기가 42nm로서 DNA 바이러스 중 가장 작으며, 내부에는 원형의 DNA가 피각(capsid)으로 되어 있는 20면체의 외피로 둘러싸여 있다. HBV는 *Hepadnaviridae*과 *Orthohepadnavirus*속으로 분류되며, 42 nm의 구형의 바이러스로 발견자의 이름에 의해 Dane 입자라고 한다. Dane 입자는 중심에 직경 27 nm의 core(핵)가 있고, 두께가 있는 envelop가 core를 싸고 있는 구조를 이루고 있다(그림 11-2).

① HBV genome

HBV DNA는 분자량이 1.6×10^6 kDa이고, 3,200bp이며, (-)와 (+)의 두 가닥으로 되어 있다. (-) 가닥은 거의 완벽한 원형이며, pre-S, 표면 및 핵의 구조단백과 중합효소와 X-단백으로 된 재생 단백의 유전자들이 중복되게 존재하고, (+) 가닥은 불완전한 원형으로 (-) 가닥보다 짧고 길이에 변이가 있는데, 내인성 DNA 중합효소가 역할 하면 모자라는 부분을 채워 완전한 원형으로 만든다(그림 11-3).

Genome 내에 최소 4개의 유전자(gene S, gene C, gene P, gene X)가 존재하며, gene S로부터 엔벨롭단백질(표

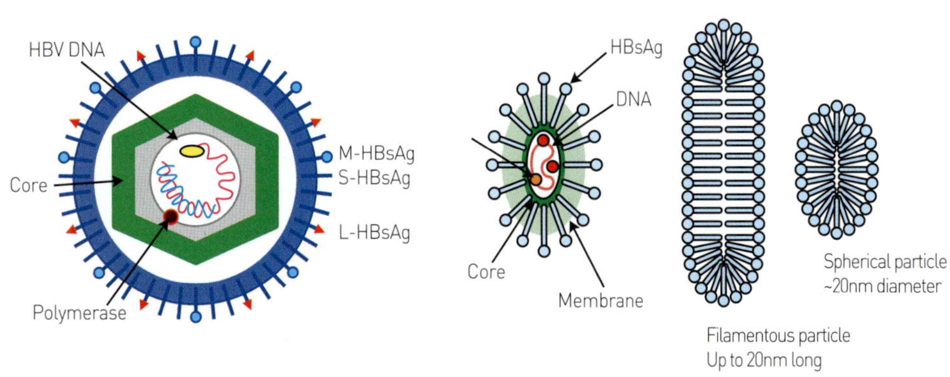

그림 11-2 HBV 바이러스의 구조

면 항원, HBsAg)이 gene C로부터 캡시드 단백질(핵 항원, HBc Ag)이 gene P로부터 복제효소, 즉 역전사효소 gene X로부터 전사 촉진 단백질이 암호화되어 각각의 단백 산물이 생성된다.

② HBV 전사 산물과 단백(항원과 효소)

HBV의 항원은 바이러스의 표면에서 발견되는 표면 항원인 HBsAg (hepatitis B surface antigen)와 내부 핵에 있는 초기 항원인 HBeAg (hepatitis B early antigen)와 핵 항원인 HBcAg (hepatitis B core antigen)이 있다. HBsAg은 이것이 단독으로 과잉 생산되어 말초 혈액 내에서 핵이 없는 빈 원형이나 튜브 모양의 입자로도 발견된다. 내부 핵에는 HBcAg과 HBeAg 외에도 2가닥의 DNA 분자와 DNA 중합효소가 있다.

HBV가 복제될 때 유전정보를 전사한 후 해독하는 과정에서 4분자의 mRNA가 생산된다. 3.5kb로서 가장 긴 mRNA는 게놈을 복제할 원형(template)과 precore/core와 중합효소를 위한 것이며, 그다음 2.4kb mRNA는 pre-S1, pre-S2 및 HBsAg의 유전정보를 나타내며, 2.1kb mRNA는 단지 pre-S2와 HBsAg의 유전정보만을 나타낸다. 가장 작은 mRNA는 0.7 kb로서 X-단백의 유전정보를 나타낸다(그림 11-3).

HBcAg와 HBeAg는 같은 유전자 정보로부터 해독된 산물인데, 전사된 후 HBcAg은 형질내세망(endoplasmic reticulum)에서 갈라져서 HBeAg (precore fragment)이 분비되며, HBcAg은 바이러스의 단위인 nucleocapsid를 합성하는데 필수이다. HBcAg은 혈청 중에서 발견되지 않고, 환자의 간 조직에서 발견되며, HBeAg는 바이러스의 역가가 높은 환자의 혈청 중에서 검출되는 가용성 단백질이다.

Surface/pre-S 유전자는 바이러스 외피의 유전정보를 갖고 있다. HBsAg를 구성하는 3가지 중 SHBs(small HBs protein)는 가장 작은 유전자 산물이나 주요 표면 단백이며, 중간 크기의 MHBs (middle HBs protein)는 pre-S2 성분이 포함되어 있고, 가장 큰 표면 단백인 LHBs(large HBs pro-tein)는 pre-S1을 함유하고 있는데, HBsAg 입자의 구성요소로 들어가고 완벽한 바이러스 입자에서 주로 발견된다. pre-S 단백의 역할은 HBV가 간세포에 부착하는데 중요하다.

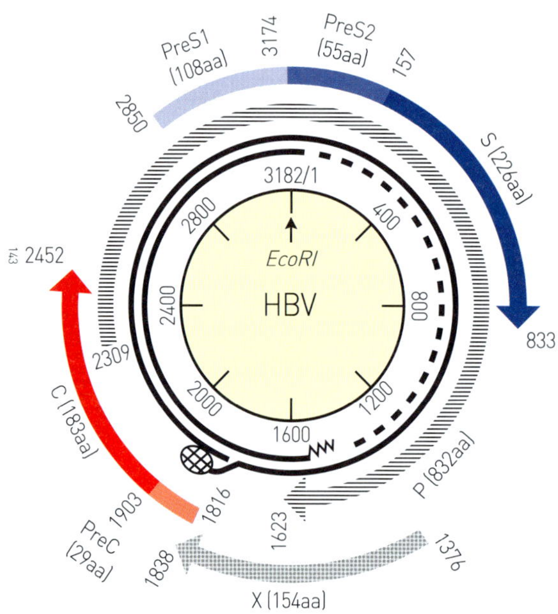

그림 11-3 HBV DNA

(3) HBV 감염의 징후와 증상

HBV의 감염은 급성간염, 자기제한 간염 및 치명적인 전격성간염 등에 이르는 여러 간질환을 유발한다. 특히, 어린 나이에 HBV에 감염되면 무증상의 보균상태가 되었다가 계속해서 만성 활동성 간염, 간경화, 간암으로 진전된다. 감염 연령, 숙주의 면역상태 등과 같은 수많은 요인이 임상 과정에 영향을 미친다.

HBV 감염에 의한 간질환 환자의 경우 HBV 바이러스의 복제가 활성화되어 HBV DNA 수치가 1,000~10,000 IU/mL 이상의 수치가 올라가는 것이 특징이다. 반면 간 효소 수치가 낮거나 정상적인 수치를 가진 환자의 경우는 임상 진행의 위험이 낮은 비활성 보균자로 간주한다.

어린 나이에 HBV에 감염되면 통상 지속적인 감염 상태가 되며 지속감염은 혈중에 HBs가 장기간 존재하는 것으로 알 수 있다. 만성적 HBV 감염을 겪고 있는 사람 중 일부는 무증상의 보균자가 되는 반면 나머지 사람은 괴사성 간경변으로 발전된다.

HBV에 대한 가장 빈번한 임상적 반응은 무증상이거나 잠재적 감염이 원인이다. 수혈과 관련된 B형간염의 증상이 나타나고 있는 환자에게서는 수혈 후 수주에서 6개월에 이르는 동안 황달과 ALT 수준이 비정상적이다.

(4) HBV 검사법

급성 및 만성 간염은 HBs 항원 및 HBe 항원의 존재 여부와 이에 대한 항체의 존재 여부로 판단할 수 있다. 특히 HBe 항원은 바이러스 증식과 상관관계가 매우 높아 바이러스 증식의 혈청학적 지표로 간주한다(그림 11-4).

혈액에서 B형간염 바이러스를 나타내는 표지자인 HBsAg가 6개월 이상 존재하는 경우 만성적으로 B형간염 바이러스를 가지고 있다고 진단할 수 있다. 만성 B형간염이란 혈액에서 HBsAg가 6개월 이상 존재하면서, 혈중 HBV DNA가 20,000IU/mL 이상 존재하고 지속적 혹은 간헐적인 AST/ALT 상승을 보이거나 간 조직 검사에서

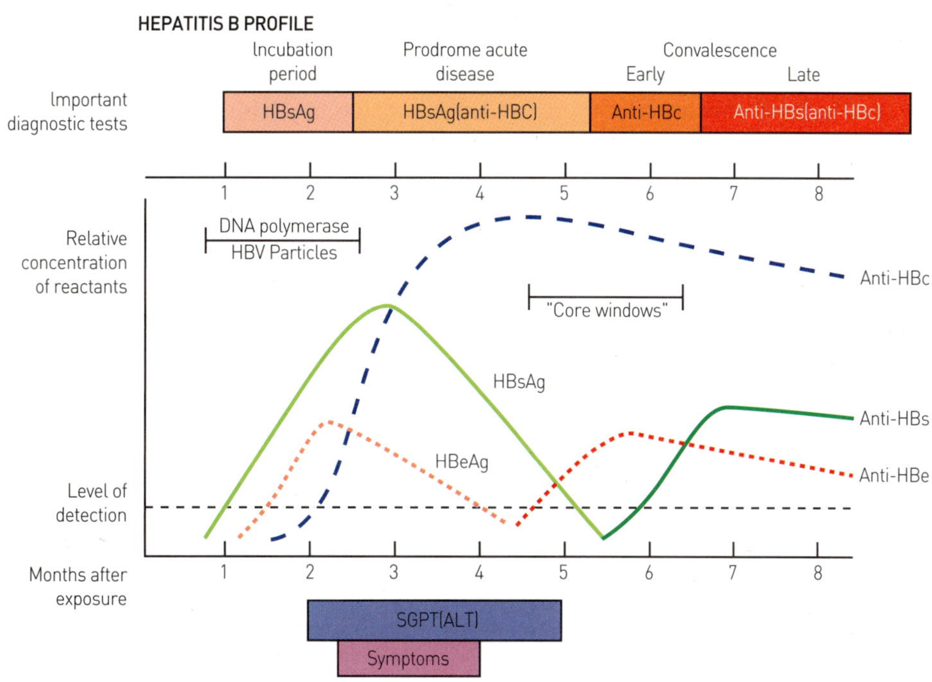

그림 11-4 간염바이러스 감염증의 혈청학

중등도 이상의 염증 소견이 보일 때에 진단할 수 있다. '비활동성 간염 보균자'는 HBsAg 양성인 상태가 6개월 이상 유지되기는 하지만 e항원(HBeAg) 음성, e항체(HBeAb) 양성이면서 HBV DNA<2,000IU/mL, 지속적인 AST/ALT 정상인 경우에 진단할 수 있다.

① 항원/항체 검사

가. 표면 항원(s항원, HBsAg)

B형간염 바이러스의 표면에서 발견되는 특이 항원이다. 이 검사 결과가 양성이면, 현재 B형간염 바이러스에 감염이 되어 있다는 것을 의미한다. 이 항원은 급성 감염이 되었을 때 제일 먼저 나타나며, 증상이 시작되기 전에 먼저 나타나고, 감염에서 완전히 호전되면 사라진다.

나. 중심(core) 항원(c항원, HBcAg)

B형간염 바이러스에서 발견되는 특이 항원이다. 이 항원은 바이러스에는 있지만, 백신에는 포함되어 있지 않다. 이 항원이 있다는 것은 현재 활동성 감염이 있다는 것을 의미한다.

다. 표면 항체(HBsAb)

표면 항체는 표면 항원에 대항하는 항체이다. 표면 항체가 양성이라는 것은 이전에 감염이 되었다가 완치되었거나, 예방접종의 효과가 있다는 것을 의미하며 이 항체가 있으면 다시 바이러스에 노출되어도 간염이 생기지 않게 된다.

라. 중심 항체(Anti-HBc, Hbc-Ab)

중심 항체는 B형간염 바이러스의 중심 항원에 노출되었을 때 만들어진다. 이 항체가 양성이라는 것은 B형간염 바이러스에 노출되었던 경험이 있다는 것을 의미한다. 이 항체에 대한 검사는 '위양성(僞陽性)'이 많으므로 다른 혈청 검사와 함께 해석하여야 한다. 예방접종으로는 중심 항체가 형성되지 않으며, 이전에 감염된 적이 있는지 예방접종만 받은 것인지 알아보는 데에도 사용된다. 혈액은행에서 시행하는 검사도 중심 항체 검사이다.

마. e항원(HBeAg)

e항원은 혈액 내에 B형간염 바이러스가 있을 때만 나타나는 항원이다. 그러나 일부 변종에서는 e항원이 나오지 않기도 한다.

바. e항체(Anti-HBe)

e항체는 e항원에 노출되었을 때 나타나는 항체이다. e항체가 생겼다면 치료가 성공적이라고 생각할 수도 있다.

② HBV DNA 검사

HBV DNA는 급성 및 만성 감염이 있을 때 혈청과 간 내에서 검출되지만, 임상적으로 회복되어 anti-HBs가 양성이고, HBsAg가 제거된 환자에게서는 검출되지 않으나 중합효소연쇄반응법과 같이 예민도가 높은 검사로는 혈액 내에서 검출되기도 한다. 이런 낮은 수치의 의의는 아직 확실히 모르지만, HBsAg 음성인 환자의 간이나 혈청에서 HBV DNA가 검출되는 경우는 간세포와 결합한 HBV DNA가 있거나 적은 양의 바이러스 복제가 지속되기 때문이다.

임상적으로 HBV DNA 정량검사는 진단 목적으로는 유용성이 제한적이지만, 만성 B형간염 환자에서 인터페론과 라미부딘을 포함한 항바이러스 치료에 대한 반응의 평가뿐만이 아니라, 환자에서 예후나 viremia를 평가하고, HBV의 복제 활성 정도와 질병의 경과를 추적하는 데 가장 중요한 표지자로서 사용이 증가하고 있다.

HBV DNA 농도의 추적검사는 만성 HBV 감염의 치료에 대한 반응을 결정하는 데 유용하며, B형간염 바이러스의 핵산이 지속해서 없다는 것의 가장 믿을 만한 지표가 된다. 핵산의 염기서열 분석은 바이러스의 유전적 변이종 확인과 HBV 유행 시 감염원을 조사하는 데 사용된다. 정량검사 방법으로는 여러 가지 검출 방법이 개발되었거나 개발되고 있는데, 크게 프로브법과 증폭법이 있다.

일반적으로 증폭법은 유전자 개수가 50 copies/μL 이하이며 정성검사에서 장점이 나타나며, 반면에 프로브 수기법은 정량검사에 널리 사용되고 있다. 정량검사의 결과는 pg/mL과 게놈의 개수로 나타내는데, pg/mL는 게놈의 개수를 2.85×105로 나눈 값이며, HBV DNA 1당량(Eq/mL)은 3.2 Kb HBV genomic DNA 1분자이며, 이것은 약 2.5 pg/mL에 해당한다. 이들 중 중합효소연쇄반응, bDNA 및 TMA 검사방법들은 결과가 매우 다를 수 있고, 수기가 복잡하고, 비싼 장비가 요구되며, 숙련된 기술과 검사비가 비싸다는 것이 단점이다.

HBV DNA를 중합효소연쇄반응법으로 증폭하고 이후 증폭 산물을 검출하는 방법으로 전기영동, 하이브리드형성법, 화학발광법이나, 염기서열을 조사하는 방법이 있다. 중합효소연쇄반응법이 가장 예민도와 특이도가 높은 검사방법이지만, 상용화 검사로 사용하기에는 표준화가 부족하고, 결과적으로 충분한 정도관리의 부족한 점이 장애이다. 그래서 예민도, 특이도가 높고 신뢰할 만한 증폭 방법과 검출 방법이 요구된다. 특히 이전에 증폭방법을 사용한 일이 없는 검사실과 같은 환경에서도 검사할 수 있도록 특이한 전문기술이 별로 필요 없는 방법이 요구되는데, 간편하고 경비가 비교적 싼 효소 면역검사법에 따른 시도가 해결 방법의 하나이다.

HBV의 nucleocapsid는 HBcAg의 90 혹은 120 dimer로 구성되어 있는데, 피막이 쌓이고 나서 혈류로 유출된다. 따라서 혈청에서 HBcAg의 정량검사가 HBV DNA와 마찬가지로 바이러스의 load를 나타낸다. 일반적으로 중합 효소연쇄반응법에 따른 검출은 HBsAg의 검출과 같은 의의로서 현재의 HBV 감염을 의미한다.

반면에 하브리드형성법에 의한 검출은 HBeAg와 비슷하며, 상당한 양의 바이러스 복제를 의미하고 활동성 간 질환일 가능성이 높다. HBeAg는 역사적으로 순환하는 바이러스 입자의 존재를 검출하는 데 이용했다. HBeAg의 수치와 HBV DNA의 양은 서로 상관관계가 좋다. 만성 B형간염 환자 중 약 1~1.5%에서 매년 저절로 HBeAg에 없어지는데, 어떤 사람은 회복된 것이지만 그렇지 않은 사람들은 HBV DNA가 세포의 게놈에 통합되어 비복제기로 들어간 것이다. 이런 이행기에는 AST, ALT 증가가 있고 황달이 종종 동반된다. 드물게 HBeAg이 다시 검출되기도 한다.

③ 실시간 PCR을 이용한 B형간염 바이러스(Hepatitis B virus; HBV)의 정량검사

B형간염 바이러스를 가진 보균자는 만성 간염이나 간경화, 간암으로 이행될 가능성이 높으므로 진단과 치료의 확인을 위해서는 HBsAg나 HBeAg 등의 혈청학적 검사가 필수적이다. 항바이러스제 치료를 받는 만성 B형간염 환자의 경우 혈중 바이러스가 줄었다가 장기간 투약 시에 약에 대한 내성이 생기면 다시 바이러스가 급증하는 경우가 있으므로 HBV DNA의 정량 측정은 항바이러스제 치료 과정에 중요한 검사이다. 오늘날 HBV DNA의 정량 검사는 TaqMan탐침자 또는 SYBR Green I과 같은 형광염료를 이용한 방법 등을 사용하여 real time PCR 검사를 시행한다.

2) 실시간 PCR을 이용한 B형간염 바이러스(Hepatitis B virus; HBV)의 정량검사 (AccuPower®HBV Quantative PCR)

(1) 검사의 배경

AccuPower® HBV Quantative PCR 키트는 Exicycler™ 96 Real-time Quantitative Thermal Block(Bioneer Co.,Korea) 기기를 이용하여 임상 검체의 B형간염 바이러스 DNA를 실시간 정량 측정하기 위한 시약으로 구성되어 있다.

HBV premix에는 HBV genome의 특정 부분을 증폭하기 위한 HBV specific primers, dual-labeled fluorogenic(TaqMan® probe), DNA polymerase, dNTPs 및 효소 안정제가 포함되어 있다. 증폭 산물은 thermal cycling 동안 HBV specific probe(5'-FAM:3'-BHQ1)의 형광을 측정할 수 있으며, 매회 cycle에 따른 PCR 산물의 증폭량은 quencher가 제거될 때 발생하는 reporter dye의 형광물질을 통해 실시간으로 검출하게 된다. 검체의 PCR 과정이 성공적인지 확인하기 위해서 내부 표준 물질(internal positive control, 5'-TAMRA, 3'-BHQ1)이 포함되어 있다.

(2) 검사의 개요

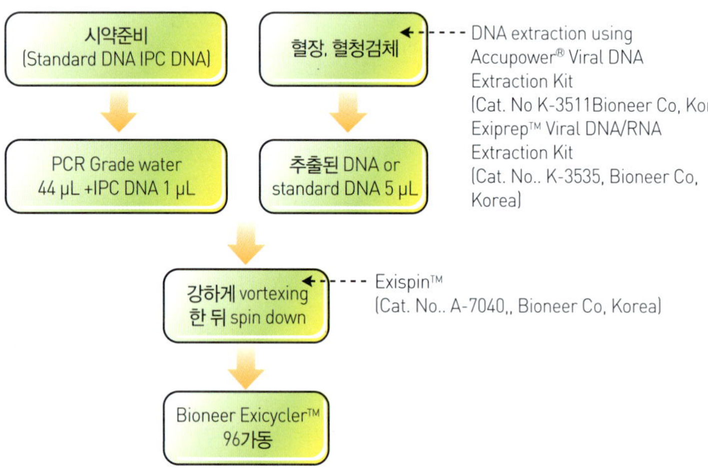

그림 11-5 검사의 개요

(3) 시약 및 검체

① AccuPower® HBV Quantative PCR kit(키트 내에 internal control DNA, standard DNA, PCR grade water 포함)

② 환자 혈장 또는 혈청으로부터 추출한 바이러스 DNA 시료

(4) 기구 및 장비

① micropipette set

② PCR rack

③ microcentrifuge

④ spindown centrifuge

⑤ Real-time PCR machine(Exicycler™ 96 Real-time Quantitative Thermal Block, Bioneer Co., Korea)

(5) 시료의 준비

① 테스트할 검체 수에 맞는 Premix strip을 잘라 꺼내고, standard DNA는 1 strip, negative control은 1 tube, Internal Positive control(IPC)은 테스트수에 맞는 volume만큼 잘라서 꺼내 놓는다.

② 44 μL의 PCR Grade water에 1 μL의 IPC DNA를 첨가하여 검체와 표준물질 수량에 여분을 고려하여 mixture를 만든 후 Premix strip에 45 μL씩 분주한다.

③ Non-template control well(A1) 에는 DNA 대신 PCR grade water 5 μL을 넣은 후 오염 방지를 위해 먼저 applicator를 이용하여 optical sealing film으로 well을 덮는다.

Number of samples		1	8	16
sample	Non-Template Control	5 μL	Each 5 μL	Each 5 μL
	HBV standard or clinical sample			
Internal Positive Control		1 μL	9 μL	18 μL
PCR grade water 2		44 μL	396 μL	792 μL
Total Volume		50 μL	450 μL	900 μL
Volume per reaction		50 μL	Each 50 μL	Each 50 μL

④ 추출된 검체 DNA를 5 μL씩 각각의 PCR tube에 넣고 Standard DNA는 B1~F1 well에 각각 5 μL씩 넣는다. DNA를 모두 넣은 후 applicator를 이용하여 optical sealing film으로 well을 덮는다.

⑤ Premix 형태의 mixture를 녹이고 DNA와 섞이도록 잘 혼합하고 바닥으로 모으기 위해 spin down 한다.

⑥ Real-time PCR을 실시한다(Exicycler™ 96 Real-time Quantitative Thermal Block).

(6) 장비의 작동

① Exicycler™ 96 뒷면에 있는 메인 파워 스위치를 켠다(LED 버튼이 붉은색으로 변함).

② Exicycler™ 96 앞면에 있는 파워 버튼을 3초 동안 누른다(LED가 초록색으로 변하고 깜빡거림).

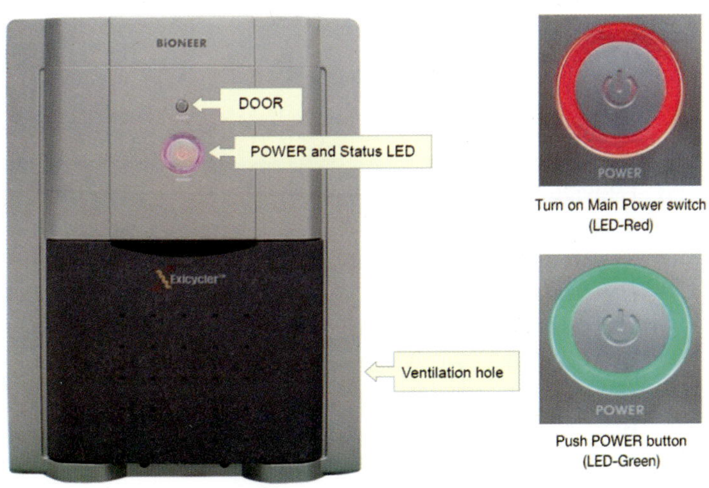

그림 11-6 Exicycler™ 96

출처: 바이오니어사

③ 96well thermal block이 기계 앞으로 나오도록 도어 버튼을 3초 동안 누른다. 반응 tube를 thermal block의 well의 방향을 맞추어 넣는다. 이때 NTC tube의 위치가 A1에 그리고 standard DNA tube의 위치가 B1~F1에 오도록 넣는다.

④ PCR strip 장착이 완료되면 도어 버튼을 3초간 눌러 닫는다.

⑤ 엑셀과 같은 스프레드시트 프로그램을 이용하여 다음과 같이 sample list를 작성한다. A1~F1까지의 well은 control 물질이 들어가는 위치이므로 작성하지 않고 빈칸으로 남겨놓는다.

	A	B	C	D	E	F	G
1		1	2	3	4	5	6
2	A		3	11	19	27	35
3	B		4	12	20	28	36
4	C		5	13	21	29	37
5	D		6	14	22	30	38
6	E		7	15	23	31	39
7	F		8	16	24	32	40
8	G	1	9	17	25	33	41
9	H	2	10	18	26	34	42

Screenshot of a sample list

⑥ Sample list 파일을 '＊.xls'의 확장자로 저장한다. 파일은 찾기 쉬운 위치에 저장한다.

⑦ "ExiDiagnosis Run" 아이콘을 더블 클릭하여 프로그램을 실행시킨다. 이때 'Device is not ready'라는 문구가 뜨면 프로그램을 끄고 다시 실행한다. 'System is ready'라는 문구가 뜨면 장비와 컴퓨터가 성공적으로 연결된 것이다.

⑧ PCR 반응에 필요한 protocol을 set-up 하기 위해 상단의 'File-Design Experiment'를 클릭한다.

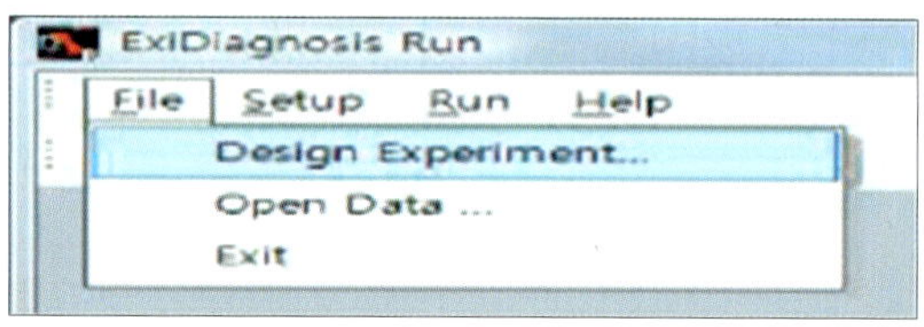

⑨ 'Select Diagnostics Kit' 창이 나타나면 HBV Quantitative Kit를 선택한다.

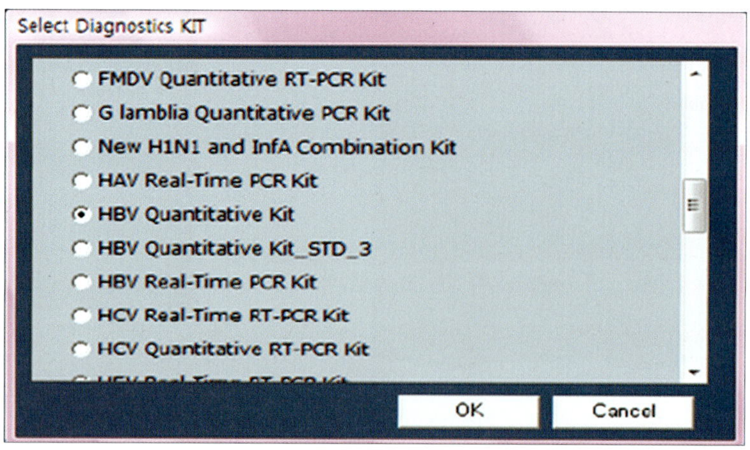

⑩ Diagnostics Kit 선택이 완료되면 농도 계산을 위한 'Check Prep Information' 창이 나타난다. 아래와 같은 창이 나타나면 각 항목에 맞는 수치를 입력한다(고정값으로 검체 시작 volume 200 μL, elution voiume 50 μL과 PCR에 사용하는 volume 5 μL가 입력되어 있다. 마지막 입력값은 IU변환 상수이고 HBV는 0.1로 사용하면 된다. 모든 수치를 입력한 후 'OK' 버튼을 클릭한다).

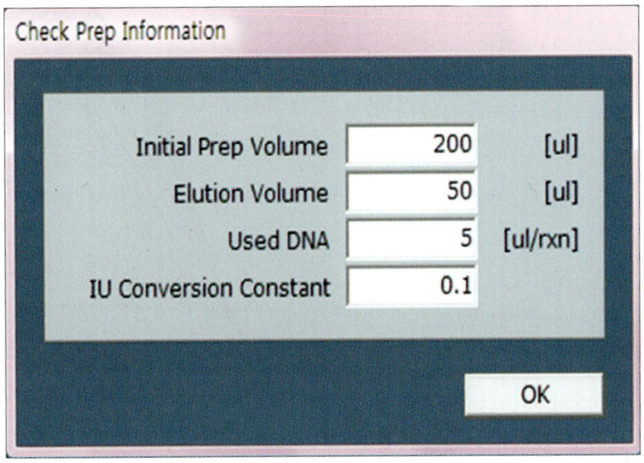

⑪ 입력이 완료되면 6번 단계에서 저장한 '＊.xls' 확장자의 sample list 파일을 선택하고 'open' 버튼을 클릭한다.

⑫ 'Sample Assign View' 창이 열리면 strip의 위치와 맞게 작성이 되었는지 확인한다. 작성이 올바른 경우 'OK' 버튼을 클릭한다.

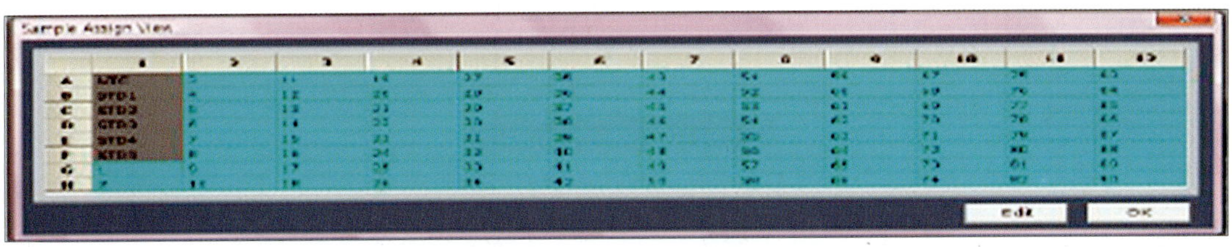

⑬ 'Quick Star' 창이 열리면 sample assign 위치나 PCR protocol을 확인한다. 정상적으로 입력이 되었으면 'OK' 버튼을 클릭한다.

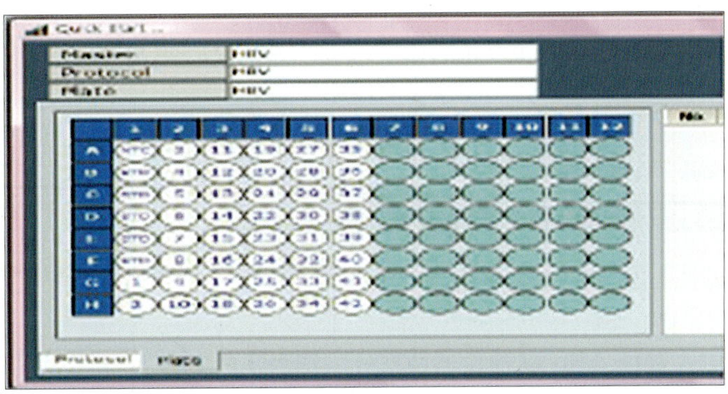

⑭ PCR을 실행하기 위해 '▶'버튼을 클릭한다('▶'버튼은 화면의 위쪽 툴바에 위치하고 있음).

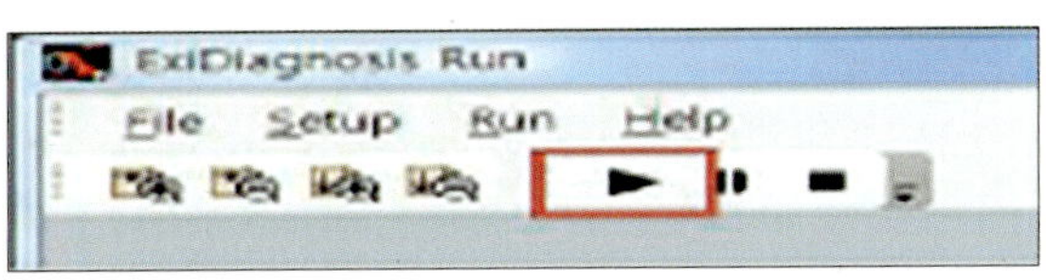

⑮ PCR 실행

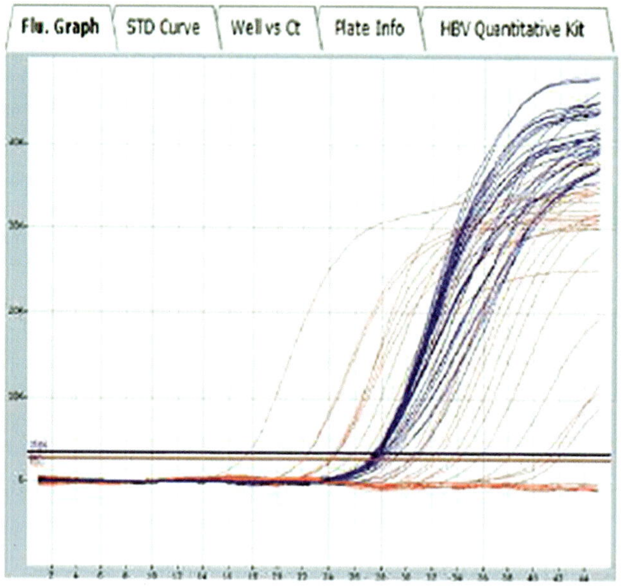

(7) 데이터 분석

① 'ExiDiagnosis Analysis' 아이콘을 클릭하여 분석 프로그램을 실행한다.

② 'File–Open'을 선택하여 분석할 데이터 파일(.ex3)을 실행한다(데이터 파일은 'C:' 폴더에 저장되어 있다.).

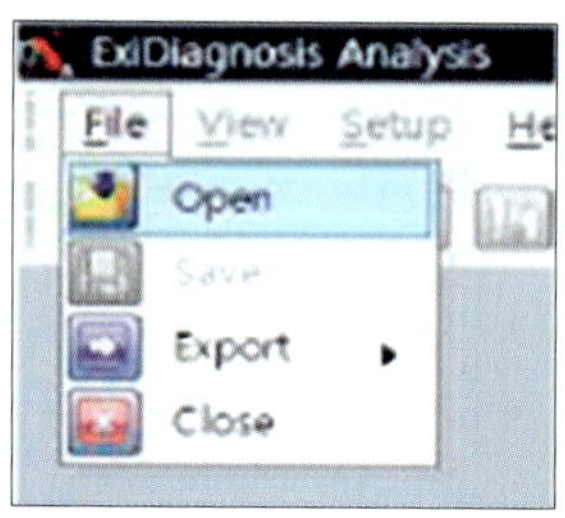

③ 아래와 같은 다섯 개의 탭이 보인다. Result (HBV Quantitative Kit) 탭이 화면의 처음에 보이도록 설정되어 있다.

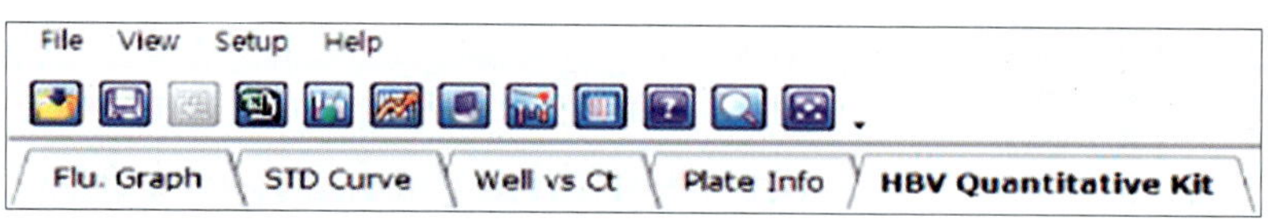

④ Result 탭에는 분석된 Ct 값과 △Rn 값이 스프레드시트 형식으로 표시되어 있다.

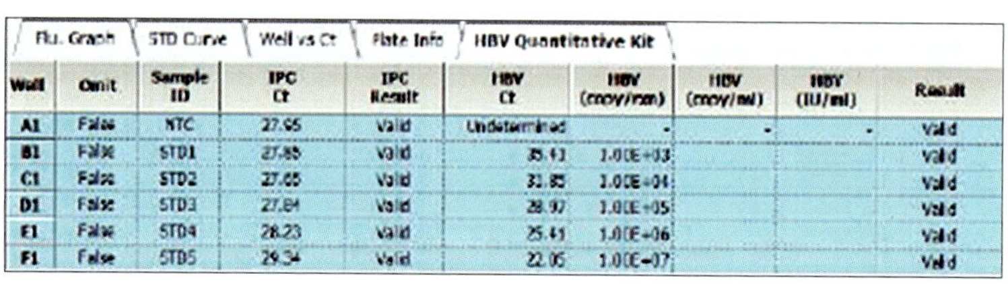

Well	Omit	Sample ID	IPC Ct	IPC Result	HBV Ct	HBV (copy/rxn)	HBV (copy/ml)	HBV (IU/ml)	Result
A1	False	NTC	27.95	Valid	Undetermined	-	-	-	Valid
B1	False	STD1	27.85	Valid	35.41	1.00E+03			Valid
C1	False	STD2	27.65	Valid	31.85	1.00E+04			Valid
D1	False	STD3	27.84	Valid	28.97	1.00E+05			Valid
E1	False	STD4	28.23	Valid	25.41	1.00E+06			Valid
F1	False	STD5	29.34	Valid	22.06	1.00E+07			Valid

⑤ 실험의 형광 곡선은 Flu. Graph 탭에서 볼 수 있다.

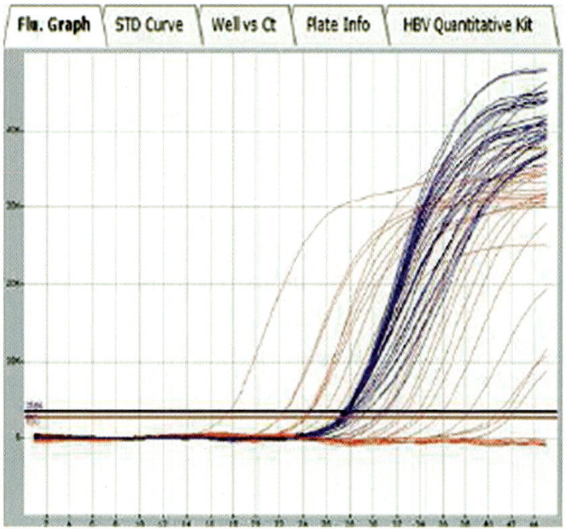

⑥ Well vs Ct 탭에는 각 검체별 Ct 값의 분포도가 표시되어 있다.

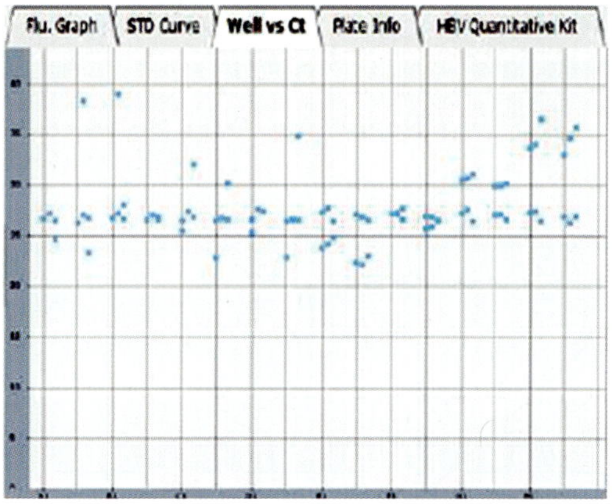

⑦ Standard curve 탭에서는 kit 내에 포함된 standard 물질의 standard curve를 보여준다.

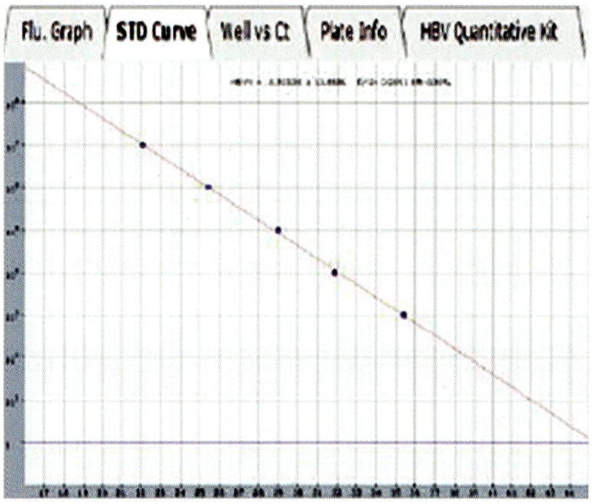

⑧ Plate Info 탭에는 NTC와 PC를 포함한 모든 검체의 이름과 assign 상태가 표시되어 있다.

⑨ Flu. Grand, Well vs Ct, Plate Info 탭에서는 화면을 ＊.jpg 파일로 저장할 수 있다. 툴바의 이미지 저장 아

이콘을 클릭하면 저장할 수 있다.

⑩ Result 탭에서는 툴바의 시트 저장 아이콘을 클릭하면 ＊.xls 파일 형식으로 저장할 수 있다.

(8) 분석 결과

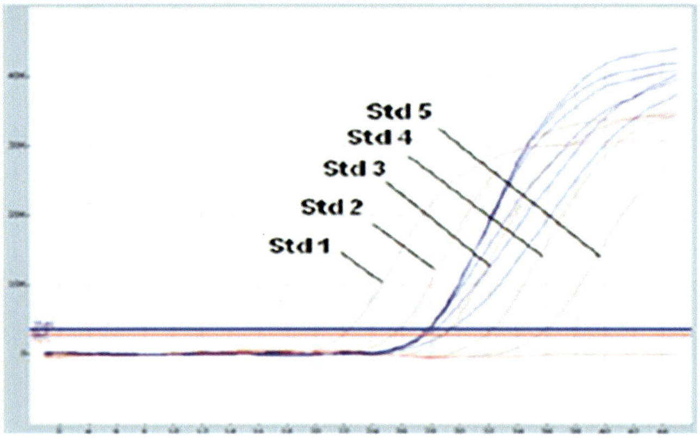

그림 11-7 키트 내 포함된 5개 HBV 표준물질 및 내부표준물질 및 환자 DNA 증폭 곡선

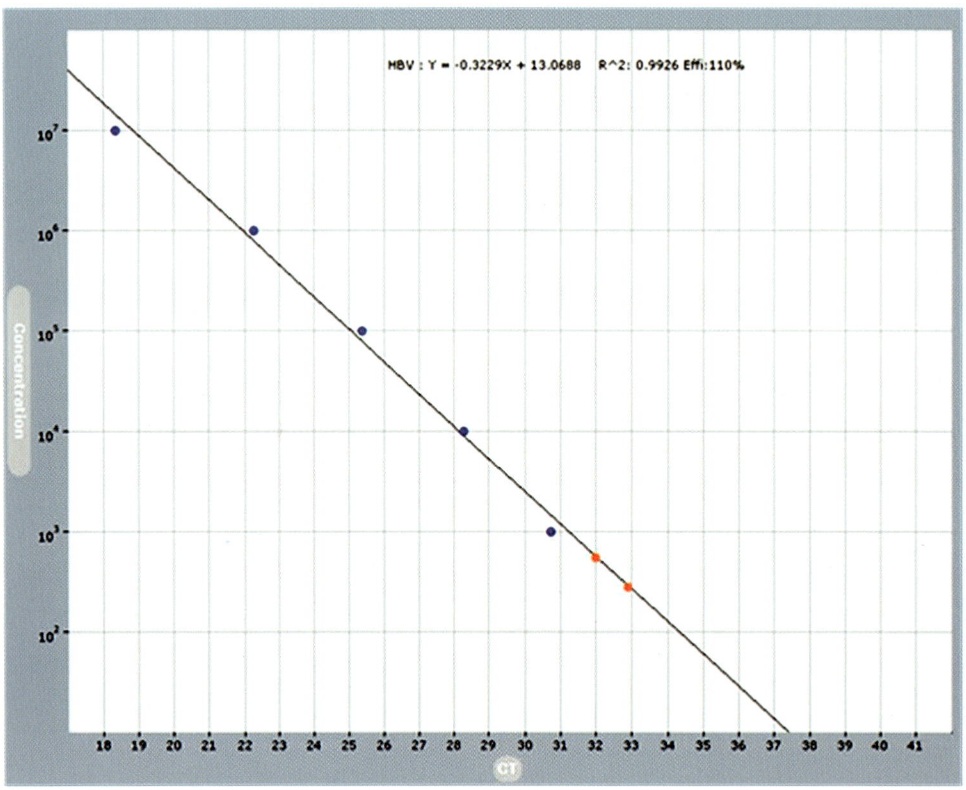

그림 11-8 키트 내 포함된 5개 HBV 표준 물질(파란색 점으로 표시)의 표준 곡선을 통한 환자 DNA(노란색 점으로 표시)

	A	B	C	D	E	F	G
1	Exicycler D	2014-1-14 HBV TEST.ex3					
2	Analysis Ty	Quantification Analysis					
3	Kit Name	HBV Quantitative PCR Kit					
4	User:	Guest					
5	Instrument	Exi - 05C - 0801019					
6							
7	Run Date :	Jan 14 2014 17:23:50					
8	Last Analys	May 13 2015 12:55:36					
9							
10	Data						
11	Well	Sample ID	IPC Result	HBV Ct	HBV (copy/ml)	HBV (IU/ml)	Result
12							
13	A1	NTC	Valid	40.87			Invalid
14	B1	SPC1	Valid	30.72	-	-	Valid
15	C1	SPC2	Valid	28.26	-	-	Valid
16	D1	SPC3	Valid	25.35	-	-	Valid
17	E1	SPC4	Valid	22.26	-	-	Valid
18	F1	SPC5	Valid	18.35	-	-	Valid
19	G1	1	Valid	32.01	2.70E+04	4.51E+03	4.51E+03
20	H1	2	Valid	32.9	1.39E+04	2.33E+03	2.33E+03

그림 11-9 실험 결과(A1:NTC, B1~F1: 표준시료, G1, H1: 환자 시료)

(9) 결과의 해석

유효한 검사에 대해서는 인쇄된 결과에서 각 검체에 대한 flag와 comments를 확인하고 아래와 같이 결과를 해석한다. 유효한 검사에서도 각 검체의 결과에 대한 flag와 comments에 따라 유효한 검체와 무효한 검체가 모두 있을 수 있다.

comment	원인
target not detected	HBV에 대한 Ct 값이 검사의 제한 범위보다 높거나, 값이 얻어지지 않은 경우. 결과는 'HBV DNA 검출되지 않음'으로 보고됨.
< 2.00E+01 IU/mL	계산된 IU/mL이 검사의 정량 범위보다 낮음. 결과는 'HBV DNA가 검출되었으나, 20 HBV DNA IU/mL 미만임'으로 보고됨
2.00E+01 IU/mL 이상 1.70E+08 IU/mL 이하	계산된 IU/mL이 검사의 정량 범위 안에 있음.
> 1.70E+08 IU/mL	계산된 IU/mL이 검사의 정량 범위보다 높음. 결과는 '1.70E+08 HBV DNA IU/mL이상'로 보고됨. 정량적인 결과를 원하는 경우 검체를 원래 검체의 종류에 따라 HBV음성 혈장이나 혈청으로 희석한 후 재검을 실시함. 얻어진 검사 결과에 희석 배수만큼 곱하여 결과 보고.

(10) 검사 시 유의사항

일반적인 검사와 같이 좋은 검사 결과를 얻기 위해서는 좋은 실험실 기술이 필수적이다. 본 검사는 고민감도 검사이므로 시약을 순도 있게 보관하기 위해 극도로 주의하여야 한다. 모든 시약은 오염이 없는지 잘 관찰하여야 하며 의심되는 시약은 버린다.

3) 핵산증폭법을 이용한 B형간염 바이러스(Hepatitis B virus; HBV)의 정량검사_Cobas 6800/8800 HBV DNA 정량검사

(1) 검사의 배경

Cobas 6800/8800 HBV DNA 정량검사 키트는 cobas 6800 system및 cobas 8800 system(Roche Molecular Systems, USA)을 이용하여 HBV 감염 EDTA 혈장 또는 혈청 검체에서 B형 간염 바이러스(HBV, Hepatitis B Virus) DNA를 핵산증폭법(nucleic acid amplification)으로 측정하기 위한 시약으로 구성되어 있다.

(2) 검사의 개요

본 검사는 항바이러스제 치료 중인 만성 HBV 감염 환자의 관리에 도움을 주는 데 사용한다. 기준치에서 HBV DNA 레벨의 측정 및 치료를 받는 동안 치료에 대한 반응을 평가하는 데 사용할 수 있다. 본 검사의 결과는 관련된 임상 및 검사 결과 이내에서 판독되어야 한다.

본 검사는 완전히 자동화된 검체 전처리 단계(핵산 추출 및 정제)와 PCR 증폭 및 검출 단계로 되어있다. cobas 6800/8800 systems는 sample supply module, transfer module, processing module 및 analytic module로 구성되어 있다. cobas 6800/8800 software에 의해 모든 검사 결과는 1) 검출되지 않음, 2) LLoQ (lower limit of quantitation(정량한계 하한값)) 미만으로 검출됨, 3) ULoQ (upper limit of quantitation(정량한계 상한값)) 초과로 검출됨, 4) LLoQ 〈 x 〈 ULoQ 의 직선 범위 값으로 HBV DNA 검출됨으로 자동 처리된다. 결과는 시스템 스크린에서 직접 검토할 수 있으며 보고서를 내보내기를 하거나 출력할 수 있다.

환자 검체의 핵산, 외부 대조물질 및 첨가된 lambda DNA (DNA-QS) 분자가 동시에 추출된다. 검체에 단백분해효소(proteinase)와 용해(lysis) 시약을 첨가하면 바이러스 핵산이 방출된다. 방출된 핵산은 첨가된 자성유리입자(magnetic glass particles)의 실리카 표면에 결합한다. 결합하지 않은 물질과 변성단백질, 세포 파편, 잠재적인 PCR 저해제 등의 불순물들은 다음 세척 단계에서 제거되고 정제된 핵산은 상승한 온도에서 elution buffer로 유리 입자에서 분리된다.

HBV의 매우 보존적인 부분(conserved region)에서 선택한 표적 바이러스 특이적인 정방향 및 역방향 프라이머(virus-specific forward and reverse primers)를 사용하여 검체에서 표적 핵산을 선택적으로 증폭한다. HBV genome 과는 전혀 동일하지 않게 고안된 서열(sequence) 특이적인 정방향 및 역방향 프라이머(sequence-specific forward and reverse primers)를 사용하여 DNA-QS를 선택적으로 증폭한다. 내열성 DNA polymerase 효소가 증폭에 사용된다.

Master mix에는 deoxythimidine triphosphate (dTTP) 대신 deoxyuridine triphosphate(dUTP)가 들어있으며 새로 합성되는 DNA(amplicon)에 삽입된다. 이전 PCR 검사에서 오염된 amplicon이 있으면 PCR mix에 들어있는 AmpErase 효소에 의해 첫 번째 thermal cycling 단계에서 가열할 때 파괴된다. 그러나 AmpErase 효소가 일단 55℃ 이상의 온도에 노출되면 불활성화 되기 때문에 새로 형성된 amplicon은 파괴되지 않는다.

본 검사의 Master mix는 HBV target sequences 및 QS 핵산에 특이적인 검출 프로브(detection probes)를 포함하고 있다. 특이적인 HBV 및 DNA QS 검출 프로브들은 각각 2가지의 독특한 형광염료 중 하나로 표지되어 있으며 이 염료가 리포터로 작용한다. 각 프로브에는 quencher로 작용하는 2번째 염료가 있다. 2개의 리포터 염료를 정해진 파장에서 측정하며 증폭된 HBV 표적 및 DNA QS를 동시에 검출 및 식별할 수 있다. target sequences에 결합하지 않을 경우, 온전한 프로브의 형광 시그널은 quencher 염료에 의해 억제된다. PCR 증폭 단계 중에, 특이적인 한 가닥 DNA 템플릿(specific single-stranded DNA template)에 프로브가 hybridization 되면 DNA polymerase의 5' -> 3' exonuclease 활성에 의한 cleavage로 인해 리포터와 quencher 염료가 분리되고 형광 시그널이 생성된다. 각 PCR cycle과 함께, 생성되는 cleaved probe가 증가하고 부수적으로 리포터 염료의 누적 시그널이 증가한다. 2개의 특이적인 리포터 염료가 정해진 파장에서 측정되기 때문에 증폭된 HBV 표적 및 DNA QS 의 동시 검출 및 식별이 가능하다.

(3) 시약 및 검체

① cobas® HBV kit (HBV control kit, HBV negative control kit, Proteinase Solution (PASE), DNA Quantitation Standard(DNA-QS), Master Mix Reagent 1(MMX-R1), Master Mix Reagent 2(MMX-R2)

② 환자 혈장 또는 혈청으로부터 추출한 바이러스 DNA 시료

(4) 기구 및 장비

① micropipette set

② microcentrifuge

③ spin down centrifuge

(5) 시료의 준비

① 분자 진단검사용 SST Serum Separation Tube, BD Vacutainer PPT Plasma Preparation Tube 또는 항응고제로 EDTA 처리된 멸균 튜브로 혈액을 사용한다.

② 2차 튜브에 들어있는 냉동 검체를 사용할 경우, 완전히 해동될 때까지 실온(15-30℃)에 둔 다음 튜브 바닥에 있는 모든 검체량을 수집하기 위해 원심 분리한다.

(6) 장비 작동

① Sample Supply Module과 unload used tubes/racks를 켠다. Output buffer(left)에 있는 processed sample이 있는 RD5/MPA rack을 제거한다. 그리고 Output buffer에 비어 있는 rack tray를 놓는다.

② Initialization/unloading을 기다린다. 그리고 Unloaded rack을 제거한다.

③ Monitor 하단의 전원 버튼을 켠다. (initialize가 끝나면 자동으로 standby 상태로 전환된다)

④ 소프트웨어에 로그인한다.

⑤ Amplification Plate Drawer를 비운다.

: Monitoring 〉 Amplification Plate Drawer 〉 Open drawer 선택한다.

: 사용한 모든 amplification plate를 제거한다.

: drawer를 닫아준다.

⑥ Liquid Waste Solid Waste를 교체하거나 비운다.

⑦ Solid Waste를 비운다

⑧ Lysis와 Specimen diluent level을 확인한다.

Unlock 을 눌러서 reagent aspiration arm을 unlock 한다.

⑨ 필요한 수의 Processing plates, MGP, amplification plates를 장착한다. 소프트웨어에서 Close drawer를 누르고, drawer를 닫는다.

⑩ Tip Rack과 Reagent를 확인한다.

: Monitoring 〉 Reagent Cassettes Drawer 〉 Open Drawer를 누른다. Tip을 장착한다.

: 소프트웨어에서 Close drawer를 누른 후, drawer를 밀어 넣는다.

⑪ Start를 누른다.

: 약 10~15 분의 fluidic system prime 과정이 끝나면 장비 상태는 Preparing에서 Ready로 변하게 된다.

⑫ Sample module의 input buffer에 rack tray를 장착한다.

: 빈 튜브는 교차 오염을 방지하기 위해, sample aspiration 중에 clotted 된 tip이나, pipetting error가 생겼던 tip을 버리는데 사용된다. clotted tip을 버리기 위한 두 개의 rack이 장착되어 있는지 항상 확인해 주어야 한다.

⑬ Samples 분주

: RD5나 MPA rack tray를 Sample supply의 input buffer에 장착한다.

: Barcode reading station이 모든 rack을 다 읽을 때까지 기다린다.

: 장착된 rack은 pipetting을 위해 Transfer module로 옮겨진다.

: Front cover를 닫는다.

⑭ Start Run

: Monitoring 〉 Batched를 선택한다.

: 모든 검체들과 소모품들이 장착되었는지 확인한다.

: Start manually 버튼을 선택한다.

: 만약 컨트롤을 포함한 검체 수가 96개(full batch)이면, 자동으로 run이 시작한다.

: Non-full batch의 경우, 120분이 경과되면 장비는 자동으로 검사를 시작한다.

(7) 결과 해석

Results	Interpretation
Target Not Detected	HBV DNA가 검출되지 않음 "HBV not detected"로 결과 보고.
< Titer Min	계산된 역가가 검사법의 정량한계 하한선(LLoQ)미만이다. "HBV detected, less than(Titer Min)"로 결과 보고. 최소역가(Titer min) = 10 IU/mL(500 uL) 최소역가(Titer min) = 25 IU/mL(200 uL)
Titer	계산된 역가가 검사법의 직선범위(최소역가이상, 최대역가이하) 내에 있다. "(Titer) of HBV detected"로 결과 보고.
* > Titer Max	계산된 역가가 검사법의 정량한계 상한선(ULoQ)을 초과한다. "HBV detected, greater than(Titer Max)"로 결과 보고. 최대 역가(Titer Max) = 1.0E+09 IU/mL(200 uL 및 500 uL)

(8) 검사 시 유의 사항

검사가 유효함을 확인하기 위해 결과 창과 인쇄된 결과지의 flag와 comment를 확인한다. COBAS HBV Control에 대하여 아무 flag가 없으면 검사는 유효하며 결과가 얻어진다. 검체 결과가 최대 역가를 초과한다는 것은 HBV 양성 검체가 정량한계 상한선(ULoQ)을 초과하는 역가로 검출되었다는 것을 나타낸다. 정량 결과가 필요한 경우, 원래의 검체를 HBV-negative human EDTA 혈장 또는 혈청으로 희석하여 검사를 반복한다. 검사 결과에 희석배수를 곱한다.

4. C형간염바이러스(Hepatitis C Virus)의 분자진단검사

1) 검사의 배경

간염바이러스는 간세포 조직에 간염, 간경변, 간암을 유발하는 바이러스로 B형간염 바이러스(Hepatitis B, HCV)가 최초로 발견된 이래 A형간염 바이러스(Hepatitis A, HAV), D형간염 바이러스(Hepatitis D, HDV), C형간염 바이러스(Hepatitis C, HCV), E형간염 바이러스(Hepatitis E, HEV), G형간염 바이러스(Hepatitis G, HGV) 순으로 발견되어 현재까지 6종의 간염바이러스가 존재하는 것으로 알려져 있다.

이 중 HCV는 바이러스에 오염된 혈액제제나 약물남용 시의 주사바늘을 통하여 감염되며 일단 감염이 성립되면 급성 C형간염이 유발된 후 약 20%의 환자는 자연 치유되지만 80%의 환자는 C형간염 바이러스를 체내에서 완전히 제거하지 못하고 만성 C형 간염상태로 이행된다.

HCV는 9.6kb로 구성된 단일 가닥 positive-sense RNA 바이러스로 3′말단에 poly (A) tail을 가지고 있으며, 1개의 해독틀(open reading frame, ORF)를 가지고 있다. 이러한 해독틀 양쪽에는 341개의 염기로 구성된 5′ untranslated region (UTR)과 27개의 염기로 구성된 3′untranslated region (UTR)을 가지고 있다. 5′UTR의 경우 HCV 유전자에서 가장 보존이 잘되어 있는 부위로서 internal ribosome entry site (IRES)를 가지고 있어 HCV 유전체가 cap과 독립적으로 리보솜에 부착하여 polyprotein의 발현 개시에 필요한 구조이다.

특히 해독틀(ORF)에 의해 3011개의 아미노산으로 구성된 단백질(polyprotein)이 생성되는데, 숙주와 바이러스로부터 유래된 단백분해효소에 의해 core, E1, E2 등 3개의 구조단백질과 p7, NS2, NS3, NS4A, NS4B, NS5A, NS5B등의 비구조단백질로 나뉘어 형성된다.

HCV는 6개의 유전자형(genotype)과 80여 종의 유전자아형(subtype)으로 구분되는데, 각 유전자형에는 31~34% 정도의 뉴클레오티드 차이를 나타내며, 아형 간에는 20~25%의 차이가 있고, 같은 아형 내에서도 1~10% 정도의 변이가 있다. 또한 HCV는 지역에 따라 유전형의 분포가 다른데, 우리나라의 경우 1b형과 2a형이 주종을 이루고 있다.

현재 HCV 치료에는 페그 인터페론 알파(pegylated interferon α)와 리바비린(ribavirin)을 병용하고 있는데, HCV 유전자형 분석의 결과는 유전형에 따라 치료 기간과 용량이 달라지며, 치료에 대한 항바이러스 효과도 달라지므로 항바이러스 치료에 대한 반응을 예측하는 데 매우 중요하게 활용되고 있다.

따라서 임상에서 HCV의 감염에 대한 진단은 혈청학적 검사뿐만 아니라 HCV RNA 검출과 유전자형(geno type)을 분석하는 분자생물학적 검사가 시행되고 있다.

2) 검사법의 원리

간염, 간경변, 간암의 원인이 되는 HCV로 인한 급성 C형간염 환자의 경우 감염 후 평균 8~10주 후 항체가 검출되기 때문에 면역혈청학적 방법만으로는 직접적인 진단이 불가능하다.

따라서 최근에는 HCV의 RNA 검출 및 정량 검사법과 유전자 염기서열분석을 통한 유전자형 검사법이 널리 사용되고 있는데 특히 유전자 염기서열을 직접 분석하는 방법은 HCV의 genotype 및 subtype 분석에서 흔히 사용되는 기법이다. 최근 HCV subtype의 변별력이 높은 NS5B region을 증폭할 수 있는 프라이머를 이용한 RT-PCR을 통하여 cDNA를 합성함과 동시에 2차 PCR을 수행하여 특정 염기서열 증폭하고 1차 Nested PCR을 통하여 더 많은 증폭산물을 형성시킨다.

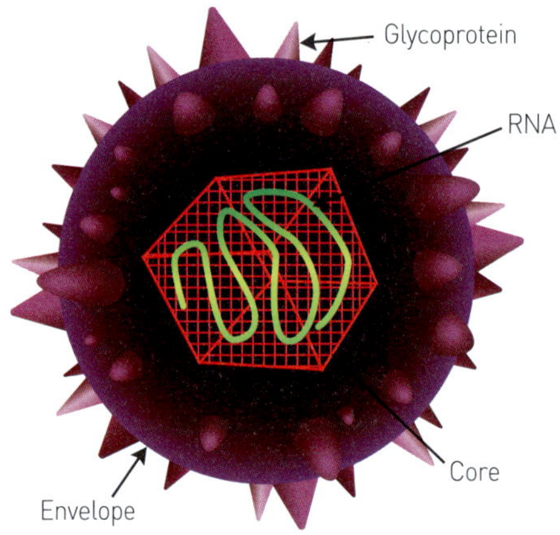

그림 11-10 C형간염 바이러스의 구조

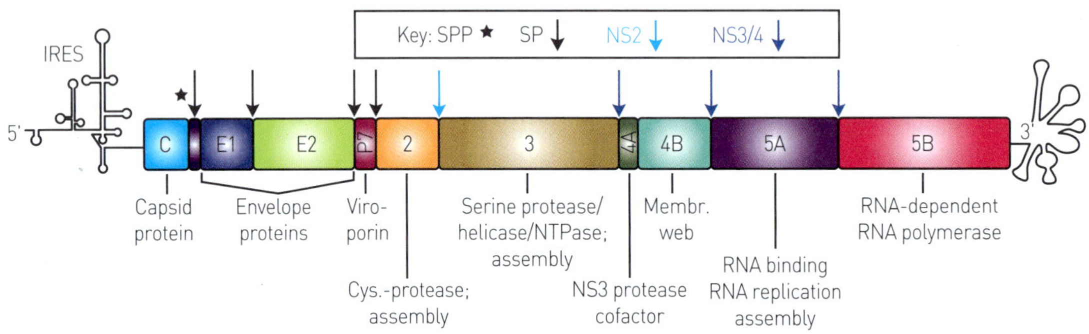

그림 11-11 C형간염 바이러스의 유전체구조 및 발현단백질

형성된 증폭 산물은 불필요한 부분을 제거한 후 정제하고 이 정제 산물은 sequencing 반응을 통하여 NS5B 유전자에 대한 형광ddNTP가 붙은 상보적인 유전자 염기서열을 합성한다. 합성된 산물을 sequencer 장비에서 전기영동하여 NS5B에 대한 유전자 염기서열 정보를 획득한 후 HCV 염기서열 database에서 비교하면 HCV의 genotype 과 subtype 을 정확하고 쉽게 파악할 수 있다. 만약 NS5B region의 변이로 인하여 증폭이 안 될 때에는 유전형 간의 변이가 가장 적은 Core부위를 증폭하여 동일한 방법으로 sequencing을 시행한다.

3) 핵산 증폭법을 이용한 HCV 검사 방법

(1) 검체

① 채혈량: 3 mL이상

② 검체종류 및 검체량: 혈청 1 mL 이상

③ 보관: 원심분리 후 냉장보관(5일 이내 검사).

④ 검체 거절 기준

- Heparin 검체
- 부족한 양의 검체
- 응고되었거나 오염된 검체

(2) 시약

① QIAamp viral RNA Extraction Kit (QIAgen)

② INFINA™ HCV genotyping (BIOWITHUS)

- RT-일차 PCR master reagent (NS5B RT-PCR mix, RT-PCR enzyme)
- 이차 PCR reagent (NS5B PCR primer, PCR mix)
- NS5B sequencing Mix
- RT-PCR master reagent (UTR RT-PCR mix)
- 이차 PCR reagent (UTR PCR primer, PCR mix)
- 5′-UTR sequencing Mix
- Clean up reagent (Clean solution)
- Positive reagent (Positive control)

(3) 기구 및 장비

① Vortex mixer

② Microcentrifuge

③ Power supply

④ Electrophoresis kit

⑤ UV transilluminator

⑥ Automatic sequencer

⑦ Thermal cycler and equipment

⑧ 냉동고(-20℃): 시약 보관 및 검체 보존용

(4) 정도관리

① 대조물질

가. 양성대조: HCV RNA control

나. 음성대조: 삼차 증류수

② 대조물질의 사용법

가. 양성 검체(Genotype 1b 또는 2a)와 음성 검체(Not detected)는 월 1회 재검하여 검사 일치 여부를 확인한다.

나. 1매 검사 시 양성 검체와 음성 검체를 시행하며 검체 민감도 확인 검사한다.

(5) 검사순서

① RNA 추출

가. 추출 전 준비사항

- Carrier RNA(310 μg)가 들어 있는 tube에 AVE Buffer 310 μL를 넣고 vortex 하여 완전히 녹여 준 후 원심분리시킨다.

- AVL bottle에 녹인 carrier RNA를 넣고 vortex 시킨다.
- 1.5 mL microcentrifuge tube에 560 μL씩 분주하여 사용 전까지 -20℃에 냉동 보관한다.

나. 추출 과정

- 미리 혼합하여 냉동보관 중인 Buffer AVL (carrier RNA 포함)을 해동시킨다.
- 혈청 140 μL을 넣고 강하게 15초 동안 혼합(pulse-vortex)한다.
- 실온에서 10분 동안 정치한 후 가볍게 spin-down 한다.
- 100% ethanol 560 μL을 넣고 강하게 15초 동안 혼합한 후 spin-down 한다.
- 혼합된 시료 630 μL를 QIAamp Mini spin column(2 mL tube 포함) 내부 주변에 묻지 않게 넣는다.
- Cap을 닫고 실온에서 6000 x g(8000 rpm)에서 1분 동안 원심분리 한다(RNA 흡착 단계).

  ※ ⑤~⑥의 과정을 남은 혼합액이 다 필터될 때까지 2회 반복한다.
- 필터 된 액과 tube는 버린다.
- QIAamp spin column을 새로운 2 mL collection tube에 옮긴다.
- Buffer AW1 500 μL을 QIAamp spin column 내부 주변에 묻지 않게 넣는다.
- 6000 x g(8000 rpm)에서 1분 동안 원심분리한다(1번째 wash 단계).
- 필터된 액과 tube를 버린 후 QIAamp spin column을 새로운 2 mL collection tube에 옮긴다.
- Buffer AW2 500 μL을 QIAamp spin column 내부 주변에 묻지 않게 넣는다.
- 20,000 x g(14000 rpm)에서 3분 동안 원심분리한다(2번째 wash단계).
- QIAamp spin column을 최대속도로 1분간 원심분리한다.
- 1.5 mL microcentrifuge tube에 QIAamp spin column을 장착한다.
- Cap을 열고 Buffer AVE 약 60 μL을 column에 주입하고 3분 동안 정치한다.
- 6,000 x g(8000 rpm)에서 1분 동안 원심분리한다.
- 즉시 사용하지 않을 시 -70℃에 보관하여 사용한다.

다. 주의사항

- 실험에 사용할 시약은 미리 실온에 두고 처음 kit를 개봉할 때 AW1, AW2 buffer는 각bottle에 적힌 대로 100% ethanol을 넣어 섞어서 사용한다.
- AVL buffer에 제공된 Carrier RNA를 섞은 후 -20℃에 냉동 보관하며 사용 직전에 녹여 사용한다. 또한 해동 과정을 3회 이상 반복하지 않는다.

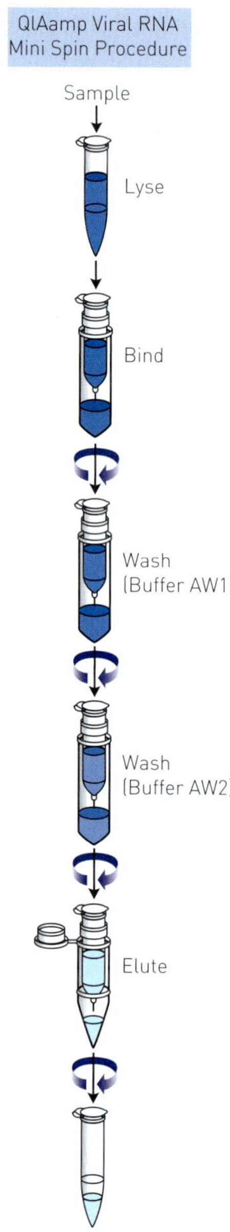

그림 11-12 원심분리를 이용한 RNA 추출

② 역전사 반응과 일차 PCR (INFINA™ HCV genotyping Kit)

- 검체 수, Positive control, Negative control 수에 맞게 PCR tube를

준비한다.

- PCR tube에 10 μL의 NS5B RT-PCR mix와 1 μL의 RT-PCR Enzyme을 첨가하여 11 μL의 RT-PCR master mixture를 제조한다(표 11-2).
- 정제된 RNA 9 μL를 RT-PCR master mixture가 들어 있는 tube에 넣고 완전히 혼합되도록 vortex하여 반드시 원심분리한 후 아래 표 11-2의 조건으로 RT-PCR을 수행한다.

③ 이차 중합효소 연쇄반응

- PCR tube에 10 μL의 NS5B PCR primer를 분주한 후 10 μL의 PCR mix를 혼합하여 20 μL의 이차 PCR master mixture를 제조한다(표 11-4).
- 분주된 이차 PCR master mixture에 RT-PCR 산물 2 μL를 혼합하여 원심분리 후 아래 표 11-4의 조건으로 PCR을 수행한다.

④ PCR 결과 확인 및 분석

- 2% agarose gel에 5 μL의 PCR product를 loading하고 200V, 15분 동안 전기영동한다.

표 11-2 RT-PCR master mixture 제조

Reagents	Reaction vol.(μL)
NS5B RT-PCR mix	10 μL
RT-PCR enzyme	1 μL
Total	11 μL

표 11-3 RT-PCR 조건

Temperature	Times	Cycles
50℃	20 min	1 cycle
55℃	20 min	1 cycle
98℃	3 min	1 cycle
95℃ 50℃ 72℃	15 sec 30 sec 1min 10 sec	10 cycle
95℃ 55℃ 72℃	15 sec 30 sec 45 sec	30 cycle
72℃	3 min	1 cycle
12℃	∞	

표 11-4 이차 PCR master mixture 제조방법

Reagent	1 test
NS5B PCR primer	10 μL
PCR mix	10 μL
Total	20 μL

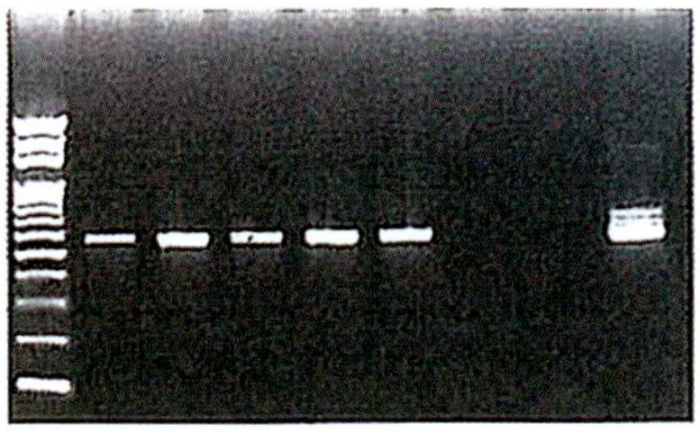

그림 11-13 NS5B 결과(출처: Biowithus kit 설명서)

- UV transilluminator에서 결과를 확인한다.
- PCR 결과는 그림 11-13를 참고하여 결과를 분석한다.

⑤ PCR 산물 정제

- 전기영동에서 정확한 band size가 나온 tube에 clean solution 5 μL를 첨가해 완전히 밀봉 후 혼합시키고 원심분리한다.
- 아래 표 11-5의 조건으로 PCR 산물 정제반응을 실시한다.

⑥ Sequencing 반응

- 정제된 PCR 산물을 농도에 맞게 희석을 한다(권장량:Size marker와 비교하여 20 ng/μL). (약식희석:NS5B-20 μL의 삼차 증류수 첨가). PCR 산물의 농도가 너무 높거나 낮을 시에는 DW 희석 배율을 적정하게 변경하여야 한다.
- 정제된 NS5B PCR 산물 3 μL를 PCR tube에 분주하고 NS5BF 7 μL를 혼합한 후 아래 표 11-6을 참고하여 Sequencing reaction을 실시한다.

⑦ Sequencing 반응물 정제

- Column, magnetic bead, ethanol 정제 방법 중 각 실험실 환경에 적합한 방법을 사용한다.

표 11-5 이차 PCR 조건

Temperature	Times	Cycles
98℃	3 min	1 cycle
95℃ 55℃ 72℃	15 sec 30 sec 30 sec	10 cycle
95℃ 60℃ 72℃	15 sec 30 sec 30 sec	20 cycle
72℃	3 min	1 cycle
12℃	∞	

⑧ Sequencing(ABI genetic analyzer 사용 시)

- 정제된 DNA를 12 μL의 Hi-Di^{TM}formamide에 용해시킨다.
- 그중 10 μL를 96well plate에 분주한다.
- 분주된 plate를 sequencing analyzer에 장착한 뒤 전기영동을 진행한다. NS5B검사는 검체 이름에 -NF를 붙여준다.

⑨ HCV genotyping 분석방법

- HCV 분석을 위해서 인터넷으로 아래 site에 접속한다.
  - http://hcv.lanl.gov/content/sequence/BASIC_BLAST/basic_blast.html
- 분석창(Paste your input here)에 200~400 bp의 NS5B 염기서열을 붙여 넣고 아래submit을 클릭한다.
  - NS5B의 염기서열은 150 bp 이하의 짧은 서열도 정확한 분석이 가능하므로 sequencing 중 deletion이나 nonspecific peak가 나타났을 경우 이를 제거한 서열만 입력한다.
  - 띄어쓰기가 되어 있으면 이를 완전히 제거한다.
- Year란에 연도가 있는 것을 선택하며 연도가 없는 경우 Number of BLAST matches to display를 50에서 200으로 올려 분석한다.
  - 2a type에서 주로 나타나는 현상으로 year란에 연도가 없어도 table의 공통된 결과인 2a type을 결과로 확정한다.
- Number of BLAST matches to display를 200으로 하여도 년도가 없는 경우 공통으로 나타나는 type을 결과로 확정한다.
- Name 또는 Description란에 candidate, case, pat, patient 붙은 결과 및 Problematic sequences란에 synthetic으로 표기된 결과를 제외하고 가장 높은 점수가 있는 type을 결과로 확정한다.
  - NS5B region의 genotype match cut-off limit는 90%이다.
  - 결과 table에서 대부분 공통적인 type으로 분석되지만, 완전히 다른 type이 섞여 있는 경우 결과에서 제외한다.

표 11-6 PCR Clean up Condition

Temperature	Times	Cycles
37℃	50 min	1 cycle
85℃	15 min	1 cycle
4℃	∞	

표 11-7 Sequencing Condition

Temperature	Times	Cycles
96℃	10 sec	1 Cycles
96℃ 50℃ 60℃	10 sec 5 sec 4 min	25Cycles
10℃	∞	

(6) 참고치

- 증폭이 안 되는 경우: HCV not amplified로 보고한다.
- 증폭이 되는 경우: Genotype과 Subtype를 보고한다.

(7) 임상적 의의

만성 C형간염의 현재 표준적인 치료 방법은 페그 인터페론 알파(pegylated interferon α)와 리바비린의 병합요법이다. HCV 유전자형 검사는 항바이러스 치료반응을 예측하기 위해 반드시 필요한 검사이며, 치료의 기간과 약물의 용량을 결정하는 데 영향을 준다. 유전자형1인 경우에는 48주 동안의 치료가 필요하며, 치료를 시작한지 12주째에 HCV RNA 정량검사를 시행하여 조기 바이러스 반응을 달성하지 못한 경우 치료를 중단한다. 유전자형 2, 3인 경우에는 24주의 치료로도 충분하다. HCV 유전자형 검사를 통해 virus genotype과 subtype을 미리 조사하여 부작용을 최소화함으로써 경제적이고도 효율적인 치료 방침을 제공하는 데 그 목적이 있다.

(8) 검사시 유의사항

- Plasma 검체의 핵산 추출 시 EDTA tube를 사용한다.
- Heparin이 첨가된 혈액은 RT-PCR을 저해할 수 있다.
- RNA 검사는 실험을 신속하게 진행하며, 얼음을 사용하여 실험을 진행하여야 한다.
- Master Mix 제조와 검체 처리 공간을 별도로 마련하여 시료의 오염을 방지한다.

5. 결핵(Tuberculosis, TB) 검사(결핵 PCR 및 신속내성검사)

1) 검사의 배경

(1) 결핵

① 결핵의 정의

결핵은 결핵균(*Mycobacterium tuberculosis*)에 의해 전염되는 감염성 질환이다. 활동성 결핵 환자가 기침, 재채기 등을 하면 공기 중으로 배출되는 결핵균이 호흡을 통해 다른 사람에게 감염된다. 결핵이라는 병은 결핵균이 증식하면서 체내에서 염증반응을 일으키는 것이다. 결핵의 약 80%는 폐에서 일어나는 폐결핵(Pulmonary TB)이지만, 우리 몸 어디에서나 발생할 수 있다. 발생위치에 따라 명칭이 다르며, 림프절에서 발생하면 림프절결핵, 척추에서 발생하면 척추결핵이라고 한다. 보통 폐 이외의 장기에서 발생하는 결핵을 통칭하여 폐외결핵(Extrapulmonary TB, EPTB)이라고 한다.

② 결핵의 역사

결핵은 인류 역사상 가장 많은 생명을 앗아간 전염병이다. 결핵은 19세기 중반까지만 하더라도 정확한 원인이 규명되지 않았으나 1882년 독일의 세균학자인 로버트 코흐(Robert Koch)에 의해 병원체인 결핵균이 발견되면서 비로소 알려지게 되었다.

결핵은 화석에서도 그 존재를 확인할 수 있을 정도로 오래된 전염병으로서, 기원전 7천년경 석기시대 화석, 기원전 5천년경 고대 이집트 및 페르시아 미이라의 폐와 림프선에서도 결핵의 흔적이 발견되었다. 또한 고대 인도 아리아베다교 성전에 결핵이 '모든 질병의 왕'으로 기록된 것만 보아도 결핵이 얼마나 오래된 그리고 무서운 질병 이었는지 짐작할 수 있다.

③ 감염경로

주된 감염경로는 폐결핵 환자로부터 나온 미세한 침방울 혹은 비말핵(droplet nuclei, 기침이나 재채기를 하면 결핵균이 들어 있는 입자가 공기 중에 나와 수분이 적어지면서 날아다니기 쉬운 형태로 된 것)에 의한 직접감염이다. 그러나 환자와 접촉한다고 하여 모두 결핵에 걸리는 것이 아니어서 접촉자의 약 30% 정도가 감염되고, 그 감염된 사람 중 약 10% 정도가 활동성 결핵 환자가 된다. 즉, 나머지 90%의 감염자는 신체 면역력에 의해 발병이 억제된다. 감염 후 발병시기는 다양하여 결핵환자 중 약 50%는 감염 후 1~2년 안에 발병하고, 나머지 절반은 그 후 일생 중 언제든지 면역력이 감소하는 때에 발병하게 된다. 이렇듯 감염에서 개인차이가 크게 나타나는 것으로 보아 결핵의 발병을 결정하는 것은 결핵에 대한 감수성에 차이가 나는 각 개인의 유전적 요소와 환경적 요소가 복합적으로 작용하는 것으로 보인다.

④ 활동성 결핵 발생의 원인

결핵은 결핵균에 의한 감염 때문에 발병한다, 활동성 결핵 발생의 직접적인 원인으로 밝혀진 것들은 1년 이내의 최근 감염, 흉부X선상 섬유화된 병변의 존재, 에이즈, 규폐증, 만성 신부전 및 투석, 당뇨, 면역 억제제 투여, 위장 절제술 및 공회장 우회술 등의 수술력, 특정 장기이식 시기, 영양실조 및 심한 저체중 등이 있다.

⑤ 20대 환자의 증가 경향

우리나라 결핵관리는 1962년 국가결핵관리체계를 구축하여 전국 보건소를 중심으로 결핵 예방, 환자발견,

등록관리 및 치료사업 등을 체계적으로 실시하였다. 이후 경제성장에 따른 주거 위생과 영양 상태의 개선, 전국민 의료보험 도입에 따른 의료접근도의 향상 등으로 결핵 신환자가 지속적으로 감소하고 있으나, 여전히 경제협력개발기구(Organization for Economic Cooperation and Development, OECD) 가입국 중 결핵 발생률 1위이며, 결핵 사망률은 멕시코와 공동 3위를 차지한다. 2021년 결핵 신환자 수는 18,335명(10만명당 35.7명)으로 2011년 최고치를 기록한 후 지난 10년간 절반 이상(53.6%) 감소하였으나, 전체 신환자 중 65세 이상 노인이 차지하는 비율은 매년 꾸준히 증가하여 최초로 절반 이상(51.3%)를 차지하였다. 해외에서 유입되는 결핵환자의 증가, 학교 · 시설 등을 중심으로 집단 결핵 발생이 지속되고 있어 다각적인 국가결핵관리사업의 추진과 노력이 요구된다.

(2) 결핵균

① 결핵균(*Mycobacterium tuberculosis*)의 특성

마이코박테리아(*Mycobacterium*)의 균종은 200가지 이상이 밝혀져 있으며, 그룹 내에서 몇 가지 특성을 공유한다. 세포벽에 두꺼운 지질층이 존재하여 산과 알칼리 등의 물리적인 자극에 저항한다. 호기성 세균으로 건조에 강하여 건조한 상태에서도 오랫동안 생존한다. 그러나 열과 햇볕에는 약하여 직사광선에 노출되면 수분 내에 사멸한다. 운동성이 없고 약간 굽거나 곧은 간균(막대균)이며, 크기는 0.2~0.6×1~10 μm이고, 간혹 분지 형성이 나타나기도 한다. 염색이 잘 안되지만 일단 염색이 되고나면 산-알코올에 의한 탈색에 강하여 보통 항산성 간균(acid-fast bacilli, AFB)이라고 불린다. 보통 증식속도가 매우 느려서 한 세포의 분열에 약 18~24시간씩 소요된다. 유전체의 G+C 함량 비율이 높다.

② 결핵균의 분류

마이코박테리아는 결핵을 일으키는 결핵균군(*Mycobacterium tuberculosis* complex, MTC)과 나병을 일으키는 나균이 있으며, 이 절대 병원성 세균 둘을 제외한 나머지 균종을 모두 일컬어 비결핵항산균(Nontuberculosis mycobacteria, NTM)이라고 한다.

가. 결핵균군(*Mycobacterium tuberculosis* complex, MTC)

결핵균군에는 사람과 동물에게 결핵을 일으키는 균종들을 포함시킨다. 이들 균종은 유전적으로 동질성이 매우 높고 사람과 온혈동물의 조직에서만 증식하며 일반적인 외부 환경에서는 발견되지 않는다. 모두 증식이 느리고 색소를 생성하지 않는다. 사람에게 결핵을 일으키는 인형 결핵균(*Mycobacterium tuberculosis*)은 고체배지에 배양하면 집락이 담황색이고 표면이 거칠다. 우형 결핵균이라고 불리는 *Mycobactrium bovis*는 사슴이나 소에게서 결핵을 일으키는데, 세계의 일부 지역에서는 사람도 자주 감염시키는 것으로 보고되었다. 이 균을 계란배지에서 배양하면 집락이 작고 가장자리가 불규칙한 둥근 형태를 보인다. 결핵예방접종에 사용되는 Bacillus Calmette-Guerin (BCG)은 우형인 *M. bovis*를 계대배양하여 약독화시킨 것이다. 이것은 집락형성에서 *M. bovis*와 유사한 패턴을 보인다. 아프리카에서 보고된 *Mycobacterium africanum*, 그리고 설치류, 돼지, 토끼 등의 온혈동물에서 결핵을 유발하는 *Mycobacterium microti*도 사람에게 결핵을 일으킨다. 그 외에도 MTC로 분류되는 것으로는 *Mycobacterium pinnepedii*와 *Mycobacterium canettii*가 있다. 우리나라에서는 *Mycobacterium tuberculosis*와 BCG 외에 위에서 언급한 다른 MTC에 의한 사람결핵 발병 사례에 대한 보고 예가 없다.

나. 비결핵 항산균(Nontuberculosis mycobacteria, NTM)

비결핵 마이코막테리아는 환경에서 흔히 발견되며 병원성이 약하고 사람 간에는 전파되지 않는 것으로 알려져 왔다. 그러나 1985년 이후부터 마이코박테리아 속에 속하는 다수의 NTM 세균들이 면역력이 저하된 사람에게 기회감염을 일으키는 병원균으로 밝혀지면서 NTM에 대한 보건학적인 관심이 커지고 있다. 그중에서도 특히 AIDS 환자에게 결핵을 일으키는 *M. avium*이나 폐결핵 유사증상을 보이는 *M. intracellulare*, *M. kansasii* 등이 주목을 받아 왔다. 근자의 연구결과 *M. abscessus*, *M. fortuitum*, *M. chelonae* 등의 마이코박테리아도 다양한 질병과 연관성이 확인되었다. 우리나라에서는 낮아지는 결핵 유병률과 함께 NTM의 비율이 상대적으로 높아지고 있다.

비결핵 마이코박테리아의 공식 명칭은 비결핵항산균[myobacteria other than tuberculosis(MOTT)] 혹은 비정형 항산균(atypical mycobacteria)이다. 자연환경에서 서식지는 강이나 하천과 같은 습한 환경이나 상수도에서 분리된 바도 있다. NTM에는 약 200여 개의 균종이 있으며, 균종별 성상이 매우 다양하다. 분자유전학적인 방법으로 새로운 NTM 균종이 발견되어 추가되거나 분류가 다시 이루어지기도 한다. NTM의 분류는 전통적으로 Runyon 방식의 분류를 따르는데 먼저 증식하는 속도에 의거하여 신속발육균(rapid grower)과 완속발육균(slow grower)으로 구분한다. 완속발육균은 다시 색소생성 유무와 특징에 따라 비발색균, 광발색균, 암발색균의 3가지로 분류한다.

(3) 검사방법

① 일반적인 진단방법

결핵은 다양한 임상 소견을 보이기 때문에 진단이 어려운 경우가 많다. 결핵이 의심되는 병변에서 얻은 검체로부터 항산균이 검출되고 결핵균으로 동정되면 결핵으로 진단할 수 있지만 결핵균을 검출할 수 없는 경우가 많고, 결핵균 배양검사의 경우 많은 시간이 소요되기 때문에 임상 소견과 방사선 소견, 그리고 여러 가지 검사 방법 들을 종합하여 진단하게 된다.

결핵균의 활동성 여부 판정에는 흉부X선 검사, 항산균 도말검사, 배양검사, 분자진단검사, 약제감수성검사들을 시행한다. 그 외에도 혈액검사를 하면 급성기 염증 반응을 나타내는 적혈구 침강속도(ESR)의 증가, 백혈구 증가, C반응성 단백질(CRP)의 증가를 관찰할 수 있다.

체외 인터페론 감마(Interferon-gamma) 검사를 통해 잠복결핵 감염 여부를 아는 데 도움이 된다.

② 일반적인 검사의 제한점

항산균 도말검사는 역학적으로 중요한 전염력이 높은 환자를 신속하게 검출할 수 있다는 장점이 있지만, 민감도가 배양과 비교시 25-80%로 낮은 편이어서 검사의 정확도가 낮다는 제한점이 있다.

배양검사는 결핵 진단에 golden standard로 사용되고 있으나, 상재균이나 다른 Mycobacterium에 의해 오염되는 경우도 있기 때문에 민감도가 80-85% 정도이다. 또한, 결핵균은 늦게 자라는 특성이 있어 고체배지에서는 3-8주가 소요되고, 액체배지에서는 최대 5주까지 배양을 진행해야한다는 제한점이 있다. 배양균이 결핵균이라면 항결핵제 감수성검사를 해야 하며, 이 때문에 다시 3~4주가 추가로 소요된다.

검사시간을 단축시키고 정확성을 높이려면 핵산기반의 분자진단 방법을 채택하는 것이 반드시 필요하다.

③ 분자진단 검체로서 고려해야 할 결핵균의 특성

결핵균의 중요한 특징은 세포막 외부에 지방화합물이 풍부한 두터운 세포벽을 보유하고 있는 것이다. 두터운 세포벽은 DNA추출에 방해가 된다. 결핵균 PCR 검사에서 위음성이 나온 원인중의 하나는 세포벽 제거 실패이다. 세포벽의 구조로 인해 DNA를 추출할 때 두 가지를 조심해야 한다. 첫 번째, 결핵균의 비중이 가벼워서 세균이 상층으로 뜨게 되어 원심분리 집균과정에서 균체확보에 실패할 수 있다. 두 번째로는 무질서화 물질(caotropic agent)[예: 구아니디움염(guanidium salt)]을 사용하여도 세포벽 제거 효율이 충분하지 못하여 DNA양이 너무 적어서 검사의 민감도(sensitivity) 범위를 넘어설 수 있다.

또 다른 특징으로는 결핵균DNA는 G+C함량이 약 70%나 되어서 PCR증폭반응 시 변성 과정에 상대적으로 높은 온도가 필요하다. PCR에서 변성조건을 최적화시켜주는 과정이 필요하다. 높은 G+C함량으로 인해 결핵균의 PCR산물이 환경 중에 더 오래 간다. 따라서 결핵균을 반복적으로 검사하는 검사실의 경우 PCR작업장 내 환경오염으로 인한 위양성을 조심해야 한다. 일부 결핵 치료제 잔존 약제가 PCR반응을 억제하기도 하여 DNA추 출시에 잔존 약제 침투 가능성을 없애주는 것이 좋다.

④ 검체 별 DNA 추출방법

가. 전처리 된 객담검체

- 전처리한 검체를 10,000xg로 5분 동안 원심 분리한다.
- 멸균된 PBS를 500μL 분주하고 vortexing하여 10,000xg로 10분 원심 분리 한다.
- 상층액을 제거하고, pellet에 멸균 증류수 100μL를 첨가한다.
- 100℃ heating block에서 20분간 가열한다.
- 10,000xg로 5분 동안 원심 분리하여 상층액을 PCR 반응에 사용한다.

나. 고체배지 배양 검체

- 접종루프로 채취한 colony를 멸균된 증류수 100μL에 넣고 vortex로 잘 혼합한다.
- 100℃ heating block에서 20분간 가열한다.
- 10,000xg로 5분 동안 원심 분리하여 상층액을 PCR 반응에 사용한다.

다. 액체배지 배양 검체

- 액체배지 1mL을 채취하여 10,000xg로 15분 동안 원심 분리한다.
- 상층액을 제거하고, pellet에 멸균 증류수 50μL를 첨가한다
- 100℃ heating block에서 20분간 가열한다.
- 10,000xg로 5분 동안 원심 분리하여 상층액을 PCR 반응에 사용한다.

2) AdvanSure TB/NTM Real-Time PCR kit(LG 생명과학)

(1) 검사목적 및 원리

AdvanSure TB/NTM Real-Time PCR kit는 real-time PCR과 Taqman probe의 원리를 이용한다. PCR 반응동안 M. tuberculosis Complex에 특이적인 IS6110과 Mycobacteria rpoB 유전자 부위에 특이적인 프라이머에 의해 반응 산물이 형성되며, 이와 동시에 각 유전자에 특이적인 Taqman probe가 분해됨으로써 형광이 형성된다. 형성된 형광을 측정하는 원리이다.

M. tuberculosis Complex에 특이적인 IS6110과 Mycobacteria rpoB 유전자 부위의 염기서열을 대상으로 특이적인 프라이머와 프로브를 사용하여 70여종의 Mycobacteria를 검출할 수 있으며 동시에 TB complex를 검출 및 구분할 수 있다.

FAM 형광은 TB complex를 검출하고, HEX 형광은 NTM을 검출하고, Cy5 형광은 내부 정도관리 물질인 internal control(IC)을 검출한다.

(2) 키트의 구성

- 추출완충용액(extraction buffer)
  주성분: ion exchange resin 75mg
- 시료 전처리액1
  주성분: NaOH(10N)
- 시료 전처리액2
  주성분: PBS
- 2X PCR mixture
  주성분: Hot start Taq polymerase, Uracil-N-glycosylase, dNTP
- 프라이머/프로브 혼합액(primer/probe mixture)
- 양성 대조액
- 음성 대조액

(3) 검사방법

① 100℃ heating block을 검사 전 미리 켜 놓는다.
② 검체를 전처리 방법에 따라 전처리 하여 준비한다.

■ 전처리 검체에서 DNA 추출 과정

③ Microtube에 전처리 한 검체를 1mL 옮겨 담는다.
④ 13,000rpm에서 3분간 원심 시킨다.
⑤ 상층액을 버린 후 1XPBS를 1mL 첨가한다. (시료전처리액2)
⑥ Vortex mixer로 혼합 후 13,000rpm에서 3분간 원심 시킨다.
⑦ 침사액 0.1mL 정도를 남기고 상층액을 버린 후 1XPBS를 첨가한다.
⑧ Vortex mixer로 혼합 후 13,000rpm에서 3분간 원심 시킨다.
⑨ 최대한 상층액을 많이 버린 후 추출완충용액 50μL를 첨가하고 vortex mixer로 혼합한다.(침사액이 많으면 100μL 첨가)
⑩ Microtube 뚜껑이 열리지 않게 cap을 씌우고 vortex mixer로 혼합 후 100℃ heating block에 30분간 넣어 둔다.

■ PCR 준비 과정

⑪ PCR mixture(10μL)에 프라이머/프로브 혼합액을 5μL 첨가한다.
⑫ DNA 추출액 5μL를 첨가한다.
⑬ 양성/음성 대조액도 검체와 같은 방법으로 시행한다.
⑭ 전체를 vortex mixer로 혼합하고, 기포가 생기지 않을 정도로 spin down한다.
⑮ 장비에 검체를 장착한다.

(4) 참고범위 및 참고치

① 결과의 유효성 판정

대조군을 대상으로 반응할때의 Ct값 형성은 다음과 같아야 한다.

항목	FAM(TB)	HEX(NTM)	Cy5(IC)
양성 대조군	21–24	22.5–25.6	25–28
음성 대조군	N/A	N/A	26–28

② 결과 분석

항목	형광			결과 판독
	FAM(TB)	HEX(NTM)	Cy5(IC)	
양성 대조군	+	+	+	반응 유효
음성 대조군	–	–	+	반응 유효
시료	+	+	+	아래 ※1 참고
시료	+	+	–	아래 ※2 참고
시료	+	–	+	TB Complex 양성
시료	+	–	–	TB Complex 양성
시료	–	+	+	NTM 양성
시료	–	+	–	NTM 양성
시료	–	–	+	음성
시료	–	–	–	재시험

※ 1 NTM Ct값 – TB Ct값 > 0 : TB complex 양성

※ 2 NTM Ct값 – TB Ct값 < 0 : TB complex와 Mycobacteria coinfection이 의심됨. 확진을 원하는 경우 genotyping 등 추가적 검사 요구됨.

3) GenoType® MTBDR plus kit(HAIN lifescience, Germany)

(1) 검사목적 및 원리

모든 병원균과 마찬가지로 결핵균도 약제에 불응하는 내성균이 생기게 되는데, 대부분은 초기 치료에서 치료효율 저하와 결핵관리체계가 불완전하여 치료실패 혹은 재발환자로 인하여 생기는 균들이다. 다제내성균(multi-drug resistant tuberculosis, MDR-TB)는 초기치료 항결핵제인 Rifampicin (RIF), Isoniazid (INH)에 내성을 보이는데, 이는 그 표적 단백의 유전자 변이에 따라 활성부위가 변형되면서 약제 활성도를 낮추기 때문이다.

본 검사법은 TB complex 확진자들의 검체를 이용하여 Rifampicin (RIF), Isoniazid (INH)에 내성인 결핵균을 신속 정확하게 검출하여, 다제 내성균의 조기 차단과 내성결핵균 환자의 신속한 치료에 도움이 되는 검사이다.

본 검사법은 multiplex PCR원리와 hybridization원리를 이용한다. 검체로부터 핵산을 추출하여 multiplex PCR 후 증폭산물을 *rpoB*, *katG*, *inhA*의 wild type과 mutation type에 특이한 프로브가 접합된 strip에 hybridization 시켜 RIF, INH내성을 동시에 진단하는 원리이다.

rpoB 유전자 돌연변이는 RIF 내성과 연관이 있으며, katG, inhA 유전자 돌연변이는 INH 내성과 연관이 있는 것으로 알려져있다.

■ Membrane strip에 부착된 WT/MT 프로브

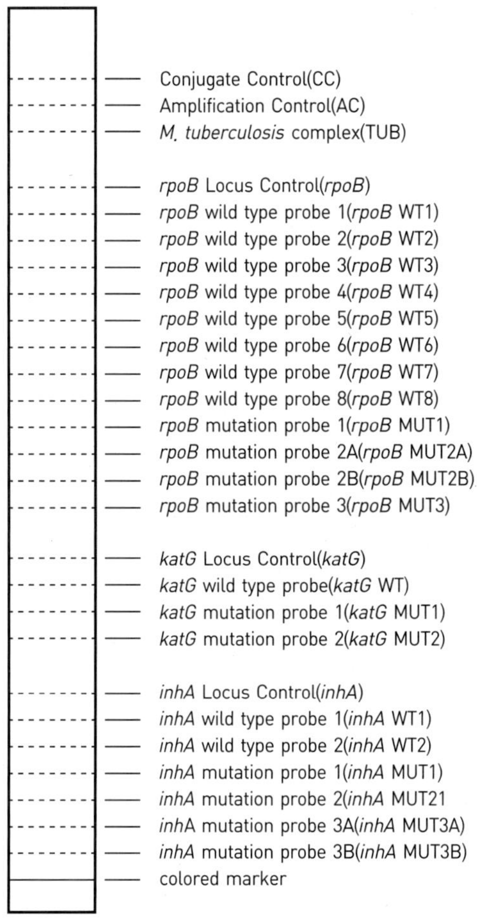

(2) 키트의 구성

- Membrane strip
  주성분: 유전자 wild type 및 mutation type 프로브 부착
- Taq polymerase
- 프라이머 혼합액
- Denaturation solution
- Hybridization buffer
- Stringent wash solution
- Rinse solution
- Conjugate concentrate, Conjugate buffer
- Substrate concentrate, Substrate buffer

(3) 검사방법

■ Multiplex PCR 과정

① 검체 1개 당 PCR master mixture를 사용하며, 검사하고자 하는 검체 수에 따라 필요한 양의 PCR master mixture를 아래와 같이 제조한다.

	검체 수(단위: μL)			
	1	3	6	12
프라이머 혼합액	35	105	210	420
10X PCR buffer	5	15	30	60
25mM MgCl2	2	6	12	24
Taq polymerase	0.2	0.6	1.2	2.4
DW	3	9	18	366

② 모든 PCR tube에 PCR master mixture를 45μL씩 분주한다.

③ 추출된 DNA를 5μL씩 각각의 PCR tube에 분주한 후 multipelx PCR 반응을 시작한다.

④ PCR 반응 조건은 아래와 같다.

시간/온도	Cycle	
	배양 검체	객담 검체
15min, 95℃	1 cycle	1 cycle
30sec, 95℃	10 cycle	10 cycle
2min, 58℃		
25sec, 95℃	20 cycle	30 cycle
40sec, 53℃		
40sec, 70℃		
8min, 70℃	1 cycle	1 cycle

■ Hybridization 과정

⑤ Tray 각각의 well에 denaturation solution을 20~30μL씩 분주한다.

⑥ 각 well에 PCR 산물 20μL씩 분주하여 혼합 후 실온에 5분 방치한다.

⑦ Pre-warming 된 hybridization buffer 1mL을 각 well에 분주 후 가볍게 혼합한다.

⑧ 각 well에 strip을 첨가한다.

⑨ 45℃에서 30분동안 300rpm으로 교반하여 배양한다.

⑩ Hybridization solution을 suction하여 제거하고, pre-warming된 stringent wash solution을 1mL씩 분주한다.

⑪ 45℃에서 15분동안 300rpm으로 교반하여 배양한다.

⑫ Stringent wash solution을 suction하여 제거하고, rinse solution을 1mL씩 분주한다.

⑬ 실온에서 2분동안 300rpm으로 교반하여 배양한다.

⑭ Rinse solution을 suction하여 제거하고, 희석한 conjugate solution을 1mL씩 분주한다.

⑮ 실온에서 30분동안 300rpm으로 교반하여 배양한다.

⑯ Conjugate solution을 suction하여 제거하고, rinse solution을 1mL씩 분주 후 15번 과정을 반복한다.

⑰ Rinse solution을 suction하여 제거하고, 다시 rinse solution을 1mL씩 분주 후 실온에서 1분동안 300rpm으로 교반하여 세척한다.

⑱ Rinse solution을 suction하여 제거하고, 증류수를 1mL씩 분주 후 실온에서 1분동안 300rpm으로 교반하여

세척한다.

⑲ 잔여액을 제거하고, 조제한 substrate를 1mL씩 분주하여 암소/실온에서 5분간 배양한다.

⑳ Substrate를 suction하여 제거하고, 증류수로 2회 세척 후 반응이 끝난 strip을 평가 용지에 붙여서 판독한다.

■ 결과 분석표 예시

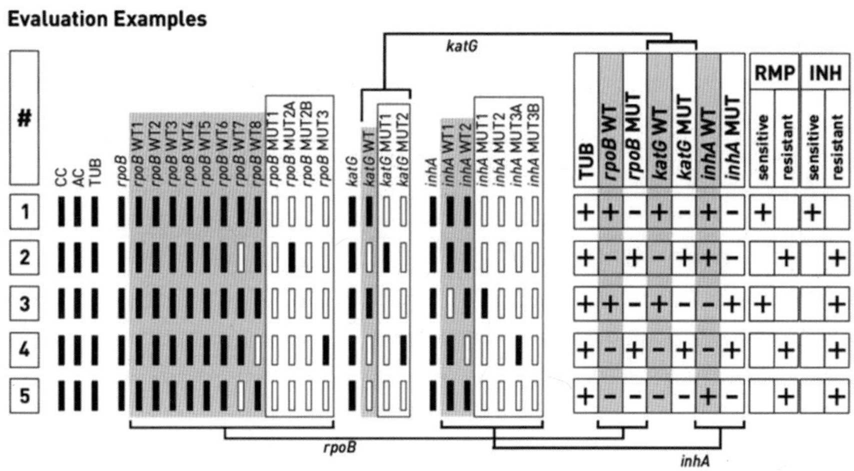

(4) 참고범위 및 참고치

① 결과의 유효성 판정

가. Conjugate control(CC), Amplification control(AC), M. tuberculosis Complex(TUB), *rpoB/katG/inhA* locus control이 모두 양성일 때 나머지 밴드도 결과를 판독한다.

나. TUB 음성: 검체에 결핵균이 포함되어 있지 않으므로 결과를 판독할 수 없다.

다. AC 음성: PCR 단계가 잘못되었거나, PCR 저해제의 영향을 받았을 가능성이 있으므로 재검사를 수행한다.

② 결과 보고

유전자	WT probe	MT probe	결과
rpoB	모두 양성	음성	RIF 감수성
	음성	양성	RIF 내성
	음성	음성	RIF 내성
katG	모두 양성	음성	INH 감수성
	음성	양성	INH 내성
	음성	음성	INH 내성
inhA	모두 양성	음성	INH 감수성
	음성	양성	INH 내성
	음성	음성	INH 내성

참고문헌

- 대한임상미생물학회지. 2003. 이원길.
- 대한결핵협회:https://www.knta.or.kr/
- 바이러스간염과 에이즈의 분자진단. 오흥범. 화산미디어.
- 바이러스학. 라이프사이언스.
- 필수바이러스학. 고려의학
- 필수진단바이러스학. 고려의학
- 진단검사의학. 제5판. 대한진단검사의학회. p.865.
- 진단검사의학. 제5판. 대한진단검사의학회 편.58장. 마이코박테리아, 노카르디아 및 기타 산소성방선균.2014. 범문에듀케이션
- 진단분자생물학. 개정판. 강희규 외. 제17장. 중합효소연쇄반응과 혼성화를 이용한 결핵균 검사.2006. 현문사
- 최신진단분자생물학실습. 한국임상병리학과 분자생물학 교수회 편. 제7장 결핵.2005. 청구문화사
- AccuPower®HBV Quantative PCR(Bioneer Co.,Korea)
- AdvanSure TB/NTM Real-Time PCR kit(LG 생명과학)
- AllplexTM Respiratory(HBoV, HRV, CoV, Seegene, seoul, korea)
- AnyplexTM HPV28 Detection(Seegene, seoul, korea)
- GenoType MTBDR plus VER 2.0 Instructions for Use(HAIN lifescience, Germany)
- INFINATMHCV genotyping(BIOWITHUS)
- Manual of Clinical Microbiology,James Versalovic,ASM press.
- Molecular Diagnostics,Buckingham,F.A.Davis Company.
- QIAamp viral RNA Extraction Kit(QIAgen)
- Real-Q Direct SARS-CoV-2 검출 키트(biosewoom, seoul, korea)

• 실습 결과 보고서 •

학과		반		실험 조	
성명		학번		실습일자	

1. Title(실습 주제):

2. Objectives(실습 목적):

3. Instruments and equipments(기구 및 장비):

4. Materials and reagents(재료 및 시약):

5. Methods(실습 방법):

6. Observation and results(관찰 및 결과): 별지 사용

7. Discussion(토론): 별지 사용

8. References(참고문헌): 별지 사용

• 이해도 확인 문제 •

1. 결핵 검사방법들의 제한점은 무엇인가?

2. 결핵의 분자진단 검사법의 장점은 무엇인가?

3. 결핵의 약제내성과 관련된 유전자는 무엇이며, 어떤 약제와 연관이 있는가?

Chapter 12

종양질환의 분자진단

1. BCR-ABL1 Quantitative PCR Analysis 검사

1) CML (chronic myelocytic leukemia)검사의 배경

(1) CML과 필라델피아 염색체

혈액암이란 혈액세포를 만드는 조혈모세포의 암적 변이로 암세포를 과잉 생산해 내고, 정상 혈액세포를 제대로 생산하지 못하여 감염, 빈혈, 출혈 등이 나타날 수 있는 질환으로, 백혈병이 여기에 속한다. 백혈병은 질환의 진행속도에 따라 급성백혈병, 만성백혈병으로 나누어지고 또한 암세포의 종류에 따라 골수구 백혈병과 림프구 백혈병으로 나누어진다.

이 중 만성골수성백혈병은 골수구계 세포가 백혈구를 만드는 과정에서 생긴 악성종양으로 혈액세포가 과다하게 증식하여 백혈구와 혈소판 등이 증가하며, 만성적인 경과를 보이는 혈액암이다. 이 질환은 다른 백혈병과는 달리 그 원인이 밝혀져 있는데, 환자의 95% 이상에서 특징적인 염색체가 출현하고 있고, 이 비정상 염색체가 만성골수성 백혈병의 원인으로 알려져 있다.

이 염색체는 1960년 미국 Philadelphia의과대학에서 만성골수성백혈병 환자의 염색체에서 발견되었고, 이에 따라 필라델피아 염색체(Philadelphia chromosome,ph')로 명명되었으며, 1973년에 이 현상이 9번 염색체와 22번 염색체 사이에 생긴 전좌의 결과임이 밝혀졌다. 1980년대 초 필라델피아 염색체에서 전좌가 일어난 부분은 22번 염색체 bcr 유전자 자리에 9번 염색체에서 전좌된 abl유전자가 합쳐지면서 BCR-ABL이라는 변이 단백질이 만들어지고 이변이 단백질로 인해 세포의 성장과 분열을 조절하는 것에 이상이 생겨 세포분열을 멈추지 않는 암세포로 바뀌게 됨에 따라 만성골수성백혈병이 발생하게 되는 것으로 확인되었다(그림 12-1).

일반적으로 만성골수성백혈병을 진단하기 위한 방법으로는 9번과 22번 염색체의 전좌에 의해 짧아진 22번 염색체이상을 분염법으로 직접 확인하는 방법과 세포배양이나 염색체의 추출과정을 거치지 않고 유전자의 변이를 분자생물학적 방법으로 관찰할 수 있는 형광동소교잡법(fluorescence in situ hybridization, FISH; 그림 12-2), BCR-ABL유전자 재배열을 분자생물학적인 방법으로 찾아내는 BCR-ABL유전자 재배열 검사 등이 시행되고 있는데, 이 장에서는 BCR-ABL 유전자 재배열 검사법을 소개하고자 한다.

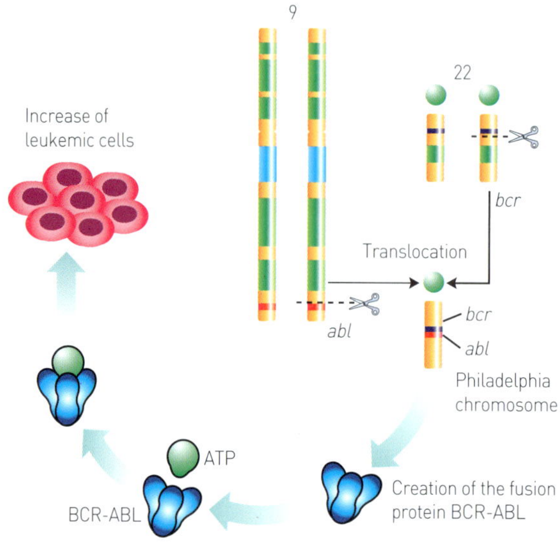

그림 12-1 필라델피아 염색체와 만성골수성백혈병 진행 모식도

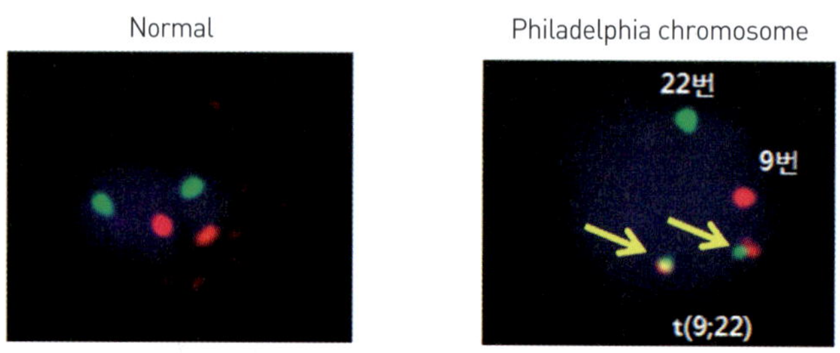

그림 12-2 필라델피아 염색체 (FISH법)

(2) BCR-ABL 유전자 재배열

BCR-ABL유전자 재배열 검사는 만성골수성백혈병을 분자생물학적인 방법으로 진단하기 위한 것으로 만성골수성백혈병에 특이소견인 필라델피아 염색체에서 보이는 특이 유전자를 말한다.

필라델피아 염색체는 만성골수성백혈병의 95%, 성인 급성림프구성백혈병(adult acute lymphoblastic leukemia, ALL)의 25~30%, 소아 ALL의 2~10% 이상에서 발견되는 비정상 염색체로 9번 염색체 장완 q34부위에 있는 c-abl 유전자와 22번 염색체의 장완 q11에 위치하는 bcr유전자가 전좌(translation)되는 것을 말한다.

이러한 t(9;22)(q34;q11) 변이로 8.5 kb의 *bcr-abl* chimera 유전자가 형성되고, 이 유전자는 *bcr-abl* chimera mRNA로 전사되며, 이것은 정상 p145 c-ABL 단백보다 강한 tyrosine kinase 활성을 가지는 분자량 210kb의 단백(p210 BCR-ABL)을 생산하게 되고 이 물질이 만성골수성백혈병 발병에 중요한 역할을 하게 되는 것이다.

bcr-abl 재배열 유전자는 각 염색체가 잘리는 부위에 따라 major와 minor로 분류되는데, 22번 염색체 *bcr* 유전자의 2번 exon이 9번 염색체 *abl* 유전자의 2번 exon으로 전좌된 b2a2형과 *bcr* 유전자 3번 exon이 *abl* 2번 exon으로 전좌된 b3a2형이 있고, 이를 major *bcr-abl* 재배열이라 한다. 또한 *bcr*의 1번 intron 부위가 *abl* 2번 exon으로 전좌된 e1a2형이 minor *bcr-abl* 재배열이라 한다(그림 12-3). 대부분의 만성골수성백혈병에서는 major *bcr-abl* 재배열이 발생한다.

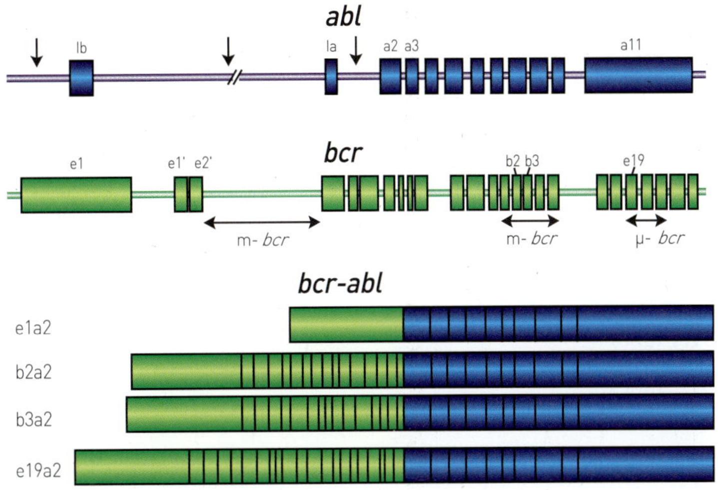

그림 12-3 *bcr–abl* 유전자의 다양한 breakpoint와 그에 따른 *bcr–abl* 재배열 유전자 종류

급성림프모구백혈병에서도 필라델피아 염색체를 보이는 경우도 있는데, 이 중 2/3는 minor *bcr–abl* 재배열이고 1/3에서 major *bcr–abl* 재배열을 볼 수 있으며, 급성림프모구백혈병에서 필라델피아 염색체가 발생하면 예후가 좋지 않은 것으로 알려져 있다.

2) CML 검사의 원리와 검사과정

민감도와 특이도가 높은 DNA 증폭기술인 중합효소연쇄반응을 이용하는 검사법으로 전혈이나 골수에서 백혈구를 분리하여 RNA를 추출하고 이를 이용하여 역전사방법으로 cDNA를 합성한 후 dual priming oligonucleotide 법으로 PCR을 진행한 후 전기영동을 통해 *bcr–abl* 유전자 재배열의 존재여부를 확인한다(그림 12-4).

PCR 산물의 주형(template) 활성을 종료시키기 위해 8-methoxypsoralen (8-MOP)을 사용하는데, 8-MOP은

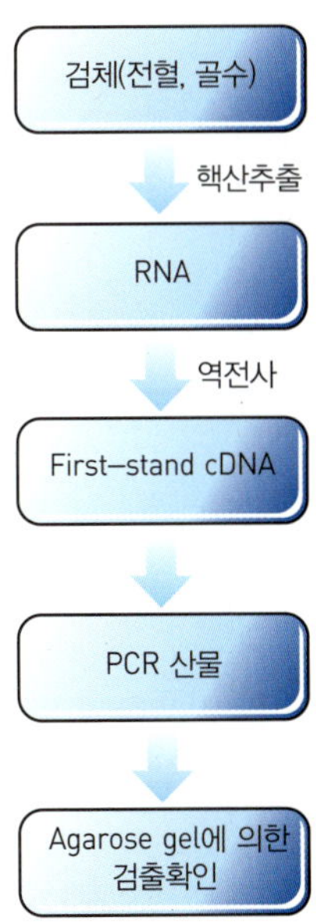

그림 12-4 검사과정

320-400 nm의 입사광에서 광활성 되어 핵산의 이중가닥에 삽입된다. 증폭된 PCR 산물에 의한 교차오염을 방지하기 위해서 PCR 튜브를 UV 광선(365 nm)에서 20분간 반응시킨다.

3) CML 검사방법

(1) 검체

① 종류

- 전혈 5 mL 이상(EDTA tube)
- 골수 5 mL 이상(EDTA tube)

② 보관

- 상온(19~25℃)에 보관 시 1시간
- 냉장(2~8℃) 보관 시 48시간

③ 부적절 검체

- 혈청, 냉동된 전혈, 응고, 용혈된 검체

(2) 시약

① QIAamp viral RNA Extraction Kit (QIAgen)

② RevertAid™ First Strand cDNA Synthesis kit (Fermentas)

③ Seeplex® Leukemia BCR/ABL kit (S)

④ β-mercapto ethanol (β-ME)

(3) 기구 및 장비

① Clean bench

② PCR machine

③ Gel electrophoresis system

④ Gel doc and image system

⑤ Ice maker

⑥ Desktop centrifuge

⑦ Vortex mixer

(4) 검사순서

① RNA 추출

가. QIAamp viral RNA Extraction Kit (QIAgen)을 이용하여 RNA를 추출한다.

나. 추출된 RNA의 농도와 순도는 UV spectrophotometer에서 측정한다.

② 역전사

가. 다음과 같이 cDNA 합성에 필요한 시약을 tube에 넣는다.

Total RNA	1–11 μL
Oligo(dT) primer(0.5 μg/μL)	1 μL
DEPC–treated water	up to 12 μL
Total volume	12 μL

– RNA 샘플은 사용 전까지 –70℃에서 보관하고, 사용 시에는 얼음에 두고 사용한다.
– RNA 최대용량인 11 μL는 지킨다.

나. tube를 80℃에서 30분간 반응시킨다.

다. 2분간 얼음에서 차갑게 식히고, 가볍게 원심분리한다.

라. 다음과 같이 reverse transcription 혼합액을 만든다.

5X RT buffer	4 μL
10mM dNTP	2 μL
RNase inhibitor(20 U/μL)	1 μL
Reverse transcriptase(200 U/μL)	1 μL
Total volume	8 μL

– 시약들은 5회 이상 가볍게 섞어 준다.
– 37℃로 예열된 PCR 장비에 넣기 전에는 얼음에 둔다.

마. Tube를 37℃에서 90분간 반응시킨다.

바. Tube를 94℃에서 2분간 가열한다.

사. Tube를 2분간 얼음 위에서 식힌 후 가볍게 원심분리한다.

③ 증폭

가. 다음과 같이 PCR master mix를 준비한다.

5X BCR–ABL PM	4 μL
8–Mop Solution	3 μL
2X Multiplex Master Mix	10 μL
Total volume of PCR Master mix	17 μL

– 시약의 사용량은 대조군을 포함한 검체 수에 따라 필요한 양을 계산한다.
– 검체를 다룰 때는 검체가 튀지 않게 주의하며 검체 간 교차오염에 주의한다.
– 검사 시에는 반드시 필터팁을 사용하고 장갑을 착용한다.
– 얼음 위에서 완전히 녹인 시약은 사용 전 뚜껑 내부의 시약들을 제거하기 위해 가볍게 원심분리한다.

나. 5회 정도 가볍게 섞어주거나 vortexing한 후 가볍게 원심분리한다.

다. 0.2 mL PCR tube에 PCR master mix 17 μL를 분주한다.

라. tube에 각각의 검체 cDNA를 3 μL씩 첨가한다.

마. 다음과 같이 PCR master mix와 검체를 섞는다.

PCR Master mix	17 μL
Sample's nucleic acid	3 μL
Total volume of reaction	20 μL

- 각각의 검체에 대하여 새로운 필터팁을 사용한다.
- 음성대조군은 샘플의 핵산 대신 멸균식염수 3 μL를 사용한다.
- 양성대조군은 샘플의 핵산 대신 BCR/ABL 3 μL를 사용한다.
- PCR master mix와 양성대조군 또는 검체간의 교차오염을 주의한다.

바. 예열된(94℃) PCR 장비에 준비된 tube를 꽂는다.

사. 다음의 프로그램에 따라서 PCR을 수행한다.

segment	No. of cycles	temperature	duration(min)
1	1 cycles	94℃	15
		94℃	0.5
2	37 cycles	60℃	1.5
		72℃	1.5
3	1 cycles	72℃	10

- 검출 단계 이후 교차오염을 방지하기 위해 365 nm 자외선에서 20분간 PCR 산물을 처리한다.
- 8-MOP은 DNA 이중가닥을 zip up함으로써 PCR 산물의 활성을 종료시킨다.

④ 검출

EtBr을 포함하고 있는 2 % agarose gel상에 PCR 산물 5 μL와 BCR/ABL marker 5 μL를 각각 전기영동한다.

4) CML 검사 결과의 분석과 문제 해결

(1) 검사결과의 분석

① 증폭산물

Leukemia BCR/ABL	Size in agarose gel(bp)
Internal control	600
c3a2 (micro)	1012
b1a1	754
b3a2 (major)	476
b2a2 (major)	401
e1a2 (minor)	348
b3a3	299
b2a3	224
e1a3	174

② 결과해석

	Internal control	Target	Interpretation
case 1	+	+	BCR/ABL 검출
case 2	+	−	BCR/ABL 미검출 전좌된 유전자가 존재하지 않음

	Internal control	Target	Interpretation
case 3	−	+	재검사 필요 – Target 핵산이 높은 농도로 존재 시 – 역전사나 DNA 증폭과정 중 저해물질 존재 시
case 4	−	−	검체 내 저해물질 존재

* 내부대조군(Internal Control, IC)을 통해 추출과정 확인뿐만 아니라 핵산증폭 과정 중 검체에 존재할 수 있는 PCR 저해물질을 확인할 수 있으며, 하나의 PCR 튜브 안에서 병원균의 유전자와 동시에 증폭된다.

③ 결과 예시(출처: Seegene사)

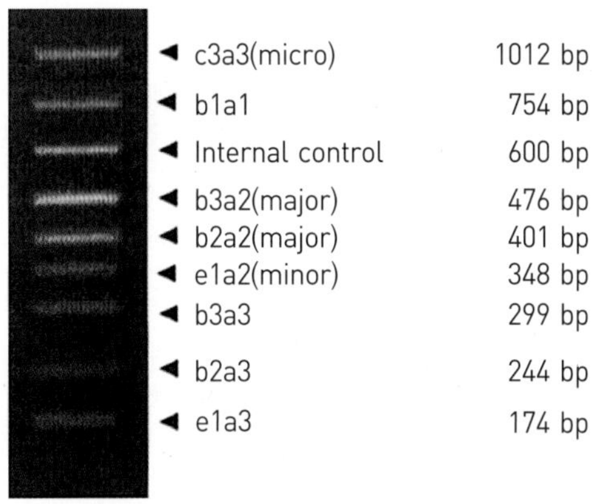

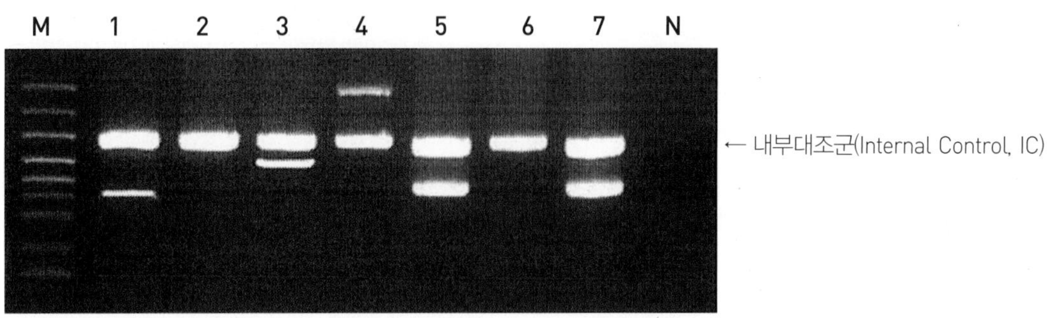

Sample No	Result
M	marker
1	e1a2
2	no BCR/ABL
3	b3a2
4	c3a2
5	b2a2
6	no BCR/ABL
7	b2a2
N	negative control

* b3a2 BCR–ABL rearrangement는 bcr exon 3번이 ABL exon 2번으로 전좌된 경우이며, b2a2 type 간에 임상적 차이는 없는 것으로 알려져 있다. 또한 alternative splicing에 의해 b3a2와 b2a2가 함께 나타날 수도 있다.

(2) 문제해결

문제상황	원인	해결방안
• IC band가 생성되지 않음 • 어떠한 band도 보이지 않음	추출된 RNA의 순도가 나쁘거나 농도가 낮은 경우	추출된 RNA의 순도도(260/280: 1.8–2.0)와 농도를 확인하고 필요 시 RNA 재추출
	검체 채취가 잘못된 경우	검체 재채취
	저해물질이 존재하는 경우	핵산추출부터 재검사
	cDNA 합성에 실패한 경우	본 제품에서 권장하는 reverse transcription kit와 cDNA 합성조건을 확인하여 사용
	PCR 조건 세팅이 잘못된 경우	PCR의 조건을 확인하고 올바른 세팅 조건하에서 재검사
	제품의 보관이 잘못된 경우	보관온도는 –20℃이며 새로운 제품으로 재검사
	검체 보관이 잘못된 경우	검체를 재채취하여 재검사 검체보관조건을 지켜서 검체 보관
	Agarose gel을 EtBr에 염색하지 않은 경우	marker band의 유무를 확인하고 agarose gel을 다시 EtBr에 염색
	UV상에 agarose gel을 많이 노출한 경우	노출시간을 확인하고(10분 이상 노출금지), 새 agarose gel에 전기영동
	핵산 농도가 높은 경우	멸균수를 이용하여 권장하는 농도로 희석하고 희석된 핵산으로 재검사
• 위양성 의심 • 음성대조에서 타겟이 검출됨	교차오염이 발생한 경우	핵산 제거제(ex: DNA–off)를 이용하여 검사공간, 검사장비, 도구 등을 모두 닦아줌 사용된 소모품, 시약 등을 모두 폐기하고 새 제품을 사용하여 재검사 오염방지를 위해 검사 시 필터 팁을 사용하고 검사공간을 주기적으로 청소함
• 위음성 의심	reaction mix의 제조가 잘못된 경우	모든 구성품을 넣었는지 확인하고 올바른 reaction mix로 재검사 (premix 형태로 미리 만들어 보관하는 경우 민감도가 저해될 수 있음)
	권장하지 않은 검체를 사용한 경우	권장하는 검체 및 채취용기 사용
	권장하지 않은 핵산 추출 시약 및 장비를 사용한 경우	권장하는 핵산 추출 시약 및 장비 사용하여 재검사
	핵산을 잘못 넣어서 순서가 뒤바뀐 경우	검사 시 핵산이 담겨있는 tube와 PCR tube의 샘플번호를 확인
	저해물질이 존재하는 경우	원검체를 이용해서 핵산 추출부터 재검사
• 타겟 밴드 위 또는 아래에 비특이 밴드 검출	RNA 추출 시 과량의 genomic DNA가 동시에 추출되었을 경우	추출된 RNA에 DNase 처리 후 PCR을 다시 수행

2. BRAF gene mutation detection

1) BRAF gene mutation detection 배경

Raf-kinase는 serine/threonine kinase로 MAP kinase pathway 에서 세포내 신호전달에 관여하여 세포증식, 분화, 생존에 관여한다. Raf kinase에는 A-raf, B-raf (BRAF), C-raf 의 세 종류가 있는데 BRAF가 가장 강력한 MAP kinase pathway activator이다. BRAF 유전자에는 40가지이상의 돌연변이가 있고 그 중 exon 15번의 1799번째 nucleotide가 T에서 A로 바뀌는 BRAF V600E 돌연변이가 전체 돌연변이의 70~90 %를 차지한다. 그 다음으로, 1798~1799 번째 nucleotide가 GT에서 AA로 바뀌는 V600K가 5 %, 1799~1800번째 nucleotide가 TG에서 AT로 바뀌는 V600D가 5 % 미만을 차지하고 있다. 이러한 BRAF 돌연변이는 BRAF kinase를 지속적으로 활성화하여 발암을 유도한다. 최근 갑상선 유두암(Papillary thyroid carcinoma)을 비롯하여 흑색종, 대장암, 난소암에서 BRAF 유전자의 somatic mutation이 발견되었고, 이러한 유전자 변이는 RAF kinase의 활성증가와 함께 종양유발인자로 알려져 있다. 특히, 갑상선 유두암에서는 BRAFV600E 변이만이 관찰되고 있으며 다른 어느 암에 비해서도 변이 빈도가 높은 편이다. BRAF 돌연변이의 빈도는 29-69 %로 알려져 있으며, 한국인의 갑상샘 유두암종에서는 83%에서 발현되는 것으로 보고되고 있어 한국인에게 발생하는 갑상샘 유두암종을 진단하는데 BRAF 돌연변이를 이용하는 것이 도움이 될 것이다. 또한 이를 수술 전 진단에 적용하는 것이 필요하다.

2) BRAF gene mutation detection 방법 및 원리

BRAF 유전자 돌연변이 검출키트는 clamping real time PCR을 이용해 야생형 서열의 증폭은 억제시키고 돌연변이형 만을 특이적으로 enrichment 시키는 방법으로, hydrolysis probe를 사용하여 반응을 실시간으로 확인할 수 있다.

No.	Amino acid change	Nucleotide change
1	V600E	GTG >GAG
2	V600D	GTG >GAT
3	V600K	GTG >AAG
4	V600R	GTG >AGG

(1) Clamping PCR

일반적으로 사용되는 PCR primer와 이와 경쟁적으로 사용되는 blocking primer를 이용하여 정상 DNA의 증폭은 차단하고 돌연변이 DNA만 선택적으로 증폭하여 검출 민감도 및 특이성을 증진한 PCR 방법이다.

(2) Hydrolysis probe 기술

PCR 과정에서 증폭되는 유전자량에 비례하여 형광신호를 실시간 검출하는 기술이다.

① 5' 말단에는 검출하고자 하는 형광물질이, 3' 말단에는 형광을 발하지 못하도록 제어하는 quencher가 결합되어 있다.

② Probe는 annealing 단계에서 표적 유전자 주형에 특이적으로 결합하게 되지만, 3' 말단에 있는 quencher에 의해 형광을 내지 못한다.

③ 다음 과정인 extention 단계에서 Real-Time PCR시 사용되는 Taq DNA Polymerase의 5'→3' exonuclease의 활성에 의해, 주형에 붙어 있던 probe가 깨지면서 형광물질이 quencher로부터 분리되어 형광을 발할 수 있게 되어, 이때 발하는 형광량을 측정하여 표적 유전자의 증폭량을 측정할 수 있다.

3) BRAF gene mutation detection 검사방법

(1) 검사 전 준비과정

① 장비의 준비과정

검사 전 장비의 준비는 장비 매뉴얼을 참고한다.

② 검체 준비과정

동결되었던 검체 DNA는 상온에 두어 완전히 해동하고 가볍게 혼합하여 사용한다.

③ 시약 준비과정

가. 모든 시약은 실험시작 전에 상온에 두어 상온이 되도록 한 후, 가볍게 흔들어 균질화 한 후 사용한다.

나. 모든 시약들은 수 초간 원심분리하여 시약을 튜브의 바닥에 모이게 한다.

(2) 검체 준비 및 저장방법

① 갑상선 미세침흡인(Fine-Needle Aspiration Biopsy, FNAB) 검체를 사용한다.

② 갑상선 미세침흡인 검체의 준비

갑상선조직검사를 위해 가느다란 바늘 (세침)을 넣어 세포를 흡인한 후 절반은 도말 및 염색하여 암세포 유무를 관찰하게 되고, 나머지 절반은 돌연변이 검사를 위해 DNA를 추출하는데 사용된다. 미세침으로 흡인된 세포를 1.5 ml 튜브에 회수하여 DNA 추출에 사용한다.

③ 검체 보관조건

검체는 따로 보관하지 않고 흡인물을 microcentrifuge tube에 분출시킨 후 바로 DNA 추출에 이용한다.

④ DNA추출

흡인물을 microcentrifuge tube에 분출시킨 후 조직을 원심침전 한 후 조직을 남긴 RBC와 상층액을 제거하고 proteinase K를 첨가한 일련의 과정을 통해 조직을 용해(lysis)시킨다. QIAamp DNA mini kit(QIAGEN, Chatsworth, CA)의 매뉴얼로 진행한다. Tissue의 양에 따라 DNA 추출양이 달라진다. Qiagen column 사용 시 tissue 25 mg일때 약 10~30 ug/400 ㎕의 농도로 추출되고(25~75 ng/㎕), 1.7~1.9(A260/A280 ratio)의 순도를 보인다.

[추출방법]

가. 실온에서 Buffer ATL 180 ㎕ 를 넣어준다

나. Proteinase K 20㎕ 를 넣고 15초간 pulse, vortexing.

다. 56℃, Thermomixer Incubator에 완전히 용해시킨다 (4시간 이상,Overnight 가능).

라. 완전히 조직이 lysis됨을 확인 후 AL buffer 200 ㎕ 넣고 15초간 vortex 한다.

마. Absolute Ethanol 200 ㎕ 넣고 15초간 vortex 한 후 실온에 5분 incubation 한다.

바. Spin down 한다.

사. QIAamp MinElute column 에 lysate를 옮긴 후 6000 x g, 1min Centrifuge한다.

아. Flow-through 된 tube는 버리고 새 collection tube를 끼운 후 Buffer AW1 500 ㎕ 넣고 6000g, 1min centrifuge 한다.

자. Flow-through 된 tube는 버리고 새 collection tube를 끼운 후 Buffer AW2 500 ㎕ 넣고 6000g, 1min centrifuge 한다.

차. QIAamp MinElute Column에 새로운 collection tube를 끼운다.

카. Membrane을 완전히 건조시키기 위해 20000 xg, 3min Centrifuge 한다.

타. Micro-centrifuge tube에 QIAamp MinElute Column를 놓고 중앙에 Buffer AE 30 ㎕ 넣은 후 실온에서 5분 incubation한다.

파. 20000 xg, 1min Centrifuge 한 후 DNA를 회수한다.

⑤ 검체 DNA 정량

DNA 정량을 위해서는 260 nm와 280 nm파장의 흡광도를 측정한다.

260 nm에서의 흡광도는 시료의 핵산농도를 측정하는 것으로 다음의 식으로 농도계산이 가능하다.

[dsDNA] μg/ml = A260 × 50 × dilution

- A260 = 260 nm에서의 흡광도
- dilution = 희석률
- 50 = A260 값이 1 일 때의 dsDNA의 양

⑥ 추출한 DNA의 저장조건

추출한 DNA는 −20℃ 이하에서 16개월동안 보관 가능하다.

(3) 검사방법

① PCR 마스터 믹스의 제조

2X PCR 프리믹스, 프라이머/프로브 믹스, 증류수 각각을 반응 수량(검체 수, 양성대조군, 음성대조군)을 고려하여 멸균된 1.5 ㎖ micro tube에 넣고 혼합하여 마스터믹스(Master mix)를 제조한다.

마스터믹스 12 ㎕씩을 0.2 ml real time PCR 전용튜브에 분주하고, 추출한 한 검체 DNA는 10~200 ng의 농도가 되는 양을 첨가하고 양성 대조액, 음성대조액은 8 ㎕씩 첨가한 후 뚜껑을 닫는다.

조성	반응(Reaction) 당 볼륨
2X PCR 프리믹스	10 ㎕
프리미어/프로브 믹스	2 ㎕
총 용량	12 ㎕

② Real time PCR반응

가. Real time PCR 반응은 50°C에서 5분간 UDG activation 반응, 95°C 15분간 DNA 변성반응, 95°C 20초, 63°C 1분간 PCR 반응을 45 cycles동안 수행한다.

(4) 결과판정

① Internal Control

Ct_{IC}값이 32.00 미만이면 유효한 결과이며, 32.00 이상이면 유효하지 않은 반응으로 판정한다.

② BRAF 양성

Ct_{IC}값이 32.00 미만일 때, △Ct값이 8.00이하이면 양성으로 판정한다.

③ BRAF 음성

Ct_{IC}값이 32.00 미만일 때, △Ct값이 10.00 이상인 경우 음성으로 판정한다. CtBRAF값이 undetermined로 측정이 되면 △Ct값이 #value!로 계산되기 때문에 △Ct값 계산이 불가능한 경우도 음성으로 판정한다.

④ 재시험

△Ct값이 8.00초과 10.00미만의 값을 가지는 경우, Ct_{IC}값이 32.00초과 시에는 유효하지 않은 반응으로 판정하여 재시험하도록 한다. 이런 경우는 PCR저해제에 의한 영향 또는 검체양 부족이 원인이 될 수 있다.

판정 기준값의 계산식: △Ct = Ct_{BRAF} (FAM)−Ct_{IC}(HEX)

판정기준		BRAF 돌연변이 판정 결과 (BRAF Codon 600 Mutant)
Ct_{IC}	△Ct	
<32.00	≤8.00	양성
	8.00< △Ct <10.00	재시험
	≥10.00	음성
	#value!	음성
≥32.00	PCR 저해제 존재 또는 검체량 부족	재시험

(5) 주의사항

① 본 제품은 체외진단용 의료기기이므로, 체외진단용으로만 사용한다.

② Kit 에 포함되어 있는 시약들은 냉/해동이 반복될 경우 성능이 저하 될 수 있으므로, 반복해서 냉/해동을 하지 않도록 하며 여러 번의 냉/해동을 할 경우에는 반드시 분주해 사용한다.

③ 모든 검사 과정은 반드시 무균실험대(Clean Bench) 또는 이에 준한 시설에서 진행되어야 한다.

④ 모든 시약과 검체는 사용 전에 실온(18~25 ℃)에 두고, 잘 혼합하여 사용하여야 한다.

⑤ 사용기한이 지난 제품은 사용하지 않도록 한다.

⑥ 검체는 실험자 및 비 실험자에게도 감염 및 미지의 질병을 일으킬 수 있기 때문에 검체를 다룰 시 감염 예방을 위하여 항상 취급에 주의하여야 한다.

⑦ 시약 및 검체를 다룰 때는 항상 실험복, 마스크 (일회용), 장갑 (일회용) 착용하고 실험하여야 한다.

⑧ 시약 및 검체를 다룰 때에는 주변에 주사바늘과 같은 날카로운 것으로 인해 실험자에게 상처가 생기지 않도록 주의하여야 한다.

⑨ 시약은 사용 직전에 개봉하여야 한다.

⑩ 다른 로트의 시약과 혼합하여 사용하지 않도록 한다.

⑪ 검체를 다룰 때는 검체만을 다루는 특정 공간에서 이루어져야 하며, 사용된 검체 또한 별도의 공간에 보관하여야 한다.

⑫ 실험에 사용한 고형 폐기물은 121℃에서 1시간 이상 고압 증기 멸균하여 폐기하도록 한다.

⑬ 본 제품으로 검사한 결과만을 근거로 최종진단 해서는 안되며 다른 검사 방법과 임상소견에 근거한 전문의의 판단에 의해 최종진단을 내려야 한다.

⑭ 본 제품의 동반진단을 위한 성능검증은 확인된 바가 없음.

참고문헌

- 강희규 외. 진단분자생물학. 제3판. 제21장Southern hybridization을 이용한 만성골수성백혈병의 진단. 현문사
- 변대훈 외. 필수임상혈액학. 제11장 분자생물학적 검사 및 유세포분석.2014. 대학서림
- 조경진 외 편역.Rodak혈액학. 제4판 제34장 골수증식종양. 범문에듀케이션
- Hall JM, Lee MK, Newman B, Morrow JE, Anderson LA,Huey B, et al. Linkage of early-onset familial breast cancersto chromosome 17q21. Science 1990;250:1684-9.
- Seeplex Leukemia BCR/ABL.Seegene home page.

• 실습 결과 보고서 •

학과		반		실험 조	
성명		학번		실습일자	

1. Title(실습 주제):

2. Objectives(실습 목적):

3. Instruments and equipments(기구 및 장비):

4. Materials and reagents(재료 및 시약):

5. Methods(실습 방법):

6. Observation and results(관찰 및 결과): 별지 사용

7. Discussion(토론): 별지 사용

8. References(참고문헌): 별지 사용

• 이해도 확인 문제 •

1. BCR-ABL 유전자 재배열 원리와 재배열 유전자 종류에 대하여 설명하라.

2. BCR-ABL 유전자 재배열 검사를 위한 FLSH 검사법에 대하여 설명하라.

3. Multiplex PCR에 의한 b2a2, b3a2형 major bcr-abl과 ela2형 minor bcr-abl 재배열 검사에 대해 설명하라.

4. Raf kinase 에 대하여 설명하라.

5. BRAF 돌연변이 종류와 돌연변이 분석법에 대해 설명하라.

Chapter 13

BRCA 1/2 돌연변이 검사를 위한 NGS 기반 유전자패널 검사

1. 검사의 배경

유전성 유방암, 난소암의 대표적인 원인 유전자는 BRCA1(OMIM *113705) 및 BRCA2(OMIM *600185)이다. BRCA1/2 (BReast CAncer gene 1 and 2)는 손상된 DNA를 복구하는 데 도움이 되는 종양억제단백질을 생성하는 유전자이다. BRCA1 유전자는 17번 염색체 장완(17q21)에 위치하고 크기는 5.6 kb이며 23개의 엑손으로 구성되어 있으며 1863개의 아미노산을 가진 단백질을 암호화하는 비교적 큰 유전자이다. BRCA2는 13번 염색체의 장완(13q12.3)에 위치하며 10.3kb 크기이며 27개의 엑손으로 구성되어 3,418개의 아미노산으로 구성된 단백질을 암호화하는 더 큰 유전자이다(그림 13-1).

현재까지 BRCA1 및 BRCA2 유전자에서 각각 1706개 및 1446개의 돌연변이가 보고되어 있다. BRCA1/2 유전자에 돌연변이가 발생하여 단백질이 올바르게 만들어지지 않거나 변형이 일어나 이들의 기능이 저하되었을 경우, 세포내 손상된 DNA가 올바르게 복구가 일어나지 않게 되고, 그 결과 세포들은 추가적인 유전적 변화를 일으키게 되고 이러한 변화는 암을 유발하게 된다. 특히 BRCA1/2 유전자는 병원성 변이(pathogenic varaints,

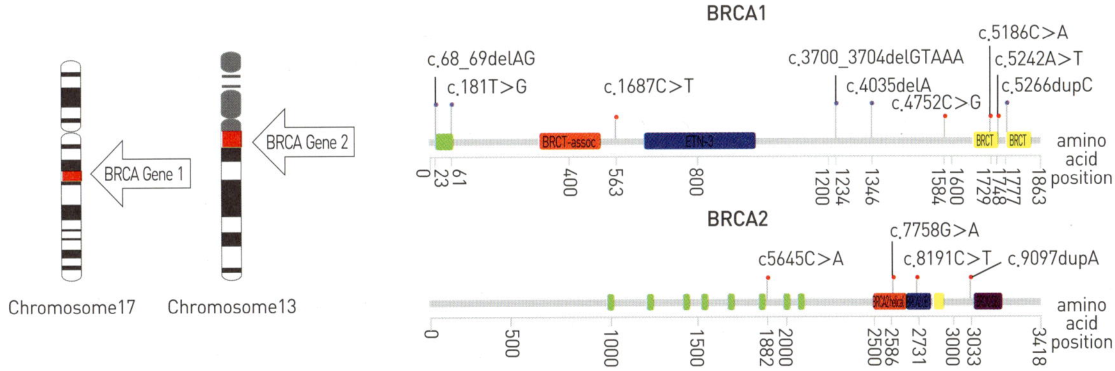

그림 13-1 BRCA 1/2 유전자와 주요 돌연변이 위치
출처: Genes 2021, 12141, 519

PV)이라고 불리는 특정 변화가 있을 때 여성 유방 및 난소암의 위험성을 증가시키며, 또한 여러 종류의 다른 암 발생 위험 증가와 관련이 있다. 모든 사람은 BRCA1/2 유전자 각각의 사본을 두 개씩 갖고 있다. 즉, 각 부모로부터 한 개씩 물려받는 것이다. 또한 BRCA1/2 유전자는 상염색체 우성으로 유전되는 특성을 가지고 있어 이 유전자에 돌연변이가 있는 경우 각 자녀에게 유전될 가능성은 남성과 여성이 동일하게 50 %이다. 그러므로 가까운 가족 내에 암 환자가 두 명 이상이면 유전에 의한 유방암의 위험 요인을 의심할 수 있다. 특히, 유전성 유방암은 BRCA1/2와 같은 특정 유전자에 돌연변이가 생겨 발생하는 것으로 전체 유방암의 5-10 %를 차지하며 유전성 유방암과는 별도로 생활습관과 환경이 유사한 가족 내에서 동일한 위험 요인에 노출되는 가족력에 의한 유방암이 10-15 %를 차지한다.

최근 파프 억제제(poly ADP-ribose polymerase inhibitor, PARP inhibitor)가 BRCA1/2 유전자에 이상이 있는 암세포의 성장을 효과적으로 억제하는 것이 입증되고, 2014년 아스트라제네카사의 '린파자'(Lyparza)는 유해한 생식계열 BRCA 돌연변이(gBRCAm)을 갖고 있는 진행성 난소암(advanced cancer)을 치료하는 약으로 미국 식품의약국(FDA) 승인을 받은 것을 시작으로, 난소암, 유방암, 전립선암, 췌장암 등 여러 적응증에 대해 승인되었다. 또한 2018년에는 화이자사의 탈제나(Talzenna™) 등이 FDA 승인 되어 유방암과 난소암 치료에서 좋은 성적을 보이고 있어서 BRCA1/2는 유방암과 난소암 진단 및 치료에 있어 중요한 생물학적 표지자이다.

유방암의 발생요인은 다양하며 유전적 소인이 확인되는 경우 유전성 유방암이라 한다. 유전성 유방암과 관련된 유전자는 위험률에 따라 고침투율 유전자와 저침투율 유전자로 나눌 수 있다. BRCA1/2는 대표적인 고침투율 유전자로 돌연변이에 의해 유방암 및 난소암의 발병 위험이 증가하는 것으로 알려져 있다. 일반적으로 가족력이나 유방암 발생 나이 등 유방암 환자에서 BRCA1/2 돌연변이가 발견될 가능성이 있는 경우 유전자검사를 권고하고 있으며, 유전성 유방암-난소암 증후군(Hereditary breast and ovarian cancer syndrome, HBOC) 환자도 포함된다.

BRCA1/2 유전자를 분석하기 위해 과거에는 Sanger 염기서열분석이 주로 사용되어 왔으나, BRCA1/2 유전자는 그 coding sequence 크기가 비교적 크고 엑손(exon) 개수도 많아 Sanger 염기서열분석검사 시 많은 시간이 소요되며 노동집약적이다. 최근 다중유전자검사 및 대용량 분석이 강점인 차세대 염기서열분석(next generation sequencing, NGS)이 임상검사실에 도입됨에 따라 NGS는 BRCA1/2의 변이를 찾아내는 강력한 수단이 되었다.

2023년 3월 국내 69개 국공립병원 및 수탁검사기관은 건강보험심사평가원으로부터 「차세대염기서열분석 기반 유전자 패널검사」 검사기관으로 승인되었다. 전세계 NGS 장비는 현재 일루미나(Illumina, ILMN), 써모피셔사이언티픽(Thermo Fisher Scientific), 퍼시픽바이오사이언스(Pacific Biosciences), 옥스포드나노포어(Oxford Nanopore Technologies) 등의 회사에서 출시된 제품들이 관련 시장을 형성하고 있다. 퍼시픽바이오사이언스, 옥스포드나노포어 등의 3세대 장비들은 2세대 장비의 짧은 분석범위의 단점을 보완한 것으로서 PCR 증폭 과정이 없이 DNA 단일분자를 실시간(real-time)으로 읽어 매우 긴 DNA 가닥의 염기서열을 한번에 읽을 수 있다는 장점이 있으나 개별 염기서열 측면에서 보면 정확도가 높지 않은 단점이 있다. 이에 현재 국내 임상검사실에서 가장 보편적으로 사용되고 있는 장비는 일루미나사의 MiSeqDX 장비와 써모피셔사이언티픽사의 Genexus system이다.

써모피셔사이언티픽사의 장비는 인수하기 전 처음 개발한 회사인 Ion Torrent 장비로 더 널리 알려져 있다. 이 장비는 미세한 비드(bead)에 DNA 라이브러리를 붙여 촘촘하게 짜여진 미세한 구멍(well)에 하나씩 들어가도록 하고 각 구멍 밑에는 전류를 측정할 수 있는 반도체 칩 회로가 설계되어 있어 상보적인 염기가 결합하는 합성 과정에서 방출되는 수소이온(H+)으로 인하여 pH가 낮아지는 것을 반도체칩의 센서가 탐지하고 분석하는 방식이다.

일루미나사의 기술은 DNA 가닥을 복제 혹은 합성하면서 각기 다른 형광이 부착된 염기(dATP, dCTP, dTTP, dGTP)와 함께 DNA 중합효소(polymerase)를 넣어 주면 각 DNA의 염기서열에 상보적인 염기가 삽입되면서 각기 다른 형광을 방출하게 되는데 이것을 장비에 부착된 CCD 카메라로 사진을 찍고, 장비는 형광이 발생된 클러스터의 위치를 기억하고 있다가 각 클러스터의 형광 변화를 감지하여 클러스터의 염기서열을 기록한다.

본 교재에서는 임상검사실에서 가장 널리 보급되어 사용되고 일루미나사의 앰플리콘 방식을 이용한 BRCA 1/2 돌연변이 검사를 위한 유전자패널 검사에 대해 소개하고자 한다. 참고로, 최근 더모사이언티픽사의 Genexus 장비는 All-in-ine 장비로서 DNA 추출에서 라이브러리 제조, 씨퀀싱 전과정이 자동화된 장비로 임상검사실에 도입이 증가되고 있다.

2. 검사의 개요

차세대염기서열분석기를 이용한 BRCA1/2 돌연변이 검사는 검체의 준비, 라이브러리 제작, 차세대염기서열 데이터 생산 및 돌연변이 분석 등의 4단계로 이루어진다. 첫 단계는 검체의 준비로 genomic DNA를 추출하고 정제하는 단계이고, 두 번째 단계는 BRCAaccuTest® PLUS 시약(NGeneBio Co.)사의 키트 시약을 이용하여 타겟 영역(BRCA1/2) 증폭과 라이브러리 제작하는 단계이다. 세 번째 단계는 NGS 장비 (일루니마 MiSeqDX®)에

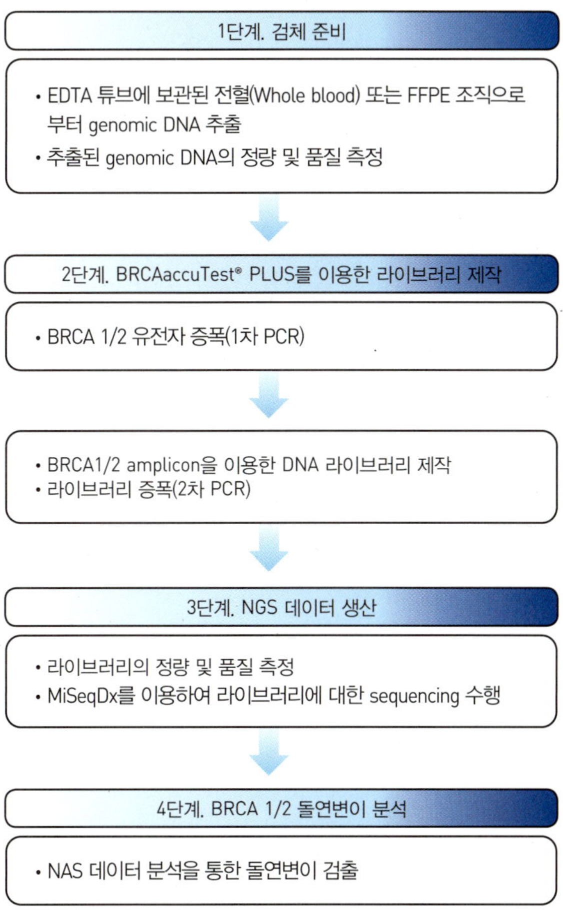

그림 13-2 NGS를 이용한 BRCA 1/2 돌연변이 검사의 개요

서 염기서열을 분석하고 데이터를 생산하는 단계이고 네 번째 단계는 생산된 데이터를 통해 돌연변이를 분석하는 단계이다(그림 13-2).

3. 시약 및 기기

1) 1단계 시약 및 장비

- Genomic DNA 추출 시약(QIAamp® DNA Blood Mini Kit 또는 GeneRead™ DNA FFPE Kit Qiagen Co.)
- 1.5 mL nuclease-free microcentrifuge tubes
- Absolute Ethanol (Merck Millipore, 100983 또는 유사 제품)
- Nuclease-free water
- Microcentrifuge
- Vortex
- Qubit® Assay Tubes (Thermo Fisher Scientific, Q32856)
- Agilent 4200 TapeStation (Agilent Technologies, G2991AA) 또는 Bioanalyzer
- Agilent genomic DNA ScreenTape (Agilent Technologies, 5067-5365)
- Agilent genomic DNA Reagents (Agilent Technologies, 5067-5366)
- Agilent D1000 ScreenTape (Agilent Technologies, 5067-5582)
- Agilent D1000 Reagent s(Agilent Technologies, 5067-5583

2) 2단계 시약 및 장비

BRCAaccuTest® PLUS는 control DNA를 포함하여 24개의 라이브러리를 제작할 수 있다. 모든 시약은 -25 ~ -15 ℃에서 보관해야 하며, 시약의 성능은 적절한 보관 조건에서 제품에 표기된 일자까지 유효하다.

(1) 제공 키트 시약(BRCAaccuTest® PLUS)

제품의 구성	Cap 색상	용량
BRCA Primer Mix 1	Orange	192 μL
BRCA Primer Mix 2	Violet	192 μL
PCR I Polymerase	Clear	48 μL
PCR I Buffer		1200 μL
ER Enzyme Mix	Green	72 μL
ER Buffer		168 μL
AL Enzyme Mix	Red	720 μL
AL Enhancer		24 μL
Adapter		60 μL
UDG Enzyme		72 μL
Index PCR Master Mix	Blue	600 μL
Index Primer 1 -27		각 5 μL

제품의 구성	Cap 색상	용량
Universal Primer	Blue	120 μL
Control DNA(5 ng/μL)	Black	8 μL

(2) 필수 준비시약 및 기구

- Genomic DNA 20 – 60 ng (샘플 당 최대 16 μL, 각 10 – 30 ng으로 2개 준비)
- 96-well PCR Plate 또는 8-tube strip (w/cap 또는 w/o cap)
- Adhesive PCR Plate Seal (96 well PCR Plate 사용할 경우)
- 8-cap strip (8-tube strip-w/o cap 사용할 경우)
- Thermocycler (Veriti® 96-Well Thermal Cycler, Thermo Fisher Scientific 또는 유사 제품)
- 2, 10, 20, 200 과 1000 μL pipettes / multichannel pipettes
- Nuclease-free barrier pipette tips
- Magnetic Stand-96 (DynaMag-96 Side, Thermo Fisher Scientific, 12331D 또는 유사 제품)
- PCR plate centrifuge 또는 Mini-centrifuge
- Vortex
- 1.5 mL nuclease-free microcentrifuge tubes
- Absolute Ethanol (Merck Millipore, 100983 또는 유사 제품)
- Nuclease-free water
- Low TE(10mM Tris-HCl pH 8.0, 0.1mM EDTA)
- Agencourt® AMPure® XP – PCR Purification beads(Beckman Coulter, A63880)
- Qubit® 3.0 Fluorometer (Thermo Fisher Scientific 또는 유사 방식의 Fluorometer)
- Qubit® dsDNA BR Assay Kit (Thermo Fisher Scientific, Q32850)
- Qubit® Assay Tubes (Thermo Fisher Scientific, Q32856)
- Agilent 4200 TapeStation (Agilent Technologies, G2991AA 또는 Bioanalyzer)
- Agilent genomic DNA ScreenTape (Agilent Technologies, 5067-5365)
- Agilent genomic DNA Reagents (Agilent Technologies, 5067-5366)
- Agilent D1000 ScreenTape (Agilent Technologies, 5067-5582)
- Agilent D1000 Reagents (Agilent Technologies, 5067-5583)

(3) 3단계 시약 및 장비

- MiSeq® Reagent Nano Kit, v2 (300 cycles) (Illumina, MS-103-1001)
- PhiX Control Kit v3 (Illumina, FC-110-3001)
- Illumina MiSeq 장비

(4) 4단계

- MiSeq Reporter (Illumina)
- NextGENe software version 2.4 (SoftGenetics, State College, PA)

4. 실험 방법

1) genomic DNA 준비

(1) 전혈(Whole blood)

아래 표와 같은 조건에서 EDTA 튜브에 보관된 전혈으로부터 QIAGEN사의 genomic DNA 추출키트(QIAamp® DNA Blood Mini Kit) 또는 이와 동일성능의 키트를 사용하여 DNA를 추출한다. DNA 추출시 반드시 RNase를 처리하도록 한다.

검체 \ 조건	보관 온도	보관 기간
EDTA 전혈	4℃	7일 까지
	18 – 25	48일 까지

전혈에서 추출한 DNA는 TapeStation (Agilent Technologies) 또는 Bioanalyzer로 측정한 DIN (DNA Integrity Number) 값 7 이상을 권장한다. DNA의 농도는 Qubit® 3.0 Fluorometer(Thermo Fisher Scientific)와 같은 fluresent dye 방식의 방법을 사용하여 측정한다.

(2) FFPE(formalin-fixed, paraffin-embedded) 조직

아래 표와 같은 조건의 조직으로부터 QIAGEN 사의 FFPE DNA 추출 키트(GeneRead™ DNA FFPE Kit) 또는 이와 동일성능의 키트를 사용하여 DNA를 추출한다. DNA 추출 시 반드시 RNase를 처리하도록 한다.

검체 \ 조건	크기	종양의 비율
FFPE 조직	25 mm^2 이상	30% 이상

FFPE 조직에서 추출한 DNA는 TapeStation (Agilent Technologies) 또는 Bioanalyzer로 측정한 DIN (DNA Integrity Number) 값 3 이상을 권장한다. DNA의 농도는 Qubit® 3.0 Fluorometer (Thermo Fisher Scientific)와 같은 fluresent dye 방식의 방법을 사용하여 측정한다.

BRCAaccuTest® PLUS는 2개의 PCR primer mix (BRCA primer mix 1, 2)와 고품질의 genomic DNA를 각각 10 – 30 ng 사용하였을 때 최적화된 결과로 검증된 제품이므로 반드시 고품질의 genomic DNA를 사용해야 한다. 또한 시약의 보관온도는 –25 ~ –15 ℃이고, 사용 전 해동하여 차갑게 유지하면서 사용한다.

고품질의 genomic DNA 조건	
260/280 nm ratio	1.8 – 2.0
전혈 유래 DNA일 경우 DIN FFPE 조직 유래 DNA일 경우 DIN	7 3
Input DNA 양 (전혈 유래 DNA) Input DNA 양 (FFPE 조직 유래 DNA) (Qubit® 3.0 Fluorometer 농도 기준)	20ng / up to 16 μL 30ng / up to 16 μL (위 농도로 2개 튜브 준비)

2) 라이브러리 제작(BRCAaccuTest® PLUS 시약)

NGS 전처리 과정은 샘플 DNA 혹은 RNA가 NGS 장비에서 인식하여 염기서열분석을 할 수 있도록 가공하는 과정이다. NGS 장비가 인식하기 위해서는 보통 샘플 DNA 혹은 RNA를 적당한 크기로 자른 후에 끝에 특정한 염기서열을 가진 올리고뉴클레오티드(oligonucleotide)를 붙여준다. 이렇게 만들어진 산물을 라이브러리(library)라고 부른다.

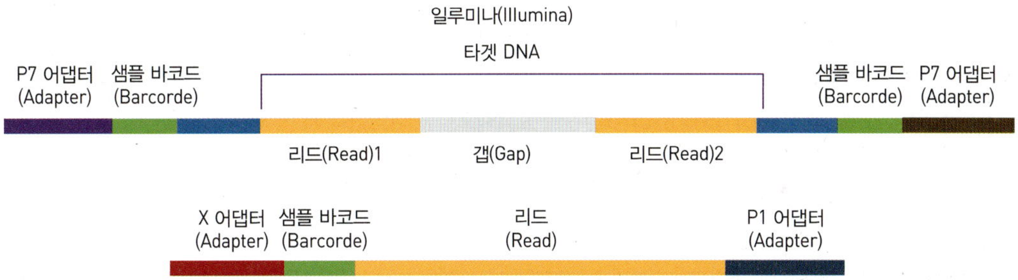

그림 13-3 라이브러리의 구조. 일루미나 (상) 및 써모피셔사이언티픽 (하)

(1) 시약 준비

① 모든 시약은 사용 전 튜브의 마개나 벽면에 잔여물이 남아있지 않도록 짧게 원심분리(spin down) 하고 얼음 위에서 차갑게 유지하면서 사용한다.

② 얼어있는 시약의 경우 해동시킨 후 교반(vortex)하고, 짧게 원심 분리한 후, 얼음 위에서 차갑게 유지하면서 사용한다.

③ Ligation Master Mix의 해동 후에 존재하는 침전물은 용액 내 DTT 응고에 의한 것으로 제품의 활성에는 지장이 없으며, 손에 쥐고 있다가 교반하기를 반복하여 보이지 않으면 사용한다.

④ Agencourt® AMPure® XP – PCR Purification beads 는 사용 전 실온에 꺼내어 비드의 온도가 상온과 같아지도록 하고, 사용 전 균일하게 섞이도록 교반한다.

(2) Step 1: BRCA1/2 증폭

– 준비물

BRCAaccuTest® PLUS 포함

- BRCA Primer Mix 1 – Orange Cap Tube
- BRCA Primer Mix 2 – Violet Cap Tube
- PCR I Polymerase – Clear Cap Tube
- PCR I Buffer – Clear Cap Tube
- Control DNA(5 ng/ μL) – Black Cap Tube

사용자 준비물
Nuclease-free Water
Thermocycler(PCR 장비)
96-well PCR plate 또는 8-tube strip
(Adhesive PCR Plate Seal 또는 8-cap strip)
genomic DNA(10 30 ng, volume 16 μL까지)

① 각각의 샘플과 Control DNA에 대해 BRCA Primer Mix 1 과 BRCA Primer Mix 2를 사용하여 96-well PCR plate 또는 8-tube strip에 각각 2개의 반응물(반응 1, 반응 2)을 준비한다. 샘플과 Control DNA의 PCR 반응은 아래의 표를 참고하여 준비한다(여러 개의 샘플을 처리하는 경우 Master Mix를 제조하여 사용하는 것을 권장).

반응 1

Components	Per sample(μL)	Control DNA
Genomic DNA(20~30ng in up to 16 μL)	–	4
Nuclease-free Water	–	12
BRCA primer Mix 1	8	8
PCR I Polymerase	1	1
PCR I Buffer	25	25
합 계	50	50

반응 2

Components	Per sample(μL)	Control DNA
Genomic DNA(20~30ng in up to 16 μL)	–	4
Nuclease-free Water	–	12
BRCA primer Mix 2	8	8
PCR I Polymerase	1	1
PCR I Buffer	25	25
합 계	50	50

② 96-well PCR plate를 사용하는 경우에는 Adhesive PCR Plate Seal을 붙이고, 8-tube strip을사용하는 경우에는 8-cap strip을 사용하여 봉한다.

③ 피펫팅 또는 교반하여 잘 섞은 후 짧게 원심분리(spin down) 한다.

④ Thermocycler에 장착하여 다음의 PCR 프로그램을 실행한다.

Temperature	Time	Cycle
94℃	2 min	1
98℃	10 sec	18
61℃	3 min	
4℃	hold	–

(3) Step2: PCR 1 산물 정제

- 준비물

사용자 준비물
Low TE(10mM Tris-HCl pH 8.0, 0.1 mM EDTA)
Agencourt® AMPure® XP Beads(클린업 비드)
새로 만든 80% Ethanol(실온)
96 well PCR plate 또는 8-tube strip
(Adhesive PCR Plate Seal 또는 8-tube strip)
Magnetic Stand-96
STEP 1의 PCR I 반응물 50 μL(샘플 당 2개)

4℃에서 보관한 클린업 비드는 실험을 시작하기 최소 30분 전에 실온에 꺼내두어 온도가상온과 같아지도록 하고, 사용 전 충분히 교반한다.

① 각 샘플에 클린업 비드 30 μL(0.6X)을 넣은 후, 잘 섞이도록 교반한다. 짧게 원심분리(spin down) 한 후, 실온에서 5분간 반응시킨다.

② 비드와 섞인 샘플들을 Magnetic Stand에 꽂고, 용액이 투명해질 때까지 약 5분간 기다린다.

③ 투명해진 상층액* 전부를 새로운 tube로 옮긴다. 이때 비드를 건드리거나 비드가 상층액과 함께 옮겨가지 않도록 주의한다.

*상층액 : 비드가 혼합된 용액에서 비드가 가라앉은 후 생성되는 윗부분의 액체층을 의미

④ 새로운 tube에 옮긴 상층액에 클린업 비드 45 μL(0.9X)을 넣은 후 잘 섞이도록 교반하고, 짧게 원심분리(spin down) 후 실온에서 5분간 반응시킨다.

⑤ 비드와 섞인 샘플들을 Magnetic Stand에 꽂고, 용액이 투명해질 때까지 약 5분간 기다린다.

⑥ Magnetic Stand에 tube를 고정시킨 상태에서 투명해진 상층액을 피펫을 이용하여 모두 제거한다. 이때 비드를 건드리지 않도록 주의한다.

⑦ Magnetic Stand에 tube를 고정시킨 상태로 새로 만든 80 % ethanol 200 μL을 넣은 후, 실온에서 1분간 반응시키고 피펫을 이용하여 Ethanol을 제거한다.

⑧ 7단계를 반복하여, 총 2회 ethanol washing을 실시한다. 두 번째 ethanol을 제거할 때 가능한 모두 제거되도록 한다.

⑨ Magnetic Stand에서 tube를 분리한 후, 상온에서 비드가 마를 때까지 건조 시킨다(과도한 건조로 인해 비드에 균열이 생기지 않도록 주의하고, 균열이 생길 시 바로 다음 단계를 수행한다).

⑩ Tube에 27.5 μL의 Low TE를 넣고, 피펫팅 또는 교반하여 비드를 완전히 풀어준다.

⑪ 상온에서 3분간 반응시킨다.

⑫ 비드와 섞인 샘플들을 Magnetic Stand에 꽂고, 용액이 투명해질 때까지 약 3분간 기다린다.

⑬ 새로운 well plate 또는 tube에 25 μL의 투명해진 상층액 (정제된 PCR I 반응물)을 옮긴다. 이 때, 동일 샘플의 반응 1, 반응 2의 정제된 반응물을 하나의 well 또는 tube에 합쳐최종적으로 50 ul가 되도록 한다.

STOPPING POINT: 연속하여 다음 과정으로 진행하지 않을 경우 샘플을 －20℃에 보관한다.

(4) Step 3: 말단교정(End Repair)

- 준비물

BRCAaccuTest® PLUS 포함
- ER Enzyme Mix – Green Cap Tube
- ER Buffer – Green Cap Tube

사용자 준비물
Thermocycler(PCR 장비)
96 well PCR plate 또는 8-tube strip
(Adhesive PCR Plate Seal 또는 8-cup strip)
STEP 2의 정제된 PCR I 반응물 1.2를 합친 50 μL(각 25 μL)

① 각 샘플에 아래와 같이 시약을 준비하여 96-well PCR plate 또는 8-tube strip에 넣어준다.

Components	Per Sample(μL)
STEP 2 의 정체된 PCR I 반응물 1, 2	50
ER Enzyme Mix	3
ER Buffer	7
합 계	60

② 96-well PCR plate를 사용하는 경우에는 Adhesive PCR Plate Seal을 붙이고, 8-tube strip을 사용하는 경우에는 8-cap strip을 사용하여 봉한다.
③ 피펫팅 또는 교반하여 잘 섞은 후 짧게 원심분리(spin down) 한다.
④ Thermocycler에 장착하여 다음의 프로그램을 실행한다.(Lid 온도는 75℃로 설정)

Temperature	Time
20℃	30 min
65℃	30 min
4℃	hole

⑤ 바로 Step 4를 진행한다.

(5) Step 4: 어뎁터 붙이기(Adaptor Ligation)

- 준비물

BRCAaccuTest® PLUS 포함
- AL Enzyme Mix – Red Cap Tube
- AL Enhancer – Red Cap Tube
- Adapter – Red Cap Tube
- UDG Enhancer – Red Cap Tube

사용자 준비물
Low TE(10mM Tris-HCl pH 8.0 0.1mM EDTA)
Thermocycler(PCR 장비)
96 well PCR plate 또는 8-tube strip
(Adhesive PCR Plate Seal 또는 8-cup strip)
STEP 3의 반응물 60 μL

① Adapter를 해동시킨 후 얼음에서 차갑게 유지한 Low TE에 필요한 양만큼 adapter를 1/10 희석시킨다.
② 각 샘플에 아래와 같이 시약을 준비하여 96 well PCR plate 또는 8-tube strip에 넣어준다.

Components	Per Sample(μL)
STEP 3 의 반응물	60
AL Enzyme Mix	30
AL Enhancer	1
10-fold diluted Adapter	2.5
합 계	93.5

③ 96-well PCR plate를 사용하는 경우에는 Adhesive PCR Plate Seal을 붙이고, 8-tube strip을 사용하는 경우에는 8-cap strip을 사용하여 봉한다.
④ 피펫팅 또는 교반하여 잘 섞어준 후 짧게 원심분리(spin down)하고, Thermocycler를 사용하여 20℃에서 15분간 반응시킨다(Thermocycler의 lid를 닫지 않거나, lid의 온도를 'Off'로 설정).
⑤ UDG Enzyme 3 ul 를 각 반응물에 첨가하여 피펫팅 또는 교반하여 잘 섞어준 후 짧게 원심분리(spin down)한다(반응물의 volume 96.5 ul).
⑥ Thermocycler를 사용하여 37℃에서 15분간 반응시킨다(Lid 온도는 47℃로 설정).
STOPPING POINT: 연속하여 다음 과정으로 진행하지 않을 경우 샘플을 -20℃에 보관한다.

(6) Step 5: 어댑터부착 DNA 정제(Adapter Ligated DNA-Clean Up)

- 준비물

사용자 준비물
Low TE(10mM Tris-HCl pH 8.0 0.1mM EDTA)
Agencourt® AMPure® XP Beads(클린업 비드)
새로 만든 80% Ethanol(실온)
96 well PCR plate 또는 8-tube strip
(Adhesive PCR Plate Seal 또는 8-cup strip)
Magnetic Stand-96
STEP 4의 반응물 96.5 μL

① 각 샘플에 클린업 비드 87 μL(0.9X)을 넣은 후 잘 섞이도록 교반한다. 짧게 원심분리(spin down) 한 후, 실온에서 5분간 반응시킨다.

② 비드와 섞인 샘플들을 Magnetic Stand에 꽂고, 용액이 투명해질 때까지 약 5분간 기다린다.

③ Magnetic Stand에 tube를 고정시킨 상태에서 투명해진 상층액을 피펫을 이용하여 모두 제거한다. 이때 비드를 건드리지 않도록 주의한다.

④ Magnetic Stand에 tube를 고정시킨 상태로 새로 만든 80 % ethanol 200 μL을 넣은 후, 실온에서 1분간 반응시키고 피펫을 이용하여 Ethanol을 제거한다.

⑤ 4단계를 반복하여, 총 2회 ethanol washing을 실시한다. 두 번째 ethanol을 제거할 때 가능한 모두 제거되도록 한다.

⑥ Magnetic Stand에서 tube를 분리한 후, 상온에서 비드가 마를 때까지 건조시킨다(과도한 건조로 인해 비드에 균열이 생기지 않도록 주의하고, 균열이 생길 시 바로 다음 단계를 수행한다).

⑦ Tube에 17 μL의 Low TE를 넣고, 피펫팅 또는 교반하여 비드를 완전히 풀어준다.

⑧ 상온에서 3분간 반응시킨다.

⑨ 비드와 섞인 샘플들을 Magnetic Stand에 꽂고, 용액이 투명해질 때까지 약 3분간 기다린다.

⑩ 새로운 well 또는 tube에 15 μL의 투명해진 상층액을 옮긴다.

STOPPING POINT: 연속하여 다음 과정으로 진행하지 않을 경우 샘플을 −20℃에 보관한다.

(7) Step 6: 2차 PCR(adapter 부착 DNA 증폭)

- 준비물

BRCAaccuTest® PLUS 포함
- Index PCR Master Mix – Blue Cap Tube
- Index Primer(Index1 – Index27) – Blue Cap Tube
- Universal Primer – Blue Cap Tube

사용자 준비물
Thermocycler(PCR 장비)
96 well PCR plate 또는 8-tube strip
(Adhesive PCR Plate Seal 또는 8-cup strip)
STEP 5에서 정제된 반응물 15 μL

① 각 샘플에 아래와 같이 시약을 준비하여 96-well PCR plate 또는 8-tube strip에 넣어준다.

Components	Per Sample(μL)
STEP 5 에서 정제된 반응물(adapter 가 부착된 DNA)	15
Indes PCR Master Mix	25
Indes Primer(Index1 – Index27)	5
Universal Primer	5
합 계	50

② 96-well PCR plate를 사용하는 경우에는 Adhesive PCR Plate Seal을 붙이고, 8-tube strip을 사용하는 경우에는 8-cap strip 사용하여 봉한다.

③ 피펫팅 또는 교반하여 잘 섞은 후 짧게 원심분리(spin down) 한다.

④ Thermocycler에 장착하여 다음의 PCR 프로그램을 실행한다.

Temperature	Time	Cycle
96℃	30 sec	1
98℃	10 sec	7
65℃	75 sec	
65℃	5 min	1
4℃	hold	–

⑤ 바로 Stpe 7을 진행한다.

(8) Step 7: 2차 PCR 산물 정제(PCRII- Celan UP)

- 준비물

사용자 준비물
Low TE(10mM Tris-HCl pH 8.0 0.1mM EDTA)
Agencourt® AMPure® XP Beads(클린업 비드)
새로 만든 80% Ethanol(실온)
96 well PCR plate 또는 8-tube strip
(Adhesive PCR Plate Seal 또는 8-cup strip)
Magnetic Stand-96
STEP 6의 반응물 96.5 μL

① 각 샘플에 클린업 비드 40 μL(0.8X)을 넣은 후 잘 섞이도록 교반한다. 짧게 원심분리(spin down) 한 후, 실온에서 5분간 반응시킨다.

② 비드와 섞인 샘플들을 Magnetic Stand에 꽂고, 용액이 투명해질 때까지 약 5분간 기다린다.

③ Magnetic Stand에 tube를 고정시킨 상태에서 투명해진 상층액을 피펫을 이용하여 모두 제거한다. 이때 비드를 건드리지 않도록 주의한다.

④ Magnetic Stand에 tube를 고정시킨 상태로 새로 만든 80% ethanol 200 μL을 넣은 후, 실온에서 1분간 반응시키고 피펫을 이용하여 Ethanol을 제거한다.

⑤ 4단계를 반복하여, 총 2회 ethanol washing을 실시한다. 두 번째 ethanol을 제거할 때 가능한 모두 제거되도록 한다.

⑥ Magnetic Stand에서 tube를 분리한 후, 상온에서 비드가 마를 때까지 건조시킨다(과도한 건조로 인해 비드에 균열이 생기지 않도록 주의하고, 균열이 생길 시 바로 다음 단계를 수행한다).

⑦ Tube에 63 μL의 Low TE를 넣고, 피펫팅 또는 교반하여 비드를 완전히 풀어준다.

⑧ 상온에서 3분간 반응시킨다.

⑨ 비드와 섞인 샘플을 Magnetic Stand에 꽂고, 용액이 투명해질 때까지 약 3분간 기다린다.

⑩ 새로운 well 또는 tube에 60 μL의 투명해진 상층액을 옮긴다.

⑪ Qubit® 3.0 Fluorometer로 농도를 측정하고, Bioanalyzer 또는 4200 TapeStation(Agilent)을 사용하여 사이즈를 측정한다.

⑫ Qubit® 3.0 Fluorometer 정량값을 사용하여 각 샘플을 4 nM로 희석한 후 동량으로 섞는다.

STOPPING POINT: 연속하여 다음 과정으로 진행하지 않을 경우 샘플을 -20℃에 보관한다.

(9) 라이브러리 유효성 확인: 판정기준

■ Agilent 4200 TapeStation D1000 ScreenTape Assay 결과

① TapeStation gel image : 왼쪽의 size marker를 참조하여 생성된 DNA 라이브러리의 사이즈를 확인하였을 때 300~500bp 사이이면 실험이 잘 된 것으로 판정한다(그림 13-4. 잘된 예A).

② TapeStation electropherogram(그래프) : 그래프의 가로축에 표시되어 있는 사이즈를 확인하였을 때 라이브러리 크기가 300~500bp이면 실험이 잘 된 것으로 판정한다(그림 13-4. 잘된 예B).

③ Main peak의 크기가 정상 범위에 속하더라도 이 보다 작은 사이즈의 비정상적인 peak가 존재하면, 분석 결과에 영향을 줄 수 있으므로 시퀀싱을 진행하지 않는다(그림 13-4. 잘못된 예).

※ 그래프 peak의 세로축 높이는 라이브러리 농도를 나타내나 라이브러리 농도는 아래 2번항의 Qubit 농도 측정값으로 평가하여 판정한다.

〈잘된 예〉

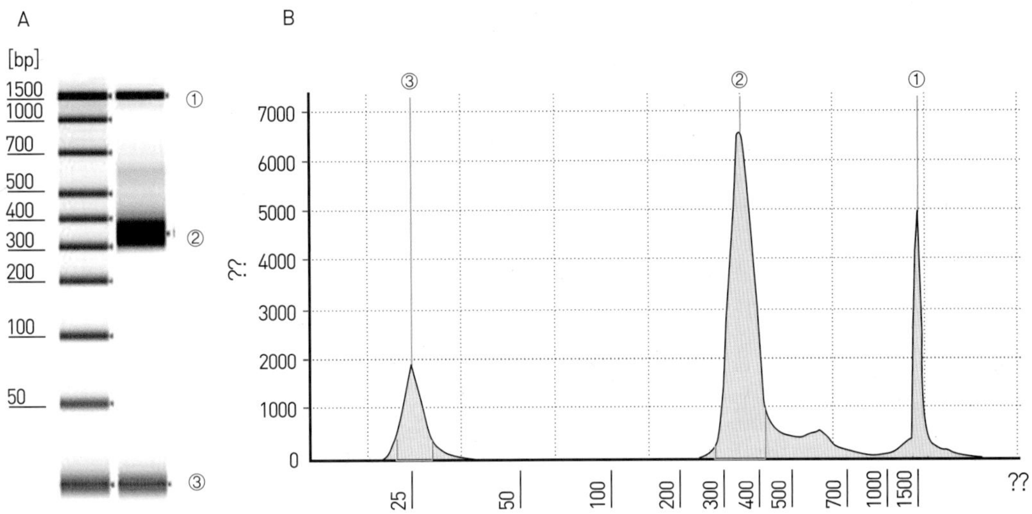

A. BRCAaccuTest PLUS Library – 20 ng input(TapeStation gel image)
B. BRCAaccuTest PLUS Library – 20 ng input(Electropherogram)
① Upper Marker
② Library(300 – 500 bp)
③ Lower Marker

Agilent 4200 TapeStation D1000 ScreenTape Assay 결과

〈잘못된 예〉

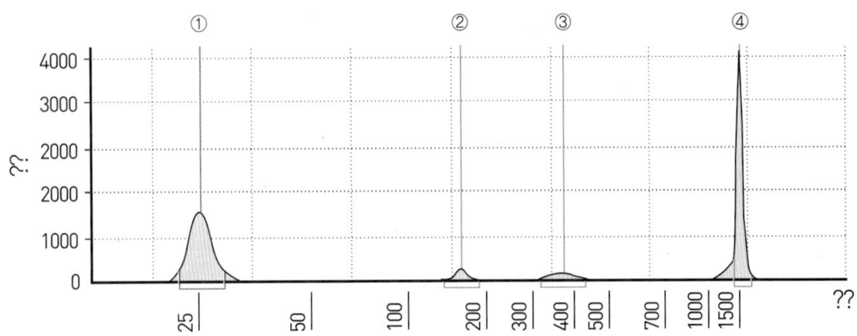

① Lover Marker
② Adapter dimer, primer dimer or partial constructs
③ Library(300–500 bp)
④ Upper Martker

낮은 품질의 라이브러리 생성 예시

그림 13-4 라이브러리 유효성 확인에서

■ Qubit 농도 측정 결과

① Qubit®3.0 Fluorometer와 Qubit®dsDNA BR Assay Kit을 사용하여 생성된 DNA 라이브러리의 농도를 측정한다.

② 측정된 농도가 기준 이하일 경우에는 시퀀싱을 진행하지 않는다.

샘플 Type	Input DNA	최종 라이브러리 예상 농도
Germline(전혈 DNA)	20 ng	10–40 ng/ul
Somatic(FFPE DNA)	30 ng	1–40 ng/ul

3) NGS 장비를 이용한 BRCA1/2 염기서열 분석

(1) Sample sheet 작성

① Illumina Experiment Manager 소프트웨어를 실행한다.

② 'Create Sample Sheet' 선택한다.

③ 기기 선택 페이지에서 'MiSeq'을 선택하고 'Next' 버튼을 누른다.

④ MiSeq Application 선택 페이지에서 'Other' 를 선택, 'FASTAQ Only'를 선택하고 'Next' 버튼을 누른다.

⑤ Workflow parameter 페이지에서 아래와 같이 작성 또는 선택한 후 'Next' 버튼을 누른다.

가. Reagent Cartridge barcode를 기입한다.

나. Index Reads 항목은 '1'로 설정한다.

다. Read Type 항목은 'Paired End'로 설정한다.

라. Cycle Read 1 항목과 Cycle Read 2 항목 모두 '151'로 설정한다.

⑥ 샘플 수만큼 'Add Blank Row' 버튼을 눌러 샘플 번호와 샘플명을 작성하고 샘플 별로 라이브러리 제작에 사용한 Index1(I7)를 선택한다.

⑦ 'Finish' 버튼을 눌러 Sample Sheet 파일을 저장한다.

(2) Library Denaturation과 희석 및 MiSeq Reagent 카트리지 로딩

MiSeq® Reagent Nano Kit, v2(300cycles) 을 사용할 경우 7 - 10 pM의 library를 로딩 할 것을 권장한다. BRCAaccuTest® PLUS를 이용하여 제작한 library는 최종 농도를 4 nM로 희석하여 pooling 한다.

① Library Denaturation과 희석

가. 4 nM library pool 5 μL와 0.2 N NaOH 5 μL를 섞어 5분 동안 실온에 둔다.

나. 미리 녹인 후 차갑게 유지한 HT1 buffer 990 μL를 넣어 20 pM의 denatured library mix를 만든다.

다. 아래 표를 참고하여 20 pM의 denatured library와 HT1 buffer를 섞어 7 - 10 pM의 denatured library mix를 만든다.

최종농도	7pM	8pM	9pM	10pM
20 pM denatured library	245 μL	280 μL	315.3 μL	350 μL
Pre-chilled HT1 buffer	455 μL	420 μL	384.7 μL	350 μL

② PhiX Control 준비

가. 4 nM PhiX control 5 μL와 0.2 N NaOH 5 μL를 섞어 5분 동안 실온에 둔다.

나. 미리 녹인 후 차갑게 유지한 HT1 buffer 990 μL를 넣어 20 pM의 PhiX control을 만든다.

다. 20 pM PhiX control 375 μL와 HT1 buffer 225 μL를 섞어 12.5 pM의 PhiX control을 만든다.

③ 샘플 library와 PhiX Control 혼합 및 카트리지에 로딩

가. 7 – 10 pM로 희석한 샘플 library 665 μL와 12.5 pM PhiX Control 35 μL(5 %)를 혼합한다.

나. MiSeq Reagent 카트리지에 600 μL를 로딩한다.

※ 제작이 완료된 라이브러리의 denaturation 및 희석 과정은 Illumina의 Miseq System, Denature and Dilute Libraries Guide (Illumina, part# 15039740)를 따르며, 라이브러리의 reagent cartridge 로딩과 sequencing run은 Miseq System User Guide (Illumina, part# 15027617)를 따를 것을 권장한다.

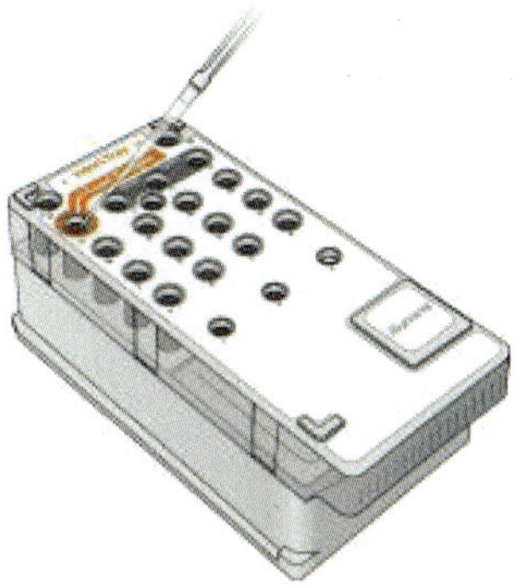

(3) 플로우 셀 로딩

① 플로우 셀 장착부의 문을 위로 열고 플로우 셀 클램프 우측에 위치한 해제 버튼을 누른다. 플로우 셀 클램프가 열린다.

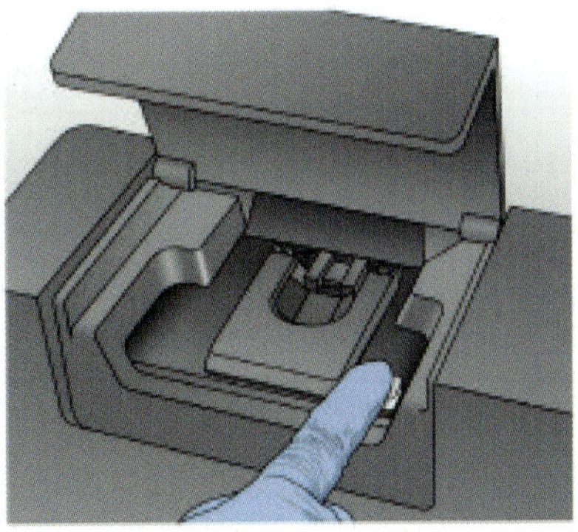

② 플로우 셀 스테이지에 보풀이 없는지 확인한다. 플로우 셀 스테이지에 보풀이나 잔해물이 있다면 알코올 티슈 또는 에탄올이나 이소프로판올에 적신 보풀이 없는 티슈로 닦아 준다. 보풀이나 잔여물이 없이 완전히 마를 때까지 플로우 셀 스테이지의 표면을 조심스럽게 닦아 준다.

③ 플로우 셀의 가장자리를 잡고 플로우 셀 스테이지 위에 올려 놓는다.

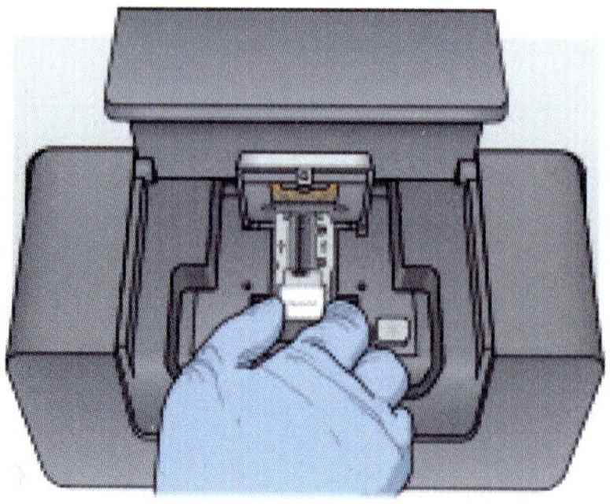

④ 플로우 셀 클램프를 가볍게 누르면 플로우 셀이 덮이며 닫힌다. 플로우 셀 클램프가 닫히면서 정렬 핀이 플로우 셀의 위치를 잡아 준다. "딸깍"하는 소리가 나면 플로우 셀 클램프가제대로 고정된 것이다.

⑤ 플로우 셀 장착부의 문을 닫는다.

(4) 시약로딩

① PR2 로딩 및 폐기물 수거 용기 확인하기1 2~8℃에서 보관 중이던 PR2 병을 꺼낸다. 병을 상하로 뒤집어 가며 내용물을 잘 섞은 다음 뚜껑을 연다.

② 시약 장착부의 문을 연다.

③ 시퍼 핸들을 잡고 제자리에 고정될 때까지 올려 준다.

④ 워시 용기를 꺼내고 PR2 병을 넣어 준다.

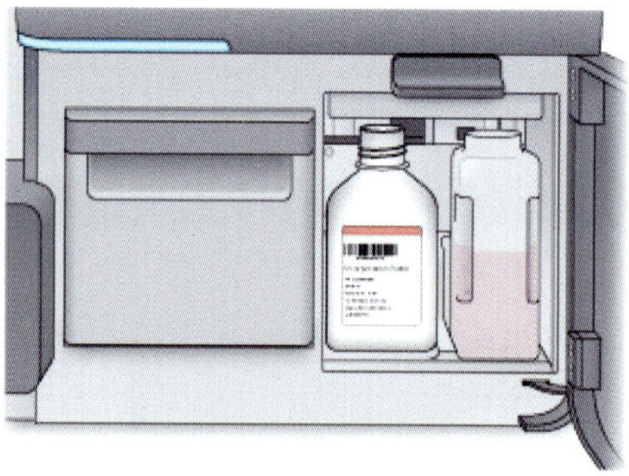

⑤ 폐기물 수거 용기 안의 내용물은 적절한 폐기물 전용 용기에 폐기한다.

⑥ 시퍼 핸들을 천천히 내린다. 시퍼가 제대로 PR2 병과 폐기물 수거 용기 안으로 들어갔는지 확인한다.

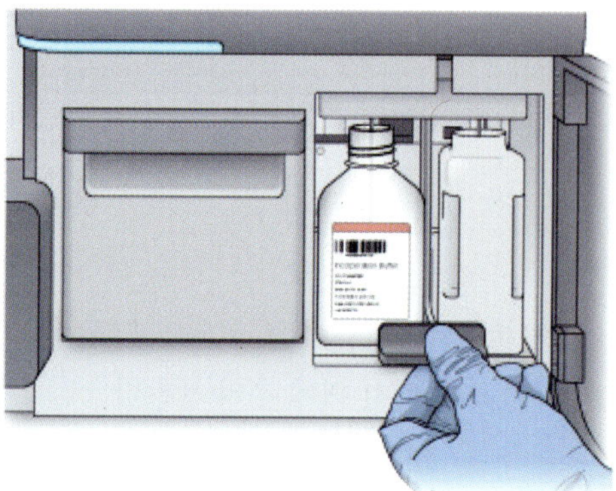

(5) 시약 카드리지 로딩

① Reagent Chiller의 문을 연다.

② Illumina 라벨이 있는 시약 카트리지의 끝부분을 잡고 더 이상 시약 카트리지가 들어가지 않을 때까지 Reagent Chiller에 밀어 넣는다. 항상 로딩한 플로우 셀과 호환이 되는 시약 카트리지를 사용하도록 한다. 시약 카트리지가 호환되지 않으면 화면에메시지가 나타난다. Back을 선택하여 적합한 시약 카트리지를 넣거나 Home을 선택하여 Home 화면으로 돌아간다.

③ Reagent Chiller의 문을 닫는다.

(6) 작동 시작

① 플로우 셀과 시약을 로딩한 후 런(Run)을 시작하기에 앞서 런 파라미터를 검토하고 프리런(Pre-Run) 검사를 수행한다.

② 프리런 검사 검토하기 런(Run) 시작 전 시스템이 모든 런(Run) 구성 요소, 디스크 공간 및 네트워크 연결 상태를 검사한다. 프리런 검사를 통과하지 못하는 항목이 있을 경우 화면에 메세지가 나타나고 오류 해결 방법이 제공된다.

③ 모든 항목이 프리런 검사를 통과하면 Start Run을 선택하여 서열분석을 시작한다.

4) 데이터 분석 및 데이터 정도관리

MiSeq에서 얻어진 기본 데이터를 MiSeq Reporter(Illumina) 및 NextGENe software version 2.4(SoftGenetics, State College, PA)를 이용하여 분석한다. Genome Reference Consortium Human genome build 37(GRCh37)을 기준으로 맵핑을 한다. BRCA1 및 BRCA2 유전자의 표준염기서열은 각각 NM_007294.3및 NM_000059.3을 기준으로 하고, 분석범위는 엑손 coding region 및 그 주변 20 bp까지 포함한다.

(1) 데이터 정도관리

NGS는 기술적 한계와 실험적 원인에 의한 다양한 오류(error)의 가능성이 있다. NGS 염기서열분석 결과에서는 추정 오류 확률을 수치로 나타내며 Phred 점수가 각 염기의 품질을 나타내는 지표로 활용되며 일반적으로

```
시퀀스 고유 ID   @M04177 : 49 : 000000000 – AU2F4 : 1 : 1 : 1106 : 9651 : 25561/1
시퀀스          GCTCAGAGGGCTAGGATTGCTTGGCAGGAGAGGGTGGAGTTGGAAGCCTG
+               +
품질점수         ?:?@BEDF@@@EDFDCECGEECGCEEECBEBCCD@ECCECDFDDEECDF
시퀀스 고유 ID   @M04177 : 49 : 000000000 – AU2F4 : 1 : 1111 : 28818 : 19518/1
시퀀스          TATATTTCTTTTTGATAACAAGTTATATATCTTTATGGTGTGTAATGTGA
+               +
품질점수         AA@?BCDDDDDDCGCEDCEFCFDDDDDDDDDEDDDDFCCFCDCDEDFCFD
시퀀스 고유 ID   @M04177 : 49 : 000000000 – AU2F4 : 1 : 1105 : 28692 : 15409/1
시퀀스          AAAGAGTATGTTATTCTCTGAGACTGAAAAAAAGGAAGGAAGCCAGGTCT
+               +
품질점수         AA@BCECDDFCDDECEEEEGDFEEEFDDDDDBBECDDFCDDFECFFDCDE
시퀀스 고유 ID   @M04177 : 49 : 000000000 – AU2F4 : 1 : 2109 : 22164 : 12597
시퀀스          TATAGCTGCCAGATATTAGATTTTTGTCAGACTTACAGTTGGCAAATATT
+               +
품질점수         @>??CDEFDDFFDEDECDFCECEDDFCDEFDEDDDEEFCDFDEEBDDCDD
```

그림 13-5 FASTQ 파일의 예시

Q30 이상의 Phred 점수를 보이는 염기는 시퀀싱 품질이 우수하다고 판단하여 분석에 활용된다. 각 시퀀싱 리드(read)의 염기서열과 Phred 점수를 같이 표시한 것을 FASTQ 파일이라 부른다.

(2) 매핑(Mapping)

FASTQ 파일의 시퀀싱 리드(read)가 어떤 염색체에 어느 위치에 있는 DNA 인지에 대한 정보를 표준 유전체(reference genome)에서 위치를 찾아주는 작업을 매핑(mapping)이라 부르며 현재 BWA 라는 프로그램이 가장 널리 이용된다. 매핑이 완료되면 각 시퀀싱 리드 별로 표준유전체에서의 염색체 번호 및 위치가 기록되는데 이것을 BAM (binary alignment map) 파일이라 부른다.

(3) 변이 검출(Variant calling)

BAM 파일의 각 시퀀싱 리드를 분석하여 특정 위치에서 표준 유전체 서열과 다른 변이(variation)가 있는지 찾아내는 작업을 변이 검출(variant calling)이라 부른다. 이것은 여러 개의 시퀀싱 리드를 종합하여 확률적으로 판단하여 에러를 배제하고 진양성(true positive) 변이를 추정하는 통계적 알고리즘들이 이용되며 미국 Broad 연구소에서 개발한 GATK 프로그램이 가장 널리 사용된다. 검출된 변이는 variant callformat (VCF) 형식의 파일로 저장이 되며 이 파일에는 변이의 위치와 관찰된 변이의 종류 등이 기록된다.

유전 변이는 크게 생식세포(germ-line) 및 체세포(somatic) 변이로 나뉠 수 있으며 생식세포 변이는 보통 아버지와 어머니에게서 각각 물려받은 2개의 유전자 중 하나 (이형접합자, heterozygote) 혹은 2개 모두 (동형접합자,

시퀀스 고유 ID		위치	CIGAR				시퀀스	Phred 점수
M04177:49:000000000-AU2F4:1:1102:18514:17070	97	1 15583	0148M	=	15583	148	ATGGCTCCCAAACCAGGAAG	=?????@〉〉?BB〈??@@@A@
M04177:49:000000000-AU2F4:1:1102:18514:17070	145	1 15583	0148M	=	15583	-148	ATGGCTCCCAAACCAGGAAG	=〉〉?@@?@?A@〈?@@〉?A@〉
M04177:49:000000000-AU2F4:1:2103:9958:6882	163	1 16337	23151M	=	16455	269	TTTGTTATTAGACCCCTTCT	〈B=??A?〉B@?A;???@B?@
M04177:49:000000000-AU2F4:1:2103:9958:6882	83	1 16455	15151M	=	16337	-269	CCACTATTTTATGAACCAAG	@?〉???BA@??〉?B〉A@A@〈
M04177:49:000000000-AU2F4:1:1114:17878:15034	163	1 18095	0149M	=	18235	284	AAGAGGCTCAGAGGGCTAGG	=?@4?〈〈?@?A@@@?@?@?
M04177:49:000000000-AU2F4:1:1106:9651-25561	99	1 18100	0151M	=	18205	254	GCTCAGAGGGCTAGGATTGC	=.?〉=?A@〉=〉@〉?@@?B@〉
M04177:49:000000000-AU2F4:1:1106:9651:25561	147	1 18205	0149M	=	18100	-254	CAGAGGCACGGGGAAATGGA	?〉〉?=〉@〉6〉〉〉?BB?〉〉?@
M04177:49:000000000-AU2F4:1:1114:17878:15034	83	1 18235	07S144M	=	18095	-284	ACTGCCCAGTAGCCTCAGGA	3〈〈.14:@〈?6???@AA〉?〉

그림 13-6 BAM 파일 예시

```
##fileformat=VCFv4.2
##FILTER=〈ID=Low Qual, Description="Low quality"〉
##FORMAT=〈ID=AD,Number=R, Type=Integer,Description="Allelic depths for the ref and alt alleles"〉
##FORMAT=〈ID=DP,Number=1,Type=Integer,Description="Approximate read depth"〉
##FORMAT=〈ID=GQ,Number=1,Type=Integer,Description="Genotype Quality"〉
...
```

#CHROM	POS	ID	REF	ALT	QUAL	FILTER	INFO	FORMAT	S1
1	45796269	SNP1	G	C	12636.8	pass	DP-433;MQ-59.54;QD=29.18	GT:AD:DP:GQ:PL	1/1:0,433:433:99:12665,1297,0
1	45796354	SNP2	G	T	1854.77	pass	DP-131;MQ-60.00;QD=14.16	GT:AD:DP:GQ:PL	0/1:61,70:131:99:1883,0,1541
1	45796883	SNP3	T	G	597.77	pass	DP-426;MQ-58.56;QD=1.42	GTAD:DP:GQ:PL	0/1:318,102:420:99:626,0,6835
1	45797505	SNP4	C	G	2743.77	pass	DP-92;MQ-58.93;QD=29.82	GT:AD:DP:GQ:PL	1/1:0,92:92-99:2772,276,0
1	45798555	SNP5	T	C	9375.77	pass	DP-355;MQ-58.62;QD-26.41	GT:AD:DP:GQ:PL	1/1:0,355:355:99:9404,1063,0
1	45804050	SNP6	C	T	2367.77	pass	DP-185;MQ-59.88;QD=12.80	GT:AD:DP:GQ:PL	0/1:99,86:185:99:2396,0,2512
1	45804416	SNP7	G	GT	165.73	pass	DP-177;MQ-56.06;QD=1.29	GTAD:DP:GQ:PL	0/1:100,28:128:99:203,0,3724
1	45804422	SNP8	T	TTG	3390.73	pass	DP-149;MQ-55.72;QD=24.22	GT:AD:DP:GQ:PL	0/1:52,88:140:99:3428,0,1770

위치(Position)

변이염기
(Variant base)

기타 정보

표준서열염기(Reference base)

그림 13-7 VCF 파일의 구조

homozygote)에서 변이가 관찰될 수 있기 때문에 전체 시퀀싱 리드 중 약 50 % 혹은 100 %로 변이가 관찰된다. 반면 체세포 변이는 후천적으로 발생하는 것으로 일부 조직 혹은 일부 세포에서만 변이가 관찰되기 때문에 변이의 비율이 1 % 미만에서 99 % 이상까지 다양한 비율로 관찰될 수 있다.

(4) 유전자 복제수(Copy number variation, CNV)

인간의 세포는 2개의 유전자를 가지고 있으므로 대부분의 유전자 복제수(gene copy)는 2개이지만 이러한 복제수가 늘어나거나 (중복, duplication) 줄어들 (결손, deletion) 수 있으며 이것을 유전자 복제수 변화(copy number variation, CNV)라 부른다. NGS 데이터에서도 복제수 또는 구조적 변화를 검출하는 데에는 여러가지 원리의 알고리즘이 사용될 수 있다. 시퀀싱 리드의 깊이(depth of coverage)의 차이를 비교하여 중복 혹은 결손을 추정할 수 있다.

5) 데이터 분석

NGS에서 변이가 검출되면 이 변이가 어느 데이터베이스에 등재되어 있는 변이인지 등을 확인해야 한다. 이 과정을 컴퓨터 알고리즘으로 자동화하는 것이 필요하며 이것을 주석(annotation)이라 부른다. 데이터베이스에는 정상인의 변이 빈도를 기록한 것이 있고(예. ExAC, gnomAD 등), 질환과 관련 되어서 생식세포 돌연변이 위주로 구성된 데이터베이스(ClinVar, HGMD, LOVD 등)와 암 돌연변이 위주의 데이터베이스(COSMIC, TCGA, ICGC 등)가 있다. 다형성 여부는 1000 Genome database, dbSNP135 및 Exome Aggregation Consortium의 자료를 이용하여 확인한다. 이미 보고되어 있는 돌연변이인지를 확인하기 위해서는 Breast Cancer Information Core Database(BIC database; http://research.nhgri.nih.gov/bic/) 및 HumanGene Mutation Database(HGMD; http://www.hgmd.cf.ac.uk)를 이용한다.

5. 결과 리포트

BRCA1 및 BRCA2 돌연변이 검사는 양성 결과, 음성 결과 또는 불확실한 유의성(VUS)의 변형 결과 등 여러 가지 가능한 결과를 제공할 수 있다.

1) 양성 검사 결과(Positive Results)

해당 결과지에 BRCA1 또는 BRCA2 에 알려진 병원성변이("pathogenic" variants), 또는 병원성 가능성이 있는 변이("likely pathogenic" variants)을 유전받았으며 특정암이 발생할 위험이 높다는 것이다(아래 표 13-1에 임상적으로 중요한 병원성 변이의 주요 예시이다).

그러나 양성 검사 결과는 검사를 받은 개인이 암에 걸릴지 여부와 시기를 알 수 없다. 병원성 BRCA1 또는 BRCA2 변이(pathogenic BRCA 1/2 variants)를 물려받은 일부 사람들은 암에 걸리지 않는다. 양성결과는 미래 세대를 포함한 가족 구성원에게도 중요한 영향을 미칠 수 있다. 병원성 BRCA 1/2 변이를 물려받은 남성과 여성 모두 자신에게 암이 발생했는지 여부에 관계없이 자녀에게 변이를 물려줄 수 있고, 각 자녀는 부모의 변종을 물려받을 확률이 50%이다. 또한 병원성 BRCA 1/2 변이를 물려받은 사람의 모든 혈족은 변종을 가질 위험이 어느 정도 높다. 예를 들어, 그 사람의 친형제자매 각각도 변종을 물려받을 확률은 50 %이다. 아주 드물게, 어느 쪽 부모에게서도 물려받지 않은 병원성 변종에 대해 양성 반응을 보일 수도 있다. 이를 새로운(또는 "de novo") 변이라고 한다. 이러한 변이는 부모 중 한 사람의 생식 세포(정자 또는 난자) 에서 발생하여 해당 세포에서 자란 사람의 모든 세포에 존재하는 변이이다. de novo 변이를 가진 사람 (그의 형제자매는 아님)의 자녀는 변종을 물려받을 위험이 있다.

표 13-1 BRCA1, 2 병원성변이 환자의 주요 변이 예시

Patient	Sex	Gene	Pathogenic Variant (HGVS Variant Sequence)	Pathogenic Variant (HGVS Protein)	Database	Clinical Significance	Proband Cancer/Age of Onset (Relatives)
BF56-18	F	BRCA1	c.181T>G(rs28897672)	p.(Cys61Gly)	ENIGMA: Clin Var: LOVD	Pathogenic (Class 5)	Unilateral Breast 30(Sister *: Breast 42; Mother*: Breast 48)
GU79-18	M	BRCA2	c.2808_2811delACAA (rs80359351)	p.(Ala938ProfsTer21)	ENIGMA: Clin Var: LOVD	Pathogenic (Class 5)	Bilateral Breast 65(Maternal Aunt †: Breast 52, Ovarian Cancer 64; Daughter * asymptomatic 29; Daughter * asymptomatic 32)
CD97-18	F	BRCA1	c.5123C>A(rs28897696)	p.(Ala1708Glu)	ENIGMA: Clin Var: LOVD	Pathogenic (Class 5)	Unilateral Breast 51(Sister twin *: Breast 27; Mother*: Breast 44)
SE53-18	F	BRCA2	c.1796_1800delCTTAT (rs276174813)	p.(Ser599Ter)	ENIGMA: Clin Var: LOVD	Pathogenic (Class 5)	Bilateral Breast 43, 49(Sister *: Breast 37, Father †: Breast 62)
MC52-18	F	BRCA1	c.3044dupG (rs80357746)	p.(Asn1016LysfsTer2)	ENIGMA: Clin Var	Pathogenic (Class 5)	TN Breast 35(Paternal Aunt †: Breast 51, Ovarian Cancer 66; Paternal Cousin *: Breast 36)

2) 음성 검사 결과(Negative Results)

검사를 받는 사람의 개인 및 가족 병력과 가족에서 병원 돌연변이가 이미 확인되었는지 여부에 따라 여러 가지 의미를 가질 수 있다. 검사 대상자의 가까운 혈족이 병원성 BRCA1/2 변이를 보유하고 있지 않은 것으로 알려진 경우, 음성 검사 결과는 명백하다. 이는 검사 대상자가 가족에 존재하는 유해한 변이를 물려받지 않았으며 이를 가족에게 전달할 수 없음을 의미한다. 검사를 받은 사람에게 암 병력이 없고 가족이 병원성 변이를 보유하고 있는 것으로 알려지지 않은 경우, 이 경우 음성 검사 결과는 "정보가 없는(uninfomative)" 것으로 간주된다(표 13-2, 표 13-3).

표 13-2 BRCA1의 SNV*/Indel* 의 결과 예시

NT Change(BIC Format[1])	NT Change(HGVS Forma[2])	AA Change[3]	Zygosity	Type	Classification
c.4956A>G	c.4837A>G	p.Ser1613Gly	heterozygote	SNV	B
c.4604-63C>G	c.4485-63C>G		heterozygote	SNV	B
c.4427T>C	c.4308T>C	p.Ser1436=	heterozygote	SNV	B
c.3667A>G	c.3548A>G	p.Lys1183Arg	heterozygote	SNV	B
c.3232A>G	c.3113A>G	p.Glu1038Gly	heterozygote	SNV	B
c.2731C>T	c.2612C>T	p.Pro871Leu	heterozygote	SNV	B
c.2430T>C	c.2311T>C	p.Leu771=	heterozygote	SNV	B
c.2201C>T	c.2082C>T	p.Ser694=	heterozygote	SNV	B
c.667-58del	c.548-58del		heterozygote	Del	B

1. BIC Format (A of start codon ATG is #120): BRCA1 (U14680)
2. HGVS Format (A of start codon ATG is #1): BRCA1 (NM_007294.3)
3. Amino acid number (from aa #1 to #1863)

표 13-3 BRCA2의 SNV*/Indel* 의 결과 예시

NT Change(BIC Format[1])	NT Change(HGVS Forma[2])	AA Change[3]	Zygosity	Type	Classification
c.-26G>A	c.-26G>A		heterozygote	SNV	B
c.3624A>G	c.3396A>G	p.Lys1132=	heterozygote	SNV	B
c.4791A>G	c.4563A>G	p.Leu1521=	heterozygote	SNV	B
c.6741G>C	c.6513G>C	p.Val2171=	heterozygote	SNV	B
c.7069+80_7069+ 83del	c.6841+80_6841+83del		heterozygote	Del	B
c.7470A=G	c.7242A=G	p.Ser2414=	heterozygote	SNV	B
c.7625C=	c.7397C=	p.Ala2466=	heterozygote	SNV	B
c.8034-14T>C	c.7806-14T>C		heterozygote	SNV	B

1. BIC Format (A of start codon ATG is #229): BRCA2 (U43746)
2. HGVS Format (A of start codon ATG is #1): BRCA2 (NM_000059.3)
3. Amino acid number (from aa #1 to #3419)

SNV: Single Nucleotide Variant
Indel: small Insertion/deletion

3) 불확실한 유의성 결과(Variant of Uncertain Significance, VUS)의 변이

때로는 유전자 검사를 통해 이전에 암과 관련이 없었고 일반 인구에서는 흔하지 않은 BRCA1 또는 BRCA2 의 변화가 발견된다. 이러한 유형의 검사 결과를 "의미가 불확실한 변종" 또는 VUS라고 한다. 왜냐하면 이 특정 유전적 변화가 해로운지 여부가 알려져 있지 않기 때문이다.

6. BRCA 1/2 변이 환자의 치료

BRCA1/2 유전자는 DNA 복구에 관여하기 때문에 두 유전자 중 하나에 변이가 있는 종양은 시스플라틴과 같은 DNA를 손상시켜 작용하는 항암제에 특히 민감하다. DNA 손상 복구를 차단하는 PARP 억제제가 병원성 BRCA1/2 변이체를 갖고 있는 암세포의 성장을 억제하는 것으로 밝혀짐에 따라 대표적인 PARP 억제제인 올라파립(Lynparza), 루카파립(Rubraca), 니라파립(Zejula), 탈라조파립(Talzenna)은 FDA의 승인을 받아 BRCA1/2 병원성 변이가 있는 특정 암을 치료하는데 사용된다. 병원성 BRCA1/2 변이가 있는 유방암은 산발성 유방암보다 '삼중 음성 암(triple negative cancer, 즉 에스트로겐 수용체, 프로게스테론 수용체, 다량의 HER2/neu 단백질이 발현되지 않는 암)'일 가능성이 더 높다. 삼중 음성 암은 다른 유방암에 비해 치료가 어렵고 예후도 좋지 않다.

누군가가 종양에 병원성 BRCA1/2 변이의 존재를 밝혀내는 종양 유전 검사를 받은 경우, 변이가 유전되었는지 확인하기 위해 생식선 유전 (혈액) 검사를 받는 것을 고려해야 한다. 변이가 유전되었는지 아는 것은 해당 개인이 미래에 다른 암이 발생할 가능성이 있는 위험을 이해하는 데 중요하다. 또한 다른 가족 구성원이 유해한 변종을 물려받을 위험이 있는지도 확인할 수 있다.

참고문헌

- Miki Y, Swensen J, Shattuck-Eidens D, Futreal PT, HarshmanK, Tavtigian S, et al. A strong candidate for the breast andovarian cancer susceptibility gene BRCA1. Science 1994;266:66-71. 8) Wooster R, Bignell G, Lancaster J, Swift S, Seal S, MangionJ, et al. Identification of the breast cancer susceptibility geneBRCA2. Nature 1995;378:789-92.
- Newman B, Austin MA, Lee M. Inheritance of human breastcancer:evidence for autosomal dominant transmission inhigh-risk families. Proc Natl Acad Sci 1988;85:3044-8.
- Next Generation Sequencing 기반 유전자검사의 이해. 식품의약품안전평가원. 2019.

• 실습 결과 보고서 •

학과		반		실험 조	
성명		학번		실습일자	

1. Title(실습 주제):

2. Objectives(실습 목적):

3. Instruments and equipments(기구 및 장비):

4. Materials and reagents(재료 및 시약):

5. Methods(실습 방법):

6. Observation and results(관찰 및 결과): 별지 사용

7. Discussion(토론): 별지 사용

8. References(참고문헌): 별지 사용

• 이해도 확인 문제 •

1. BRCA1, BRCA2 유전자에 대하여 설명하고 BRCA1/2 돌연변이 검사에 의의에 대해 설명하라.

2. NGS를 이용한 BRCA1/2 돌연변이 검사단계를 기술하라.

Chapter 14

아포지방단백E의 유전형 검사

1. 검사의 배경

아포지방단백E(apolipoprotein E, ApoE)는 지단백(lipoprotein)의 구성성분으로, 34kDa의 당단백으로서 299개 아미노산으로 구성되어 있으며, 콜레스테롤과 인지질과 연관된 지질수송에 중요한 역할을 한다. 혈액에 존재하는 ApoE의 합성은 주로 간에서 이루어지며, 뇌혈관 장벽(Blood brain barrier, BBB)을 통과하지 못하기 때문에 중추신경계에서도 합성이 이루어진다.

사람의 ApoE 유전자는 19번 염색체의 장완(19q22)에 위치하며, *E2*, *E3*, *E4*, 세 개의 대립유전자가 존재한다. 따라서, 유전학적으로 각 대립유전자 쌍으로만 구성된 동형접합자, *E2/E2*, *E3/E3*, *E4/E4*가 존재하며, 서로 다른 대립유전자로 구성된 이형접합자 *E2/E3*, *E2/E4*, *E3/E4*가 존재하여, 총 6가지의 유전형질이 존재하게 되고, 각 개개인은 이 중 하나의 유전형질을 가진다(그림 14-1).

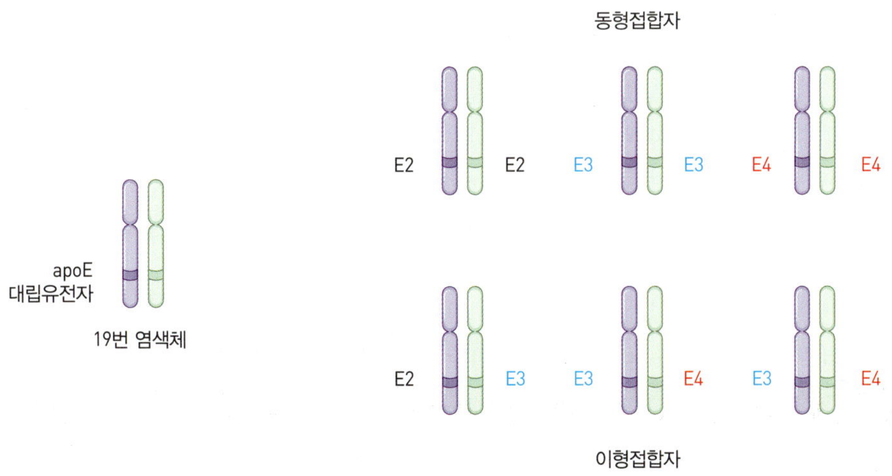

그림 14-1 ApoE 대립유전자에 따른 유전자형

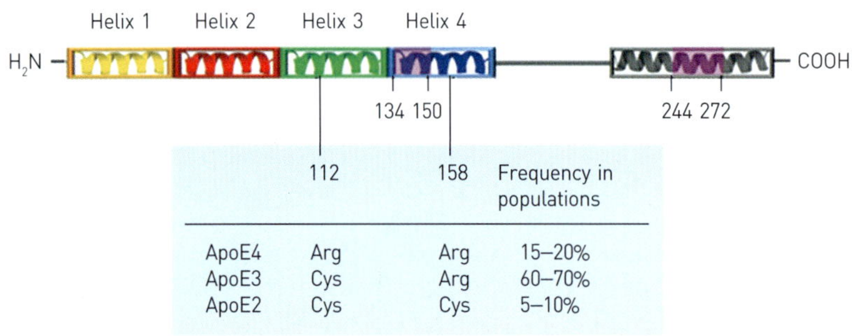

그림 14-2 ApoE 대립유전자에 다르게 존재하는 아미노산과 위치

표 14-1 ApoE 다형성을 구성하는 유전자형의 아미노산과 코돈

ApoE polymorphism	Codon 112	Codon 158
ApoE2/2	Cys (TGC)	Cys (TGC)
ApoE3/3	Cys (TGC)	Arg (CGC)
ApoE4/4	Arg (CGC)	Arg (CGC)
ApoE2/3	Cys (TGC)	Cys (TGC)/Arg (CGC)
ApoE2/4	Cys (TGC)/Arg (CGC)	Cys (TGC)/Arg (CGC)
ApoE3/4	Cys (TGC)/Arg (CGC)	Arg (CGC)

세 개 대립유전자의 차이는 ApoE 지단백의 112와 158번 위치의 아미노산을 지령하는 코돈에 변이가 존재하기 때문이다. E2 대립유전자는 Cys (112번), Cys (158번)을, E3 대립유전자는 Cys (112번), Arg (158번)을, E4 대립유전자는 Arg (112번), Arg (158번)을 지령한다(그림 14-2). 즉, 112번과 158번 위치의 코돈에서 각각 단 한 개의 염기 변화로 인해 Cys 또는 Arg이 된다. Cys과 Arg에 대한 대립유전자별 코돈 구성을 표 14-1에 나타내었다(표 14-1).

apoE의 기능은 지질 운송에 큰 역할을 하지만 가족력 알츠하이머병(Alzherimer's disease, AD)과도 연관이 있는 것으로 보고되고 있다. 알츠하이머병은 단일유전자 질환(single-gene disorder)은 아니지만 ApoE 대립유전자 중 apoE4 대립유전자를 가질 경우 알츠하이머병이 발생하는 빈도가 높아지며, 특히 apoE4 동형 대립유전자를 가질 경우 알츠하이머병의 발생 연령이 낮아진다는 통계도 보고되어 있다(표 14-2). 따라서 apoE4 대립유전자형 검사는 알츠하이머병 발생 예측을 위한 중요한 진단검사로 많이 사용되지만, 모든 알츠하이머 질환 환자들이 모두 ε4대립형질 유전자를 가지고 있지는 않다는 점도 유의해야 한다. 현재 알츠하이머병 진단에 사용되는 코어

표 14-2 ApoE4 대립유전자형에 따른 알츠하이머 발생 연령대별 빈도

	APOE4		
	Non-carrier	Heterozygous	Homozygous
AD frequency	20%	47%	91%
Mean age of clinical onset	84-yr	76-yr	68-yr

바이오마크(Core Biomarkers)는 아밀로이드(amyloid) PET 영상 결과와 CSF의 바이오마크인 A42, phosphorylated-tau 검사가 사용된다. 이 장에서는 예측에 사용되며, 임상에서 적용되는 분자진단 방법을 설명하고자 한다.

2. 아포지방단백E 검사의 원리

ApoE4 단백은 앞서 설명한 알츠하이머병과의 연관성 뿐만 아니라 관상동맥 질환의 중요한 위험인자로 알려져 있으며, apoE2 단백은 반대로 알츠하이머병에 예방적인 효과가 있는 반면, 제III형 고콜레스테롤혈증 환자의 대부분은 apoE2의 동형접합체로 알려져 있다. 따라서, apoE 유전자의 다형성은 심혈관계질환 및 치매에 있어 중요한 의미에 더하여서 건강하게 여겨지는 일반인에서도 중요한 검사로 인식되고 있다.

apoE유전자 다형성을 분석하는 여러 가지 방법이 보고 되었으며, 이들 방법은 기본적으로 PCR 증폭을 필요로 한다. PCR-제한효소 절편 길이 다형성 방법(PCR-RFLP), allele specific oligonucleotide (ASO) probes 혼성화, single-strand conformation polymorphism (SSCP), 염기서열분석, oligonucleotide ligation assay (OLA), heteroduplex analysis, amplification refractory mutation system (ARMS), 및 Light Cycler장비의 fluorescence resonance energy transfer (FRET) 원리를 이용하여 apoE 유전자형 검사법이 이용되고 있다.

PCR-RFLP 검사는 1990년 James 등에 의해 보고 되었는데, apoE의 112번째와 158번째 아미노산을 포함하는 유전자 부위를 PCR 증폭한 후 제한효소 *HhaI*로 처리하고 polyacrylamide 겔상에서 전기영동하여 절편의 수와 크기를 비교하여 각 유전자형을 감별하는 방법이다. 그러나 이 방법은 polyacrylamide gel 사용과 제한효소 반응에 따른 긴 검사 시간의 소요 등으로 현재에는 거의 사용되지 않는다.

INNO-LiPA ApoE Kit는 역보합 결합의 원리를 이용한 ASO probe법으로, PCR 후 그 증폭산물을 전기영동으로 확인한 후 제조사에서 제시한 보합반응을 진행한다. strip에는 112번, 158번의 대립유전자에 대응되는 probe가 부착되어 있어, 증폭된 검체 DNA가 해당 probe에 상보적으로 결합하게 된다. 보합반응 후 strip을 발색시켜 육안으로 판독한다. 이 방법은 PCR 후 보합 및 발색과정이 있어 여러 단계가 필요하여 번거롭고, 비교적 시간이 많이 걸리며, 검사비용이 고가인 문제점이 있다.

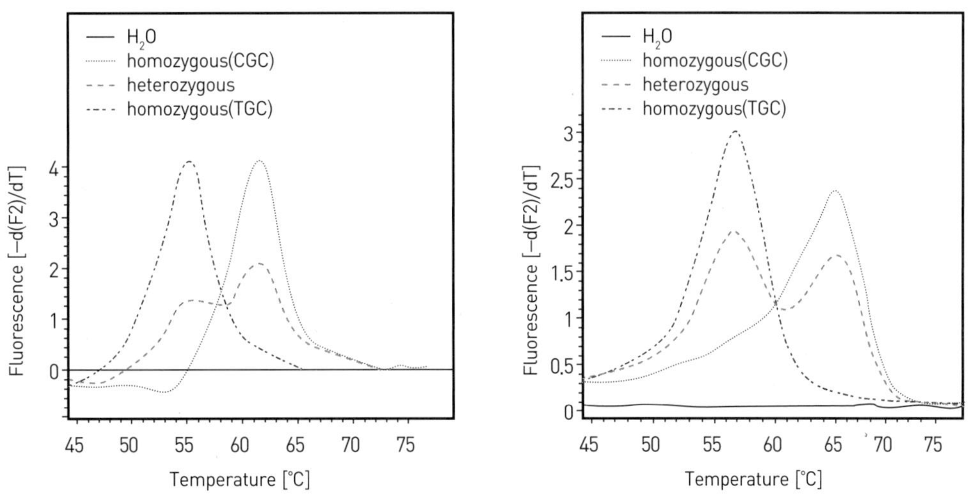

그림 14-3 112번 코돈(왼쪽)과 158번 코돈(오른쪽)에 대한 Tm값 결과 패턴

Real-time PCR이 보급이 되면서 PCR을 이용한 방법보다 시간을 단축시키고 즉각적으로 판독을 할 수 있는 방법이 다양하게 개발되었다.

Roche사의 LightCycler ApoE Mutation Detection Kit는 fluorescence resonance energy transfer(FRET) 방식으로 제작된 두 쌍의 보합소식자를 이용해 112번째와 158번째 아미노산의 변이를 동시에 측정하는 방법이다. Real time-PCR이 종결되면, 각각의 대립유전자 증폭물 고유의 Tm값으로 생성된 melting curve를 육안으로 확인하여 각각의 대립유전자형 판별이 가능하다.

인바이츠바이오코아사에서는 다중 ARMS방법을 사용한 BioCore ApoE Genotyping Kit를 공급하고 있는데, PCR 방법과 real time-PCR 방법을 각각 적용한 키트를 판매하고 있다.

상기에 기술된 apoE유전자 다형성 분석법들은 유전자형 구분이 용이할 뿐 아니라 정확하여 각 검사실마다 상황에 맞는 검사법을 채택하여 시행함으로써 임상의에게 유용한 정보를 비교적 빠르고 신뢰성 있게 제공할 수 있을 것으로 생각된다.

이와 같이 apoE유전자형 검사가 꾸준히 증가하고 있고 다양한 검사방법론이 소개되고 사용되고 있기 때문에, 본 장에서는 Codon 112/158번에 각각 특이적 프라이머(allele-specific primer)를 이용하여 한 번의 PCR 또는 Real time-PCR로 6종의 유전자형을 직접 분석할 수 있는 두 가지 검사법을 소개하고자 한다.

3. 아포지방단백E 분자진단검사 방법

1) PCR을 이용한 검사법(Seeplex®APOE genotyping kit를 중심으로)

(1) 검체의 준비

EDTA tube에 혈액 검체를 채취하여 신뢰성 있는 결과를 얻기 위해 가능한 빠른 시간 안에 지정된 온도 하에 운송하고 검체들을 실온(19~25℃)에서 보관할 경우 검사는 1시간 이내에 수행하고, 냉장보관 검체는 48시간까지 보관할 수 있다.

(2) 핵산추출

다양한 제조사들의 핵산추출제품들을 사용할 수 있으며, 제조사(표 14-3)가 제공하는 프로토콜에 따라 핵산추출을 수행한다. 최근 임상검사실에서 핵산추출을 위해 자동화 추출장치의 도입이 증가됨에 따라 자동화추출장치를 사용하거나 추출시약을 통한 매뉴얼 추출을 수행한다. 추출된 핵산의 최종 농도와 순도는 분광광도계로 측정하고 최종농도가 10 ng/μL이 되도록 하며 추출한 핵산을 멸균수로 희석하여 준비한다.

표 14-3 핵산추출 키트

Isolation Kit	Manufacturer	Cat.No.	Recommended Vol.
QIAamp® DNA Mini Kit	QLAGEN	52304	Specimen: 200 μL Elution: 50 μL
Exgene™ Clinic SV	GeneAll	108-101	Specimen: 200 μL Elution: 50 μL

(3) PCR 시료의 준비 및 수행

① 검사 전 준비(주의점): 검체를 다룰 때에는 검체가 튀지 않게 주의하며 검체 간 교차 오염에 주의한다. 검사시에는 반드시 필터팁을 사용하고 검사자 손에 맞는 장갑을 착용한다. 실험을 위해 ApoE genotyping kit(Seeplex®ApoE Genotypeing, AP1210Z, SEEGENE㈜, http://www.seegene.co.kr)의 시약을 실온에서 완전히 녹인 후 사용 전 뚜껑 내부의 시약들을 제거하기 위해 튜브를 간단히 원심분리한 다음 모든 시약을 얼음 위에 준비해 둔다.

② PCR Master Mix 준비: 대조군(음성대조군, 양성대조군)을 포함한 검사 시료의 수만큼 PCR Master Mix를 제조한다.

구성분	반응 튜브당 사용 용량(μL/tube)	검사 시료에 따른 총사용량
5X AP PM	4	4×( )=
8-MOPS Solution	3	3×( )=
2X Multiple Master Mix	10	10×( )=
PCR Master Mix	17	17×( )=

(　　): 검사 시료갯수

Seeplex® ApoE ACE Genotyping, AP1210Z(25 reaction/kit)

Contents	Volume	Description
5X AP PM	100 μL	Primer Mixture (PM) –Primer pairs for ApoE Genotyping
2X Multiplex Master Mix	250 μL	DNA polymerase Buffer containing dNTP (dATP, dCTP, dGTP, dTTP) $MgCl_2$ and stabilizers
8–MOP Solution	75 μL	System to prevent carry–over contamination
AP Marker	50 μL	Amplicon size marker –Marker is used to identify the approximate size or target product run on agarose gel
AP PC	15 μL	Positive control (PC)
User manual		

User manual

③ 5회 정도 가볍게 tapping하여 시료를 섞거나 vortex한 후 원심분리한다.

④ 0.2 mL PCR 튜브에 PCR Master Mix를 17 μL씩 분주한다.

⑤ 각각의 튜브에 DNA 시료를 3 μL씩 첨가하여 PCR mixture를 만든다.

구성분	반응 튜브당 사용 용량(μL/tube)
PCR Master Mix	17
환자 DNA 시료	3
PCR mixture	10

Tip. 음성대조군은 핵산대신 멸균수 3 μL를 사용한다. 양성대조군은 kit에 제공한 PC DNA 3 μL를 사용한다.

⑥ 예열된 PCR 장비에 준비된 PCR 튜브를 꽂는다.

⑦ 다음의 프로그램으로 PCR 반응을 수행한다.

Segment	No. of Cycles	Temperature	Time
1	1	94℃	15 min
2	35	94℃	30 sec
		65℃	30 sec
		72℃	1 min
3	1	72℃	10 min

Note: 본 제품에서는 'Heating lid' 기능이 있는 GeneAmp® 9700 PCR System (Applied Biosystem) 등의 사용을 권장하며, 검출 단계 이후, 교차오염을 방지하기 위해 365 nm자외선에서 20분간 PCR산물을 처리한다. 8–MOPS는 DNA이중가닥을 zip up함으로서 PCR산물의 활성을 억제한다.

⑧ PCR반응이 끝나면 2% 아가로스 젤에 PCR산물 5 μL를 loading하여 150V로 20분간 전기영동한 후 자외선 투영기에서 증폭산물을 확인한다.

(4) 아포지방단백E검사의 결과해석

① 결과

전기 영동하여 얻은 6개의 시료, NC와 PC대조군을 비교 분석한 결과(그림 14-4)를 보면, IC Band(779bp)를 모두 확인할 수 있어서, 각 시료에 정상적으로 DNA가 존재하는 것을 알 수 있다. 한편 코돈 112번과 158번 위치가 Cys인지 Arg인지에 의해 유전형이 결정됨으로 각 환자의 PCR산물의 크기를 양성대조군 산물 크기와 비교함으로써 유전자형을 분석할 수 있다.

② 결과 해석

증폭산물의 크기에 대한 판독정보는 표 14-4와 같음으로, 임상시료의 검사결과를 판독표를 이용하여 판독한다.

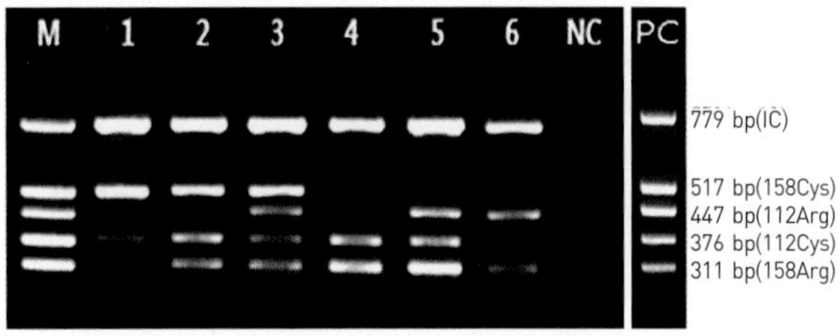

그림 14-4 Seeplex®APOE genotyping kit를 이용한 6개의 ApoE유전형에 따른 실험결과. 1~6 lane: 환자시료, NC: 음성대조군, PC: 양성대조군.IC:internal control band (779bp), 158 Cys형 (517bp), 112Arg형 (447bp), 112Cys형(376bp), 158 Arg형(311bp)

표 14-4 각 시료의 유전자형 분석 판독표

Sample No	PCR 산물 크기(bp)	112, 158 코돈	유전자형
1	517, 376	158Cys, 112Cys	ε2/ε2
2	517, 376, 311	112Cys, 158Cys/Arg	ε2/ε3
3	517, 447, 376, 311	112Cys/Arg, 158Cys/Arg	ε2/ε4
4	376, 311	112Cys, 158Arg	ε3/ε3
5	447, 376, 311	112Cys/Arg,158Arg	ε3/ε4
6	447, 311	112Arg, 158Arg	ε4/ε4

(5) 문제 해결

문제상황	원인	해결방안
증폭산물에서 어떠한 밴드도 나타나지 않는 경우	제품의 보관이 잘못된 경우	본제품의 보관 조건은 -20℃이며, 가능하다면 새로운 제품을 사용하여 재검사합니다.
	Reaction mix의 준비가 잘못된 경우	모든 구성품을 넣었는지 확인하고 올바른 reaction mix을 준비하여 PCR을 수행합니다(Premix 형태로 미리 mixture를 보관하는 경우 민감도가 저해될 수 있습니다.).
	PCR 장비의 세팅이 잘못된 경우	PCR의 조건을 확인하고, 올바른 세팅 조건하에서 PCR을 수행합니다.
증폭산물에서 어떠한 밴드도 나타나지 않는 경우	Agarose gel을 EtBr에 염색하지 않은 경우	Marker band 의 유무를 확인하고, agarose gel을 다시 EtBr에 염색합니다.
	UV상에 agarose gel을 많이 노출한 경우	노출시간을 확인하고(10분 이상의 노출금지), 새로운 agarose gel에 전기영동을 수행합니다.
IC 밴드가 나타나지 않는 경우	저해물질이 존재하는 경우	원검체를 이용하여 핵산 추출과정부터 다시 수행합니다.

문제상황	원인	해결방안
위양성으로 의심되거나 또는 NC에서 타겟이 검출된 경우	교차오염이 발생한 경우	핵산 제거제를 이용하여 검사공간, 검사장비, 도구 등을 모두 닦아줍니다. 사용된 소모품, 시약 등을 모두 폐기하고, 새로운 소모품 및 시약을 사용하여 재검사합니다. 오염 방지를 위해서 검사 시 필터팁을 사용하고, 검사공간을 주기적으로 클리닝을 수행합니다.
위음성으로 의심되는 경우	검체의 채취가 잘못된 경우	검체 채취방법을 점검하고, 본 제품에서 권장하는 검체 및 채취용기를 사용하여 검체를 다시 채취합니다.
	검체의 보관이 잘못된 경우	검체를 다시 채취하여 재검사합니다. 본 제품에서 권장하는 조건으로 검체를 보관합니다.
	핵산 추출에 실패한 경우	핵산 추출 과정을 확인하고 주의해서 재추출합니다.
	검체의 핵산이 누락된 경우	주의해서 검사를 다시 진행합니다.
	검체의 핵산이 바뀐 경우	1.5 mL 튜브와 PCR 튜브에 샘플번호를 확인합니다.
	저해물질이 존재하는 경우	원검체가 있다면 핵산 추출 과정부터 다시 수행합니다.

2) Real time-PCR을 이용한 검사법(Real-Q apoE genotyping kit를 중심으로)

(1) 검체

혈액에서 추출한 genomic DNA. 3-1의 핵산추출키트를 사용하여 genomic DNA를 준비

(2) 검사장비

- AB 7500/7500 FAST Real-Time PCR Instrument System(Thermo Fisher Scientific)
  (real-time PCR을 사용하는 경우 형광채널과 tube 또는 plate 옵션을 확인하고, 사용방법을 숙지한 후 사용한다.)

(3) 검사 킷트 구성

원료의약품	분량(50T)
1) 2x PCR reaction mixture(빨간 cap)	875 µl x2
2) 112 probe & primer mixture(녹색 cap)	150 µl
3) 158 probe & primer mixture(노란 cap)	150 µl
4) Postive control(E2/EA, 파란 cap)	80 µl
5) Water, stenile, DNase/RNase free	1000 µl

(4) 검사방법

① 반응을 위한 RQ-PCR master mixture를 준비한다.
(예) 총 필요한 reaction 수 = n sample + 1 positive conrtol + 1 negative control

가. 112 Master mixture 제조 조성

구성물	용량(단위: µl)
2X PCR reaction mixture	17.5
112 probe & primer mixture	3
Water, sterile	0.5
Total	2.1

나. 158 Master mixture 제조 조성

구성물	용량(단위: μl)
2X PCR reaction mixture	17.5
158 probe & primer mixture	3
Water, sterile	0.5
Total	2.1

주의: master mixture를 혼합 시 vortex 하지 말고 가볍게 tapping 한다.

② RQ-PCR master mixture를 잘 혼합한 후 0.2 ml tube 또는 96 well plate에 21 μl씩 분주한다.

③ sample DNA와 positive control DNA를 각각의 well에 4 μl씩 분주한다.

④ PCR 반응의 오염을 확인하기 위해 negative control well에 증류수를 4 μl 첨가한다.

⑤ 장비에 plate 또는 tube를 장착한 후 아래의 과정으로 저장된 program을 이용하여 실험한다.

RQ-PCR 조건

Step	Temperature	Time	Cycle	Acquistion mode
1	50 ℃	2 min	1 cycle	
2	95 ℃	10 min	1 cycle	
3	95 ℃	20 sec	40 cycle	
	60 ℃	30 sec		
	72 ℃	30 sec		FAM and VIC

주의: Edit profile에서 PCR 조건을 Kit insert에 따라 지정한다. 이때 cycling step의 마지막 단계인 72℃ 에서 detection/plate read를 선택한다.

AB 7500/7500 FAST Real-Time PCR의 Detector를 지정할 때, Report에는 112C, 158C는 FAM, 112T, 158T는 VIC로 지정한다. Quencher는 112C는 None, 112T, 158T, 158C는 NFQ-MGB로 설정한다.

(5) 결과 분석

Real time-PCR이 종료된 후 positive control에서 증폭되어 나오는 Ct 결과를 우선 확인한다. 만약 Ct 값이 기준범위를 벗어나면 재검을 실시한다. 또한, negative control에서 signal이 증폭되면 전체반응을 다시 실시한다.

FAM channel과 VIC channel의 threshold를 0.1로 선택한 다음 Ct 결과를 확인한다.

① Positive control

Positive control(E2/E4)	FAM(Ct)	VIC(Ct)	Results
Condon 112	21±3	21±3	Positive control
Condon 158	25±3	26±3	Positive control
Negative control	Neg	Neg	Negative

② 결과 해석

가. 반드시 검체별로 raw data를 확인하여 정상 증폭여부를 확인한다.

③ 각 대립유전자 별 결과 그래프 패턴

가. E2/E2 대립유전자 결과. FAM과 VIC 신호를 함께 그래프에 나타낸 결과이다.

Genotype	Codon 112	Codon 158
E2/E2	Cys	Cys

나. E3/E3 대립유전자 결과. FAM과 VIC 신호를 함께 그래프에 나타낸 결과이다.

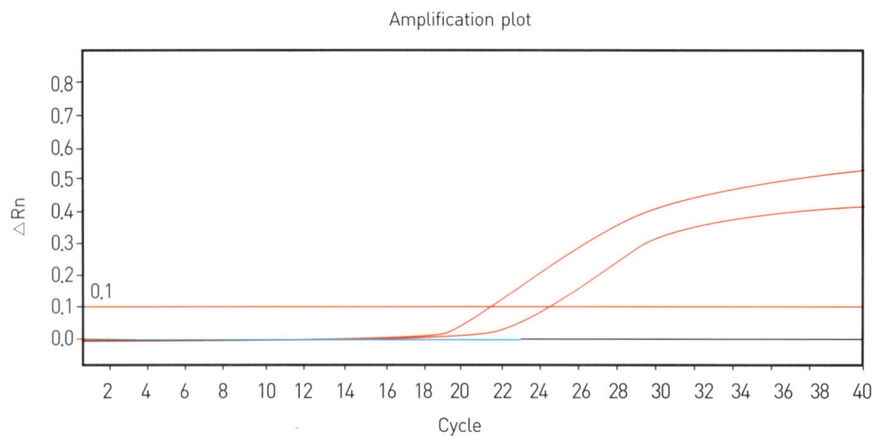

그림 14-5 E2/E2 유전자 형의 증폭 곡선

Genotype	Codon 112	Codon 158
E3/E3	Cys	Arg

다. E4/E4 대립유전자 결과. FAM과 VIC 신호를 함께 그래프에 나타낸 결과이다.

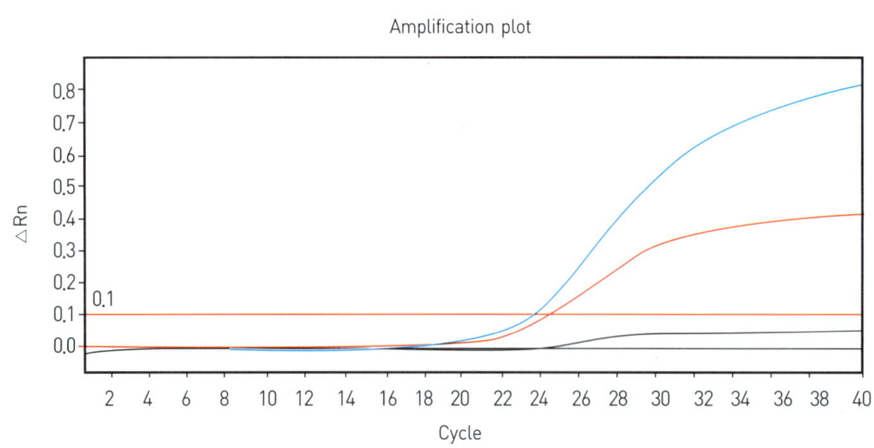

그림 14-6 E3/E3 유전자 형의 증폭 곡선

Genotype	Codon 112	Codon 158
E4/E4	Arg	Arg

라. 각 형광신호를 기준 Ct 값 이상일 경우 아래 도표에 따라 대립형질을 판독한다.

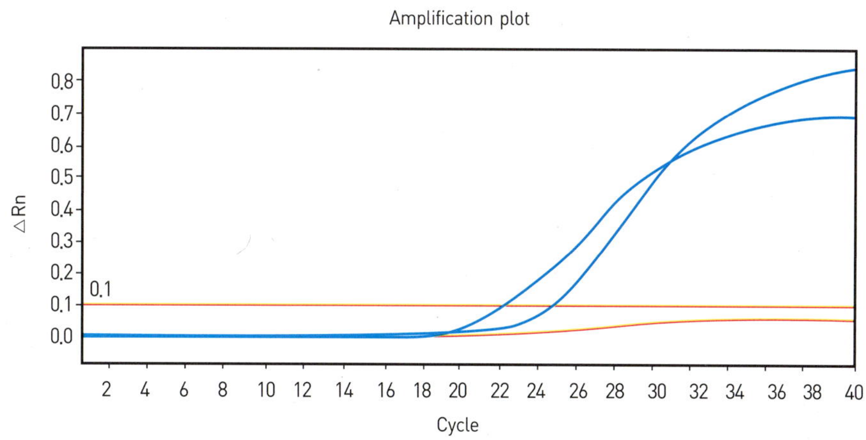

그림 14-7 E4/E4 유전자 형의 증폭 곡선

표 14-5 각 시료의 유전자형 분석 판독표

형광신호 / 대립 유전자형	VIC	FAM	VIC	FAM
	112 TGC	112 CGC	158 TGC	158 CGC
e2/ e2	0	–	0	–
e3/ e3	0	–	–	0
e4/ e4	–	0		0
e2/ e3	0	–	0	0
e2/ e4	0	0	0	0
e3/ e4	0	0	–	0

(6) 주의사항

- 구성 시약은 냉동보관한다.
- 모든 구성물은 사용 직전에 꺼내어 해동한 후 Mixture 준비 등의 작업 시 ice 혹은 ice block에서 준비한다.
- 내용물이 녹으면 잘 섞어준 후 가볍게 원심 분리하여 사용한다.
- 제품은 다른 Lot 제품 간의 시약 구성품 혼합을 금한다.
- PCR은 매우 민감도가 높은 방법이므로 carry-over 오염 등에 주의한다.
- Real-Q Apo E genotyping Kit는 혈액에서 추출한 genomic DNA으로만 사용한다.
- 유효기간은 제조일로부터 12개월, 개봉일로부터 6개월로 사용한다.

4. 아포지방단백E 검사의 고찰 및 향후 전망

ApoE 유전자형의 판정 방법은 정확하고 검사법 및 결과의 해석이 쉬우며 검사의 소요시간도 짧고 특별한 장비가 필요없어 경제적이다. 이에 대량 검체를 수행하는 임상 검사실이나 처음으로 이 검사를 시행하는 검사실에서 효과적으로 이용될 수 있을 것이다. 상기에 기술된 apoE 유전자 다형성 분석법들은 유전자형 구분이 용이할 뿐 아니라 정확하여 각 검사실마다 상황에 맞는 검사법을 채택하여 시행함으로써 임상의에게 유용한 정보를 비교적 빠르고 신뢰성 있게 제공한다.

치매 환자의 ApoE유전자 다형성을 분석하는 것은 진단과 치료에 도움이 되며, 알츠하이머(Alzheimer's disease,AD)의 병인을 밝히는데 도움이 된다. 알츠하이머병의 조기 진단은 혈관성 치매(vascular dementia,VD) 등 다른 치매의 원인들을 감별하는 데 도움을 주며, 알츠하이머병 특이적인 약물 치료를 시행함으로써AD의 진행에 효과적인 처치가 가해질 수 있다는 점에서 중요하다. 또한 apoE유전자 검사를 통해 유전자형에 따른 질병의 발생 위험도 예측이 가능하며 유전자 검사 결과에 따라 식습관, 운동방법, 생활 습관 등의 개선을 통해 경제적, 심적 부담을 경감시키고, 건강한 노년기를 준비하는 데 도움을 줄 수 있다.

1) ApoE 유전자형 검사가 필요한 사람

① 치매에 걸린 환자: 알츠하이머병의 감별 진단을 위해 필요

② 알츠하이머병의 가족력이 있는 일반인

③ 알츠하이머병 및 심혈관계 질환 발병의 고위험 요소를 가지고 있는 일반인

- 심혈관적 위험요소(고혈압, 당뇨병, 전 당뇨병, 고지혈증, 대사이상, 좌식 생활습관)
- 순환성 성호르몬 및 다른 내분비 요소의 부적절한 양상
- 부적절한 영양 섭취
- 정신적 외상에 의한 두뇌 손상
- 심리적 고통

참고문헌

- Apolipoprotein E and Alzheimer disease:risk,mechanisms and therapy. Nature Reviews. Neurology 9(2).
- Apolipoprotein E isoforms and lipoprotein metabolism.IUBMB Life 66(9):616-23.
- Worldwide allele frequencies of the human apolipoprotein E gene: climate,local adaptations,and evolutionary history. American Journal of Physical Anthropology 143(1):100-11
- Advancing research diagnostic criteria for Alzheimer's disease: the IWG-2 criteria. The Lancet Neurology, 13(6), 2014, 614-629,
- Apolipoprotein E in Alzheimer's Disease: An Update. Jin-Tai Yu, Lan Tan, John Hardy. Annual Review of Neuroscience 2014 37:1, 79-100
- Apolipoprotein E and Alzheimer disease: risk, mechanisms, and therapy. Nat Rev Neurol. 2013. 9(2): 106 - 118
- James, E., Hixson, J. E. and Vernier, D. T. Restriction isotyping of human apolipoprotein E by gene amplification and clevage with HhaI. J. Lipid Res. (1990) 31: 545-548
- http :// www.seegene.co.kr

• 실습 결과 보고서 •

학과		반		실험 조	
성명		학번		실습일자	

1. Title(실습 주제):

2. Objectives(실습 목적):

3. Instruments and equipments(기구 및 장비):

4. Materials and reagents(재료 및 시약):

5. Methods(실습 방법):

6. Observation and results(관찰 및 결과): 별지 사용

7. Discussion(토론): 별지 사용

8. References(참고문헌): 별지 사용

• 이해도 확인 문제 •

1. ApoE 대립유전자형과 apoE 지단백 동위형에 대하여 설명하라.

2. 가족형 알츠하이머 질환과 apoE 대립유전자형과의 상관관계를 설명하라.

3. Allele specific primer-PCR (AS-PCR)의 원리를 설명하라.

Chapter 15

개인식별 분자진단

1. 인간유전자 STR 분석(Human DNA STR analysis)

1) 검사의 배경

(1) DNA와 과학수사

과학이 발전하면 그에 따라 다른 것도 발전한다. 범죄수사도 마찬가지다. 자백이나 목격자의 증언만으로도 충분치 못한 시대가 됐다. 과학수사의 1번지 미국에서도 살인자로 기소돼 10여년 넘게 옥살이를 하던 죄수가 무죄로 풀려나 인권국가라는 자존심에 먹칠하는 사례가 빈번히 일어났었다.

현대 과학수사의 개척자는 실존하는 '셜록 홈즈'로 잘 알려진 프랑스의 에드몬드 로카르드(Edmond Locard)다. 'Every contact leaves trace'「모든 사건(범죄)은 흔적을 남긴다.」는 과학수사에 있어서 일종의 공식처럼 받아들여지고 있다.

강요된 자백이나 목격자의 거짓 증언이 지금도 크게 작용하고 있기 때문에 초동수사에서부터 과학수사가 이루어져야 한다는 목소리가 높다. 범인 검거에서 결정적인 증거를 제시하는 DNA 테스트는 범인을 검거하는 데 없어서는 안 될 중요한 수사 기술이다. 또 억울하게 기소된 혐의자를 풀어주는 기술이기도 하다. 생명과학의 열쇠라고 할 수 있는 DNA에 대한 이해를 높이고 과학수사의 중요성을 환기시키는 의미에서 'DNA와 과학수사'는 중요한 분야이다.

(2) STR 분석

인간의 유전자 지도에는 30억 쌍의 염기들이 있고 사람은 99.5% 이상이 같다. 하지만 0.5% 미만의 인간 DNA 서열이 다르고, 법의학에서는 다양한 형태의 서열(polymorphic sequences)들이 이용된다. 전 세계적으로, 법의학적 유전자 타이핑(forensic DNA typing)에 사용하는 DNA 서열들은 'anonymous', 즉 그것들은 어떠한 특징도 조절하지 않고 기능을 하지 않는 염색체의 일부분(유전자자리; *loci*)이다.

법의학의 유전자 감식에서 사용되는 DNA 서열들은 짧은 일렬 반복(Short Tandem Repeats, STR) 염기서열 부분이 포함된 암호화되지 않은 부분이다. STR은 일정하게 머리부터 꼬리까지(head-to-tail) 반복되는 매우 짧은 DNA 서열이다. 예를 들어, 그림 15-1은 실제로 법의학의 유전자 감식에서 이용되고 있는 FGA라고 알려진 STR을 보여 준다; 이 서열은 4개의 반복되는 염기 [CTTT]를 포함하고 있다.

..TTTC CTTT CTTT CTTT CTTT TTCC..

그림 15-1 FGA STR marker

STR 유전자자리에는 많은 대립형질 유전자들이 존재한다. 이 대립형질 유전자 서열에는 반복되는 [CTTT]의 수가 각각 다르다. 전 세계인에서 80가지 이상의 FGA 대립형질 유전자가 밝혀졌지만, 한 사람은 단 2개의 대립형질 유전자만을 갖고 있는데, 그 중 하나는 어머니로부터, 다른 하나는 아버지로부터 물려받는다.

유전자감식(DNA profiling)은 분자유전학적 방법을 이용하는데, 이 방법은 한 사람과 다른 사람을 구별하는 DNA sample의 정확한 유전자형을 결정하는 것이다. 이는 현재 범죄 현장 수사, 실종자 찾기, 재난 및 재해, 인권 침해, 친자 확인 검사 등의 분야에서 주로 이용된다. 범죄 현장에는 주로 DNA를 추출할 수 있는 생물학적인 증거물(혈액, 정액, 머리카락, 타액, 뼈, 피부 조직 등)이 있다. 만약 범죄 현장에서 발견된 증거물을 통해 얻은 유전자 프로필이 용의자의 유전자 프로필과 일치한다면, 그 용의자는 잠재적인 범인으로 여겨진다. 만약 두 유전자 프로필이 일치하지 않는다면 용의자로부터 제외된다.

2) 검사 방법

(1) 시료로부터 DNA 추출 실험

DNA 시료의 채취원이 될 수 있는 것은 혈액(blood), 혈흔(blood stain), 정액(semen), 정액반(semen stain), 타액(saliva), 변(feces), 뇨(urine), 머리카락(hair), 뼈(bone), 치아(teeth), 피부(skin), 또는 다른 조직(other tissue) 등이 있다.

① Promega(#A1120) 키트를 사용한 genomic DNA 추출

가. 사용자 실험실에서 준비해야 할 것

a. 멸균 1.5 mL microcentrifuge tube
b. water bath(37℃, 65℃)
c. isopropanol(상온)
d. 70% ethanol(상온)

나. DNA 추출 방법

a. 멸균된 microcentrifuge tube에 cell lysis solution 900 μL를 넣는다(이때 반드시 혈액은 EDTA, 혹은 citrate 등의 항응고제가 들어 있는 튜브에 채취해야 한다).
b. 혈액을 부드럽게 흔들어서 섞어준 다음 300 μL를 취해서 위의 cell lysis solution이 들어 있는 microcentrifuge tube에 옮긴다.
c. 부드럽게 5~6회 섞는다.
d. 10분 동안 상온에서 방치한 후 2~3번 섞는다(이때 적혈구세포가 파괴된다).
e. 원심분리(13,000 rpm, 20초, 상온)한다(백혈구만 가라앉는다).

f. 상층액을 버린다(최대한 많이 버리고, pellet이 딸려가지 않도록 주의한다. → pellet이 하얗게 보이지 않고 적혈구가 남아 있으면 위의 과정을 반복).
g. 강하게 vortex한다.
h. Nuclei lysis solution 300 μL를 첨가하고 5~6회 pipetting한다(백혈구 세포들이 파괴된다).
i. Protein precipitation solution을 100 μL 첨가한다.
j. 강하게 vortex한다.
k. 원심분리(13,000 rpm, 3분, 상온)한다.
l. 상층액을 300 μL isopropanol이 들어 있는 microcentrifuge tube에 옮긴다.
m. 부드럽게 inversion한다(이때 실같이 뭉쳐지는 DNA를 볼 수 있다).
n. 원심분리(13,000 rpm, 1분, 상온)한다.
o. 상층액을 버리고 상온의 70% 에탄올을 넣고 부드럽게 inversion한다.
p. 원심분리(13,000 rpm, 1분, 상온)한다.
q. 상층액을 버리고 건조시킨다.
r. DNA rehydration solution을 100 μL 첨가한다.
s. 4℃ 냉장고에서 보관한다.

- 순수한 DNA가 잘 추출 되었을 때의 OD값: A260/A280 = 1.75~2.0 사이

(2) STR을 이용한 유전자 감식 실험

STR (Short Tandem Repeat, 짧은 일렬 반복)은 사람의 염색체내에 있는 초변이성 단위 반복 서열(tandem repeat sequence)로 2~7개의 염기로 이루어진 짧은 단위가 반복적으로 적게는 1회, 많게는 수십 회까지 반복되는 형태의 초변이성 반복염기서열을 말하며 반복횟수는 사람마다 다르다. 인간유전체의 경우 650,000개의 STR이 존재한다.

예

- Di-nucleotide repeat (CA)13; CACACACACACACACACACACACACA
- Tri-nucleotide repeat (AAT)10; AATAATAATAATAATAATAATAATAATAAT
- Tetra-nucleotide repeat (TAAT)8; TAATTAATTAATTAATTAATTAATTAATTAAT
- Penta-nucleotide repeat (ATTTT)7; ATTTTATTTTATTTTATTTTATTTTATTTTATTT

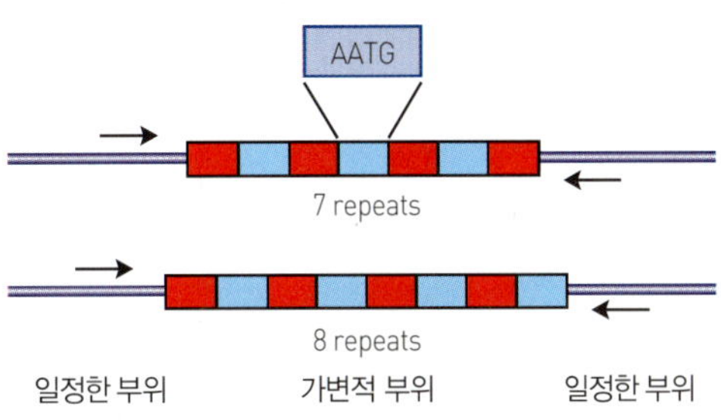

그림 15-2 짧은 일렬 반복(STR)

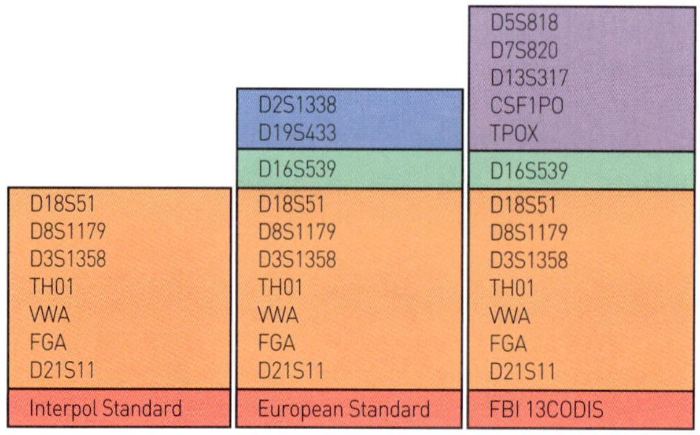

그림 15-3 각 기관에서 정한 STR marker와 미국 FBI에서 인정되는 CODIS에 등록된 13개의 STR marker

STR이 유전자 감식 marker로 선호되는 이유는 다음과 같다.

① 작업과정이 빠르다.

② 전체 게놈에 풍부하게 존재한다.

③ 개체마다 변이가 대단히 다양하다(개인차가 극히 크다).

④ 작은 사이즈로 인해 multiplex PCR로 개발이 가능하다(즉, 동시에 여러 개의 STR을 한꺼번에 일괄 작업할 수 있다).

⑤ 각 대립형(alleles)을 digital 데이터로 바꿀 수 있다.

⑥ 대립형 사다리(allelic ladders)로 쉽게 해석할 수 있다.

⑦ 극소량의 DNA로 PCR을 통한 증폭이 가능하다.

⑧ 작은 사이즈로 인해 손상된 DNA 시료로도 작업이 가능하다.

STR 분석이 응용되는 곳으로는

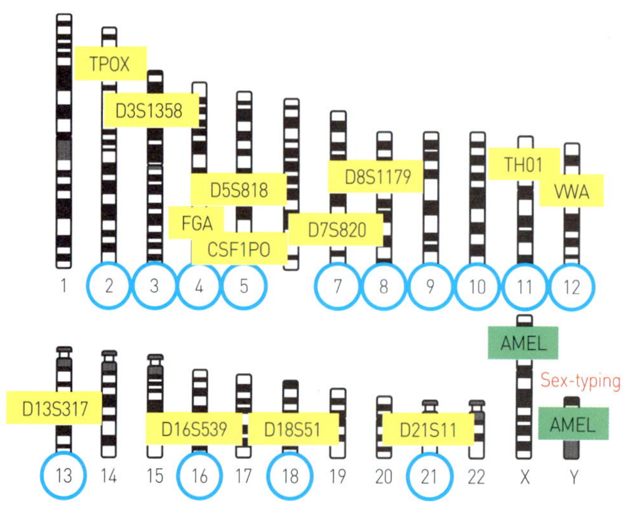

그림 15-4 FBI 13개 CODIS 표준 STR의 인간 염색체에서의 위치

표 15-1 20개 CODIS 표준 STR의 정보

STR유전자자리 마커	GenBank Accession No.	반복 염기서열 단위	대립 유전자수
CSF1PO	X14720	[AGAT]	5–16
D18S51	X91254/AP001534	[GAAA]	7–39.2
D3S1358	AC099539	[AGAT], [TCTA]	8–20
D21S11	M84567/AP000433	[TCTA], [TCTG]	24–38.2
D5S818	G08446/AC008512	[AGAT]	6–18
FGA	M64982	$[TTTC]_3TTTTTTCT[CTTT]_nCTCC[TTCC]_2$	12.2–51.2
D7S820	G08616/AC004848	[GATA]	5–16
TH01	D00269	[AATG]/[TCAT]	3–14
D8S1179	G08710/AF216671	[TATC]/[TCTA]	7–20
TPOX	M68651	[AATG]	4–16
D13S317	G09017/AL353628.2	[TATC]/[GATA]	5–17
vWA	M25858	[TCTA]/[AGAT]	10–25
D16S539	G07925/AC024591.3	[GATA]	5–15
D1S1656	G07820	$[TAGA]_n[TGA]_{0-1}[TAGA]_n[TAGG]_{0-1}[TG]_5$	9–21
D2S441	AC079112	[TCTA]	8–17
D2S1338	AC010135/G08202	$[TGCC]_n[TTCC]_n$	11–28
D10S1248	AL391869	$[GGAA]_n$	8–19
D12S391	G08921	$[AGAT]_{8-17}[AGAC]_{6-10}[AGAT]_{0-1}$	15–26
D19S433	G08036	$(AAGG)(AAAG)(AAGG)(TAGG)[AAGG]_n$	5.2–20
D22S1045	AL022314	$[ATT]_n$	8–20

① 범죄과학수사: 강력범죄(강간이나 살인 등)의 범인 색출을 위한 법의학적 개인식별에 주로 이용

② 민형사상 사건과 관련된 시료(정액, 혈흔, 모근세포, 타액 등)에서의 신원 확인

③ 친자 확인: 세대를 거쳐 유전되기 때문에 유전자 감식을 이용한 친자확인에 이용

1997년 미국 FBI에서 CODIS (Combined DNA Index System)에 입력하는 표준 13 STR marker를 제정하였다(그림 15-3, 그림 15-4). FBI는 2017년 1월 1일부로 7개를 추가하여 표준 20개 STR marker를 제정하였다(표 15-1). 각 STR marker에 서로 다른 형광색소를 달아 혼합하여 사용하며, 혼합물을 동시에 증폭시킴으로써 작업 효율을 현격히 증진시킨 간편하게 사용할 수 있는 상품화된 키트가 세계적으로 사용되고 있다.

(3) DNA의 증폭(다중 중합효소 연쇄반응, Multiplex-PCR)

① STR 10X buffer, 10X primer pair, $MgCl_2$와 dNTP를 녹여서 ice bath에 방치한다.

② 0.2 mL PCR tube 등을 준비한다.

③ Master mix 등을 준비한다(각 조당 샘플 3개 + positive control + negative control + 여유 2).

PCR master mix	volume per sample	x5	x7	x10
water	27.5 μL	137.5 μL	192.5 μL	275 μL
STR 10X buffer	5 μL	25 μL	35 μL	50 μL
$MgCl_2$	6 μL	30 μL	42 μL	60 μL
dNTP	4 μL	20 μL	28 μL	40 μL
primer 1 pair mix	2 μL(F+R)	10 μL	14 μL	20 μL
primer 2 pair mix	2 μL(F+R)	10 μL	14 μL	20 μL

PCR master mix	volume per sample	x5	x7	x10
primer 3 pair mix	2 μL(F+R)	10 μL	14 μL	20 μL
Taq polymerase(5U/μL)	0.5 μL	2.5 μL	3.5 μL	5 μL
total volume	49 μL	245 μL	343 μL	490 μL

④ Master mix 49 μL를 튜브에 넣는다. Ice bath에 방치한다.

⑤ DNA 1μL(1-5 ng)을 첨가한다(물에 녹아 있는 DNA 사용할 것).

⑥ positive control: K562 DNA 등을 사용한다.

⑦ negative control: D.W. 등을 사용한다.

⑧ 간단히 원심분리한다.

⑨ PCR 시행

PCR Step	Temperature	Time	Cycle
Initial Denaturation	96℃	5분	1 cycle
Denaturation	96℃	1분	30 cycles
Annealing	60℃	1분	
Extension	72℃	1분	
Final Extension	72℃	10분	1 cycle
Keeping	4℃	forever	1 cycle

두 개 이상의 DNA 지역을 동시에 다수의 primer set으로 한 튜브 안에서 시행하는 것을 다중 중합효소 연쇄반응(multiplex PCR)이라 한다. 길이를 다르게 하고 형광 프라이머를 사용하는 다중 증폭의 장점은

① 10개 이상의 marker에 대하여 동시에 검사가 가능하고,

② 각기 다른 형광 색소를 사용하여 서로 다른 STR이 같은 사이즈임에도 구분이 가능하며,

③ 시간과 비용을 현저히 절감할 수 있다는 점이다.

(4) 전기영동

① Urea-Polyacrylamide gel 만들기

■ 준비물

가. 40% acrylamide [acrylamide : bis-acrylamide(19 : 1)]

나. 10X TBE

다. 10% APS

라. Urea (stock 8M urea) MW 60.06 (DNA를 single strand로 변성시키기 위해서)

component	6% gel	6% gel(volume down)	final conc.
urea	31.5 g	4.2 g	
deionized water	40 mL	5.3 mL	
10X TBE buffer	3.75 mL	0.5 mL	0.5X
40% acrylamide	11.25 mL	1.5 mL	

component	6% gel	6% gel(volume down)	final conc.
TEMED	50 μL	6 μL	
10% APS	500 μL	50 μL	
total volume	75 mL	10 mL	

마. 1시간 동안 반응하여 젤 완성

② 전기영동 시행(6% 젤에서 100V로 3시간)

가. Pre-run: 1.5 Watt/cm, 약 10분

나. 샘플을 준비한다.

- 5 μL PCR sample과 5 μL STR 2X loading solution 을 섞는다.

다. Marker를 준비한다.

- 5 μL pGEM DNA marker과 5 μL STR 2X loading solution 을 섞는다.

라. Allelic ladder mix를 준비한다.

- 5 μL Allelic ladder와 5 μL STR 2X loading solution 을 섞는다.

마. 가볍게 원심분리한다.

바. Sample loading 전 95℃에서 2분간 반응시킨 후 ice bath에서 방치한다.

사. Well washing 후 loading(샘플 mixture 3 μL loading 할 것)한다.

- 1: ladder mix, 2~4: sample, 5: positive, 6: negative

아. Running: 6% gel에서 100 V(아래에서 dye가 약 2cm 남을 때까지)하에서 전기영동한다.

③ Silver stain(# Q4132)

가. Silver stain의 원리

$AgNO_3$가 용액에 녹아서 Ag^{2+}이 되고 이것은 DNA와 이온결합을 형성하고 있다가 formaldehyde와 반응하여 금속은 (Ag)으로 석출되어 은 특유의 색깔을 띠게 된다(염색의 원리는 산화–환원 반응이다).

나. Kit 구성성분

- 500 μL bind silane
- 20 g silver nitrate (10 × 2 g)
- 60 mL formaldehyde, 37% (20 × 3 mL)
- 10 mL sodium thiosulfate, 10 mg/mL (10 × 1 mL)
- 600 g sodium carbonate (10 × 60 g)

다. 준비물

a. Orbital shaker, stirrer, 100 mL beaker (2개), magnetic bar

b. 적당한 사이즈의 용기(유리가 좋음)

c. Fix/stop solution(10% acetic acid) 200 mL가 사용된다.

100 mL 용량	1 L 용량	2 L (2000 mL)용량
10 mL	100 mL	200 mL glacial acetic acid
90 mL	900 mL	1800 mL deionized water

d. staining solution

100 mL 용량	2000 mL 용량
0.1 g silver nitrate ($AgNO_3$)	2 g silver nitrate ($AgNO_3$)
150 μL 37% formaldehyde (H_2CO)	3 mL 37% formaldehyde
100 mL deionized water	2000 mL deionized water

e. developer solution

100 mL 용량	2000 mL 용량
150 μL 37% formaldehyde	3 mL 37% formaldehyde
20 μL 10 mg/mL sodium thiosulfate	400 μL 10 mg/mL sodium thiosulfate
100 mL dH_2O	2L dH_2O
3 g sodium carbonate	60 g sodium carbonate

※ 10 mg/mL sodium thiosulfate: 5 g sodium thiosulfate를 500 mL of D.W.에 넣어 녹인다.

라. 도은염색(Silver stain) 방법

도은염색의 기본 원리는 산화-환원 반응을 이용하는 것이다. 사용 시약 중 silver nitrate의 silver ion(+)은 DNA의 phosphodiester의 (−) charge 등에 붙어 있다가 환원되어 silver metal로 변화하는 과정에서 silver metal의 특유한 광택을 나타내게 된다. Silver ion이 환원되어 silver metal로 되기 위해서는 상대적으로 무엇인가 산화되는 물질이 있어야 되는데, 사용 시약 중 formalin에 들어 있는 formaldehyde가 formic acid로 산화되게 되며 같이 들어가는 여러 가지 시약들이 산화-환원 반응이 일어나도록 환경을 만들어준다.

a. Fix/stop solution 20분
b. dH_2O(증류수) 2분 × 3회
c. Staining solution 30분(25분 + 5분)
d. 25분쯤 지났을 때 developer solution 준비한다.
e. dH_2O(증류수) 10초(최대 20초 이상 넘기지 말 것)
f. Developer solution band가 보일 때까지(최대 5분정도)
g. Fix/stop solution 5분(fix/stop 용액을 위의 용액에 바로 넣을 것)
h. dH_2O 2분

마. Ethidium bromide(EtBr) stain 방법

a. EtBr은 자외선을 받아 가시광선으로 파장을 변화시키는 일종의 형광물질로써 푸른 빛 계통의 짧은 파장의 빛을 붉은 빛 계통의 긴 파장의 빛으로 바꾸어 내보낸다.
b. EtBr은 이중나선의 DNA에 부착되는 성질을 가지고 있다.

※ 주의: Ethidium bromide는 강력한 발암물질이고 독성을 지니므로 이 염색액을 다룰 때에는 반드시 비닐장갑을 사용한다. 사용 후에 이 용액은 정화한 후 버려야 한다.

(5) 판독 결과

① 일치(match)

- 두 가지 기원의 유전형 비교에서 피크가 일치할 경우

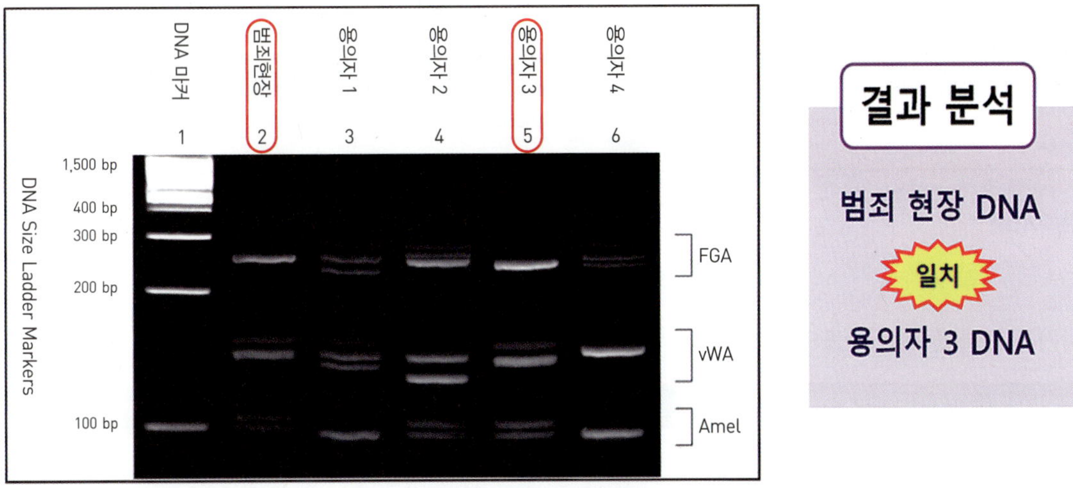

그림 15-5 범죄 용의자 판별. 용의자 1, 2, 4는 범죄 현장 증거물에서 추출한 DNA와 유전자 프로필이 불일치하므로 범죄 용의자에서 배제할 수 있고, 3번이 일치하므로 범죄 현장 DNA와 관련되어 있음을 배제할 수 없다.

- 밴드 위치가 동일한 경우
- 성염색체를 제외한 총 13개의 STR 유전자 marker를 분석하여 13개 유전자형이 모두 일치할 경우 친자관계 성립

② 불일치(exclusion)

- 두 가지 기원의 유전형 비교에서 피크가 불일치할 경우
- 총 13개의 유전자형 중 3개 이상 불일치 할 경우 친자관계가 성립하지 않는 것으로 판정

③ 판독불가(inconclusive)

- 결론을 내기에 정보가 불충분하거나 분석가 사이에 이견이 존재할 경우
- 총 13개의 유전자형 중, 1~2개가 불일치 할 경우 돌연변이에 의한 가능성을 배제할 수 없으므로 추가적인 유전자 검사 필요

3) 3종 STR marker primer sets을 이용한 간편 실험

(1) 3종 STR marker primer sets

STR Locus	Chromosomal Position	GenBank Accession	Primer Sequence (5'—>3')
CSF1PO	5q33.3–q34	X14720	5'–AACCTGAGTCTGCCAAGGACTAGC–3' 5'–TTCCACACACCACTGGCCATCTTC–3'
TH01	11p15–15.5	D00269	5'–GTGGGCTGAAAAGCTCCCGATTAT–3' 5'–ATTCAAAGGGTATCTGGGCTCTGG–3'
TPOX	2p23–2pter	M68651	5'–ACTGGCACAGAACAGGCACTTAGG–3' 5'–GGAGGAACTGGGAACCACACAGGT–3'

(2) CSF1PO marker 정보

Other Names	Chromosomal Location	GenBank Accession
CSF	5q33.3–34; human c-fms proto-oncogene for CSF-1 receptor gene	X14720; has 12 repeats

① 반복서열

[TAGA]

② 대립 유전자별 PCR 산물의 크기

Allele (Repeat #)	PCR Product Sizes	Allele (Repeat #)	PCR Product Sizes
6	291 bp	11	311 bp
7	295 bp	12	315 bp
8	299 bp	12.1	316 bp
9	303 bp	13	319 bp
9.1	302 bp	14	323 bp
10	307 bp	15	327 bp
10.1	308 bp	16	331bp
10.3	310 bp		

(3) TH01 marker 정보

Other Names	Chromosomal Location	GenBank Accession
HUMTH01, TC11 UniSTS: 240639	11p15.5; intron 1 of human tyrosine hydroxylase gene Chr 11; 2.149 Mb (May 2004, NCBI build 35)	D00269; has 9 repeat units

① 반복서열

[TCAT]

② 대립 유전자별 PCR 산물의 크기

Allele(Repeat #)	PCR Product Sizes	Allele(Repeat #)	PCR Product Sizes
3	171 bp	8.3	194 bp
4	175 bp	9	195 bp
5	179 bp	9.1	196 bp
5.3	182 bp	9.3	198 bp
6	183 bp	10	199 bp
6.1	184 bp	10.3	202 bp
6.3	186 bp	11	203 bp
7	187 bp	12	207 bp
7.1	188 bp	13.3	214 bp
7.3	190 bp	14	215 bp
8	191 bp		

(4) TPOX marker 정보

Other Names	Chromosomal Location	GenBank Accession
hTPO, TPO UniSTS: 240638	2p25.3; intron 10 of human thyroid peroxidase gene Chr 2; 1.472 Mb(May 2004, NCBI build 35)	M68651; has 11 repeats

① 반복서열

[GAAT]

② 대립 유전자별 PCR 산물의 크기

Allele (Repeat #)	PCR Product Sizes	Allele (Repeat #)	PCR Product Sizes
4	216 bp	10.3	243 bp
5	220 bp	11	244 bp
6	224 bp	12	248 bp
7	228 bp	13	252 bp
7.3	231 bp	13.1	253 bp
8	232 bp	14	256 bp
9	236 bp	15	260 bp
10	240 bp	16	264 bp
10.1	241 bp		

(5) 실험절차

① Genomic DNA extraction

② PCR (multiplex PCR; CSF1PO, THO1, TPOX)

③ 모세관 전기영동

④ 데이터 분석

가. DNA 추출

전혈에서 DNA를 추출한다.

나. Tm values of STR primers

primers	Tm(℃)
CSF1POF (5'–AACCTGAGTCTGCCAAGGACTAGC–3')	63
CSF1POR (5'–TTCCACACACCACTGGCCATCTTC–3')	68
TH01F (5'–GTGGGCTGAAAAGCTCCCGATTAT–3')	66
TH01R (5'–ATTCAAAGGGTATCTGGGCTCTGG–3')	64
TPOXF (5'–ACTGGCACAGAACAGGCACTTAGG–3')	64
TPOXR (5'–GGAGGAACTGGGAACCACACAGGT–3')	67

다. STR 3종 PCR 반응에서 최적 $MgCl_2$ 농도

20 mM 농도로 6 μL/50 μL이 최적임

라. STR 3종 PCR 반응액 준비

구성물	1 × reaction(μL)	5 × master mix(μL)
Genomic DNA	1	5
10XBuffer	5	25
STR PrimerF (3종)	3(=1+1+1)	15(=5+5+5)
STR PrimerR (3종)	3(=1+1+1)	15(=5+5+5)
$MgCl_2$	6	30
dNTP	4	20
H_2O	27.5	137.5
Taq	0.5	2.5
Total	50	245

* Primer 3종 sets: CSF1PO + TH01 + TPOX

마. STR multiplex PCR 수행

PCR steps	Temp(℃)	Time(mins)	Cycle 수
Initial Denaturation	96	5	1
Denaturation	95	1	30
Annealing	60	1	
Extension	72	1	
Final extension	72	10	1
저온보관	4	∞	1

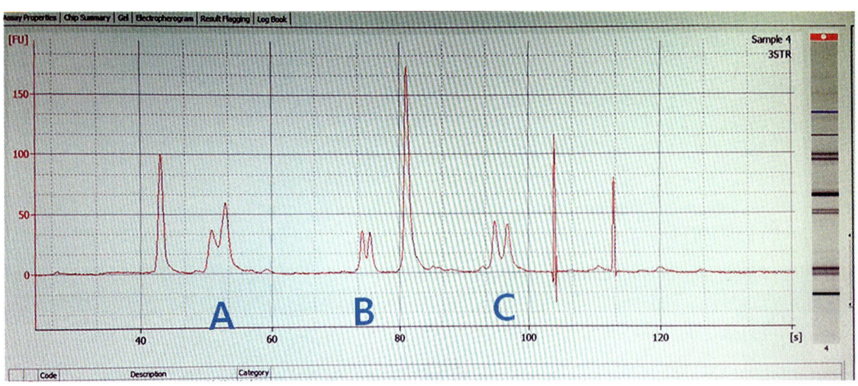

그림 15-6 STR-PCR 후 모세관 전기영동 결과 A: TH01 marker 증폭산물 2개(171~215 bp), B: TPOX marker 증폭산물 2개(215~264 bp), C: CSF1PO marker 증폭산물 2개(291~331 bp)

4) 기술적 고찰

인간을 구성하는 약 30억 염기쌍의 DNA 상에는 단백질을 만드는 'coding region' 외에 특정한 기능을 갖지 않는 'non-coding region'이 존재한다. Non-coding 부위의 DNA는 개인별로 염기서열에 조금씩 차이가 있으며, 이를 이용해 같은 종(species) 내에서도 개체 식별(individual identification)이 가능하다.

인간 게놈은 부모로부터 자식으로 유전되는데, 정자 혹은 난자를 만드는 과정에서 멘델의 고전적인 유전법칙에 따라 염색체의 50%가 자식으로 전해지게 된다. 미토콘드리아는 오직 어머니 난자의 세포질을 통해 아들 혹은 딸로 전달(모계유전)되며, Y 염색체는 오직 아버지에서 아들에게로만 전달된다.

유전자감식이 개인 식별의 가장 막강한 수단이 될 수 있었던 이유는 DNA 분자의 다음과 같은 특징들 때문이다.

① DNA의 높은 식별력(discrimination) - 일란성 쌍둥이를 제외한 모든 사람은 서로 다른 유전정보를 갖고 있다.

② 유전적 연속성(genetic continuity) - 부모로부터 물려받은 DNA는 태어나서 죽을 때까지 변함없이 유지되며, 우리 몸을 구성하는 어떤 종류의 세포 속에도 동일한 DNA가 들어 있다.

③ 높은 민감성(sensitivity) - 매우 소량의 증거물 속에도 DNA 분석에 충분한 양의 DNA가 들어 있다.

④ 안정성(stability) - 이중나선 구조의 DNA 분자는 매우 안정하여 극심한 환경에 노출되었던 증거물에서도 분석이 가능한 경우가 많다.

2. ABO 혈액형 분자유전적 검사

1) 검사의 배경

(1) ABO 혈액형(ABO blood type)

혈액형의 종류에는 조사 방법에 따라서 ABO식 혈액형, Rh식 혈액형, MN식 혈액형 등이 있는데, 이들 중 수혈할 때 응집 반응과 관계가 있는 혈액형은 ABO식 혈액형과 Rh식 혈액형이다. ABO식 혈액형은 1900년 란트슈타이너(Landsteiner, K.)가 발견하였다. 즉, 서로 다른 사람의 혈액을 섞으면 적혈구들이 서로 엉겨서 응집 반응이 나타나는 경우가 있는데 이것은 일종의 항원 항체 반응으로, 항원인 응집원과 항체인 응집소의 성분이 사람들마다 다르기 때문에 나타난다. 란트슈타이너는 응집원 중 A만을 가진 사람을 A형, B만을 가진 사람을 B형, A와 B 모두 지닌 사람을 AB형, 응집원이 없는 사람을 O형이라 분류하였다.

일반적으로 유전자의 대립형질은 오직 2개, 즉 우성 1개와 열성 1개로 이루어진다. 그러나 ABO식 혈액형의 경우처럼 대립하는 유전자형이 3가지인 경우가 있다. 이때 A형과 B형 유전자는 모두 O유전자에 대해 우성으로 작용한다. 이를 복대립 유전이라 부른다. A형(AO)과 B형(BO)이 결합하면 자식은 AB형, A형(AO), B형(BO), O형(OO) 4가지 형태로 태어난다. 여기에서도 A와 B는 모두 O에 대해 우성이므로 공동 우성으로 설명할 수 있다.

ABO blood typing(혈액형 검사)은 적혈구가 가지는 표현형(항원) 검사이며, 항혈청에 대한 적혈구의 응집 반응과 항체에 감작된 입자를 응집시키는 혈청의 결과로 얻어진다. ABO genotyping(유전형 검사)는 질병과 연관된 질환 검사는 아니지만 수혈과 연관되어 있기에 매우 중요하다. 일반적으로는 항체와 감작 적혈구의 상호작용으로 혈액형을 판단할 수 있지만 일부의 경우에 특이한 응집(항체)반응을 보이는 경우가 있기 때문에, 이러한 경우에 있어서는 수혈 부작용을 초래한다. 이러한 수혈 부작용은 연관된 항원의 변이로 인한 특이 항체의 발현 때문인 것으로 추정된다.

ABO식 혈액형은 적혈구 표면에 항원이 나타나면서 발현된다. 이 항원은 단백질 위에 탄수화물 가지가 붙은 당단백질로 구성되어 있는데, 이 구조는 단백질 위에 글루코오스, 갈락토오스, N-아세틸글루코사민, N-아세틸갈락토사민 이라는 4가지 당이 부착된 형태이다. 이 상태로 발현된다면 O형을 나타나게 되는 것이고 이 형태에 추가적으로 N-아세틸글루코사민이 붙어 있다면 A형, 갈락토오스가 추가적으로 붙어 있다면 B형이 나타나게 되는 것이다. ABO혈액형을 판단하기 위해, 검사 대상자의 적혈구에 어떠한 항원이 있는지를 확인하는 방법으로는 혈구형 검사, 또는 혈청에 어떠한 항체가 존재하는지 확인하는 혈청형 검사가 있다. 하지만 이러한 검사 방법에는 cis-AB형이나 봄베이 O형의 경우는 그 결과를 정확히 판단할 수 없다.

(2) ABO 유전자 검사

ABO 혈액형은 수혈의학과 이식면역학에서 가장 중요한 혈액형 체계이다. ABO 유전자의 염기서열은 1990년에 야마모토 박사 연구팀에 의해 처음 알려졌으며, 이후 150개 이상의 대립유전자가 발견되었다. ABO 유전자에 의해 생성된 각각의 효소를 통해서 ABO 혈액형이 결정된다. A 대립유전자에 의해 생성된 효소는 N-acetyl-galactosamine을 H 항원에 붙여서 A 항원을 만들며, B 대립유전자에 의해 생성된 효소는 갈락토오스를 H 항원에 붙여서 B 항원을 만든다. 한편, O 대립유전자는 활성형 효소를 생성하지 못한다. ABO 유전자는 9번 염색체 장완 9q34에 위치하며, cDNA는 7개의 엑손으로 구성되어 있고 엑손 6과 엑손 7이 전체 염기서열의 77%를 차지한다. A 대립유전자와 B 대립유전자는 7개의 염기(297, 526, 657, 703, 796, 803, 930)에서 차이를 보인다. 이 중 4개의 염기(526, 703, 796, 803)의 차이가 아미노산의 변화를 일으켜 효소의 특이성과 활성에 영향을 미친다. O 대립유전자는 261번 염기의 결실로 인해 117개의 아미노산으로 이루어진 비활성형 효소를 생성하여 A 또는 B 항원을 만들지 못한다. 동양인에서는 아직까지 발견되지 않았으나 서양인에서는 흔히 발견되는 O^2 대립유전자의 경우에는 다른 O 대립유전자와는 달리 261번 염기의 결실이 없는 대신에 다른 몇몇 부위의 염기치환이 있다. 354개 아미노산을 code하며 1,065개의 염기(엑손 만)로 구성된다. 이 유전자의 산물은 UDP-N-acetylgalactose transferase라 하며, 골지체막효소이다.

ABO 검사법의 특징은 A 및 B 대립유전자에 각각 특이하게 결합하는 primer를 이용하여(ASPCR; Allele Specific Polymerase Chain Reaction) 두 개의 대립유전자를 분리 증폭하고 이를 각각 돌연변이 자리의 sequence을 인지하는 제한효소(restriction enzyme)로 처리하여 각각의 대립유전자의 주요 위치의 sequence가 A형인지 B형인지를 밝혀내는 방법이다. A 대립 유전자 primer(A-R)와 B 대립유전자 primer(B-R)는 3′-terminal에 하나의 base(nt803에 해당)만 다를 뿐 나머지는 같은 sequence이기 때문에 A-R primer는 A 대립유전자와만 결합하고, B 대립유전자와는 결합하지 않도록 PCR 조건을 정확히 조절한다.

(3) ABO 유전자의 대립유전자별 특이 염기서열

검사의 대상이 되는 6곳의 sequence가 각 대립유전자별로 차이가 있다(표 15-2). 같은 위치를 제한효소로 처리하면 각 base의 위치에 다른 염기가 치환된 몇 가지 변이형을 함께 검출할 수 있는데 A^{leu}, O^A, O^2 등이 함께 조사된다. 이외의 많은 다른 subtype은 이 primer 세트로는 검사가 불가능하다.

표 15-2에서 보는 것과 같이 A^{Pro} genotype이 wild type(야생형)이며 돌연변이되어 몇 가지 다른 대립 유전자가 생겼다고 생각한다. nt467의 염기가 cytosine이면 그곳에 proline 아미노산이 만들어지고 thymine이면 leucine 아미노산이 만들어지기 때문에 A 유전형을 A^{Pro}와 A^{Leu}으로 부른다. cis-AB 유전형은 nt467의 염기가 A^{Leu}형이다. cis-AB의 특징은 대부분의 염기서열이 A^{Leu} 유전형이지만 nt803에서만 B형이다. 즉, A^{Leu} 유전형의 점돌연변이의 형태임에도 불구하고 표현된 단백질의 항원성은 항-A 및 항-B 모두와 반응하는 성질을 보인다.

(4) Genotype

ABO 혈액형의 genotype은 기본적으로 3개의 대립유전자 A, B, O가 존재하기 때문에 A/A형, A/O형, A/B형, BB형, B/O형, O/O형으로 표현할 수 있다. 한국인에서는 cis-AB/O형, cis-AB/A형, cis-AB/B형의 출현빈도가 많다.

표 15-2 대립유전자별 특이 염기서열

Alleles	nt261	nt467	nt526	nt703	nt796	nt803
A^{Pro}	G	C[A^{Pro}]*	C[A]	G[A]	C[A]	G[A]
A^{Leu}	G	T[A^{Leu}]	C[A]	G[A]	C[A]	G[A]
B	G	C[B]	G[B]	A[B]	A[B]	C[B]
O	delection	C[A^{Pro}]	C[A]	G[A]	C[A]	G[A]
O^2	G	C[A^{Pro}]	G[B]	G[A]	C[A]	G[A]
cis-AB	G	T[A^{Leu}]	C[A]	G[A]	C[A]	C[B]

*A genotype을 대표하는 염기는 [A]로, B genotype을 대표하는 염기는 [B]로 나타내었다.

표 15-3 제한효소와 ABO 유전자의 중요 위치에서의 활성

ABO 유전자 내 위치	nt261	nt467	nt526	nt703	nt796	nt803
제한효소	*BstE* II	*Pvu* II	*BssH* II	*Alu* I	*Mva* I	
인지서열	G^GT**N**ACC	CAG^C**T**G	G^**C**GCGC	**A**G^CT	C**C**^WGC	
A 유전형	G[cut]	C[uncut]	C[cut]	G[uncut]	C[cut]	A PCR +
B 유전형	del[uncut]	C[uncut]	G[uncut]	A[cut]	A[uncut]	B PCR +
cis-AB	G[cut]	T[cut]	C[cut]	G[uncut]	C[cut]	B PCR +

(5) ABO 유전자 내 위치의 염기와 사용하는 제한효소

표 15-3에 사용하는 제한효소의 인지서열(recognition site)과 각 염기의 변화에 따른 제한효소의 digestion 기전을 표시하였다. 특이한 사항은 cis-AB 유전자가 B 대립유전자에 특이적 관계인 PCR 산물을 제한효소로 처리하였을 때 A 대립유전자인 것처럼 각 제한효소에 의하여 digestion 된다는 것이다.

굵은 글씨로 밑줄이 표시된 base가 각 숫자의 base이다. N으로 표시된 부분은 A, T, G, C 4가지의 base 중 어떤 base가 있든지 활성을 나타낸다는 의미이다. W로 표시된 부분은 A 혹은 T 염기가 있으면 제한효소가 인지한다는 의미이며 즉, 수소 결합력이 약한 염기들이라는 의미이다. ^로 표시된 부분은 제한효소에 의하여 digestion 되는 자리를 표시한 것이다.

(6) ABO 유전자의 염기서열 및 제한효소자리

인간의 ABO 유전자의 cDNA 염기서열은 다음과 같다. 돌연변이가 있는 각 부위(261, 297, 467, 526, 657, 703, 796, 803, 930 번)를 주목해 보라.

```
Homo sapiens ABO blood group
(transferase A, alpha 1-3-N-acetylgalactosaminyltransferase;
transferase B, alpha 1-3-galactosyltransferase),
mRNA(cDNA clone)

       1 atggccgagg tgttgcggac gctggccgga aaaccaaaat gccacgcact tcgacctatg
      61 atccttttcc taataatgct tgtcttggtc ttgtttggtt acggggtcct aagccccaga
     121 agtctaatgc caggaagcct ggaacggggg ttctgcatgg ctgttaggga acctgaccat
     181 ctgcagcgcg tctcgttgcc aaggatggtc tacccccagc caaaggtgct gacaccgtgt
     241 aggaaggatg tcctcgtggt gaccccttgg ctggctccca ttgtctggga gggcacgttc
     301 aacatcgaca tcctcaacga gcagttcagg ctccagaaca ccaccattgg gttaactgtg
     361 tttgccatca agaaatacgt ggctttcctg aagctgttcc tggagacggc ggagaagcac
     421 ttcatggtgg gccaccgtgt ccactactat gtcttcaccg accagccggc cgcggtgccc
     481 cgcgtgacgc tggggaccgg tcggcagctg tcagtgctgg aggtgggcgc ctacaagcgc
     541 tggcaggacg tgtccatgcg ccgcatggag atgatcagtg acttctgcga gcggcgcttc
     601 ctcagcgagg tggattacct ggtgtgcgtg gacgtggaca tggagttccg cgaccatgtg
     661 ggcgtggaga tcctgactcc gctgttcggc accctgcacc ccagcttcta cggaagcagc
     721 cgggaggcct tcacctacga gcgccggccc cagtcccagg cctacatccc caaggacgag
     781 ggcgatttct actacatggg ggcgttcttc gggggtcgg tgcaagaggt gcagcggctc
     841 accagggcct gccaccaggc catgatggtc gaccaggcca acggcatcga ggccgtgtgg
     901 cacgacgaga gccacctgaa caagtaccta ctgcgccaca aacccaccaa ggtgctctcc
     961 cccgagtact tgtgggacca acagctgctg ggctggcccg ccgtcctgag gaagctgagg
    1021 ttcactgcgg tgcccaagaa ccaccaggcg gtccggaacc cgtga
```

각 돌연변이 부위에서 각기 다른 제한효소가 인식하고 절단하는 예는 다음 그림과 같다. 이러한 차이를 바탕으로 PCR-RFLP 방법을 적용시킬 수 있다.

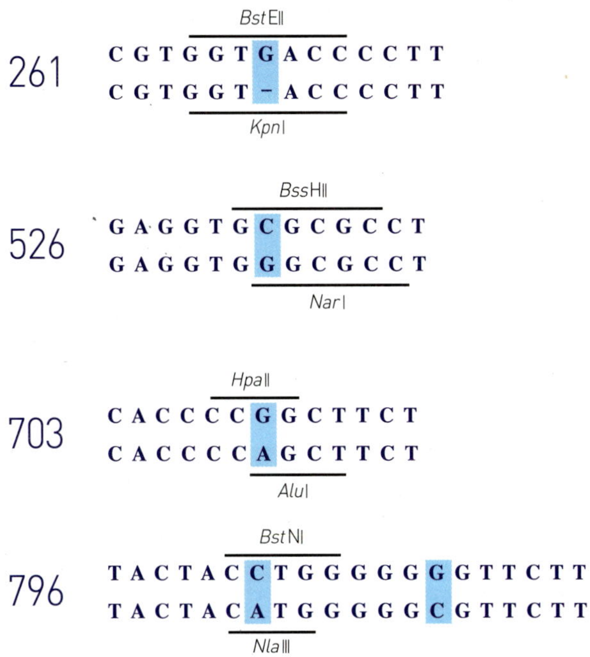

2) 검사방법

(1) 검체

• 검체 종류: EDTA 전혈

(2) 시약

① PCR Core Kit 및 관련 시약

② Restriction Enzyme(*Bss*HII, *Alu*I, *Mva*I, *Bst*EII, *Pvu*II)

③ Primer Design

```
• AB-F  : 5'-TTCTggAgACggCggAgAAgCA-3'
• B-R   : 5'-ACCgACCCCCCgAAgAACg-3'
• A-R   : 5'-ACCgACCCCCCgAAgAACC-3'
• O-F   : 5'-AgAAgCTgAgTggAgTTCCAggTg-3'
• O-R   : 5'-TgATggCAAACACAgTTAACCC-3'
```

(3) 검사순서

① 검체처리 및 DNA 분리

② PCR 과정

가. 반응준비: 각 검체당 다음 3가지 PCR을 검사하기 위한 tube를 준비.

- Primer AB-F/A-R을 이용한 PCR: 검체 DNA, AB형, BB형 대조 DNA
- Primer AB-F/B-R을 이용한 PCR: 검체 DNA, AB형, AA형 대조 DNA
- Primer O-F/O-R을 이용한 PCR: 검체 DNA, AB형, OO형 대조 DNA

나. PCR mixture: 검체와 대조를 함께 준비.

조성성분	혼합량
10× 완충액(BM)	5 μL
2.5 mM dNTP	4 μL
조성성분	혼합량
20 pmol/*μL* primer F	1 μL (AB-F 혹은 O-F)
20 pmol/*μL* primer R	1 μL (A-R 혹은 B-R 혹은 O-R)
Taq DNA polymerase (5 U/*μL*)	0.25 μL
20mM $MgCl_2$	2-4 μL (ABF/AR 혹은 ABF/BR 경우: 4 μL)(OF/OR 경우: 2 μL)
검체 DNA	1~5 μL
ddH_2O	to 50 μL

PCR Cycling	온도	시간
Pre-denaturation	94℃	5 min
PCR cycles (30X)	Denaturation 94℃ Primer annealing 60℃ Extension 72℃	1 min 1 min 1 min
Final extension	72℃	7 min
Storage	4℃	∞

Ta (anneal temp.) = AB-F/A-R or B-R; 63°C, O-F/O-R; 62°C

(4) 전기영동: 2% agarose gel에서 확인

PCR \ Genotype	AA	AO	BB	BO	AB	O
AB-F/A-R	424	424	negative	424	424	424
AB-F/B-R	negative	negative	424	424	424	negative
O-F/R	231	231	231	231	231	231

(5) 제한효소 처리

① 각 PCR 산물을 아래의 조건으로 제한효소 처리

PCR \ Position	nt261	nt467	nt526	nt703	nt796
AB-F/A-R		*Pvu*II	*Bss*H II	*Alu*I	*Mva*I
AB-F/B-R		*Pvu*II	*Bss*H II	*Alu*I	*Mva*I
O-F/O-R	*Bst*E II				

② 다음과 같이 반응액을 혼합하여 지정된 온도로 16~18시간 반응.

반응액 조성	분량
• PCR product	5 μL
• 10x buffer	1 μL
• restriction enzyme	1 μL
• H_2O	3 μL

*Bst*E II	*Pvu* II	*Bss*H II	*Alu*I	*Mva*I
60℃	37℃	50℃	37℃	60℃

***효소 사용상 주의사항**

- *Bss*H II는 고가로서 10 U/μL 농도로 총량이 100 U/tube뿐이므로 희석해서 사용
- *Alu* I은 3 U/μL 농도로 총량이 500 U/tube임
- 기타 효소는 10U/μL 농도로 총량이 2,000U/tube임

(6) NuSieve 3:1 gel electrophoresis

NuSieve Agarose: 일반적인 아가로스는 3% 이상의 농도로 제조되었을 때 전기영동 중에 많은 열이 발생하기 때문에 해상력이 좋지 않다. 이를 개선하기 위하여 저융점 아가로스(low melting 아가로스)와 적절하게 섞어서 사용하기 시작하였으며 이를 상품화한 것이 NuSieve 3:1 아가로스이다. 저융점 아가로스는 실온에 방치하여도 잘 굳지 않기 때문에 실온으로 온도가 내려가면 냉장고에 옮겨서 완전히 굳힌 후 사용해야 한다. 이 agarose gel은 매우 접착력이 강해서 comb을 제거하다가 well의 바닥이 함께 제거되면 검체가 샐 수 있기 때문에 반드시 완충액에 담근 상태에서 comb를 제거해야 한다.

① 3~4% NuSieve 3:1 gel을 0.5X TBE buffer로 만들어 각 PCR 산물을 전기영동한다.

② 예상 Data;( )는 heterozygote일 때 동시에 나타나는 band

RE	PCR prod.	Position	Cut?	예상 크기	대상 Allele
*Bat*EII	OF/OR	nt261	uncut	231(+ 120 + 111)	O
		nt261	cut	120 + 111	others
*Pvu*II	ABF/AR	nt467	cut	314(+ 110) + 68 + 42	A^{leu}
		nt467	uncut	314 + 110	others

<table>
<tr><th>RE</th><th>PCR prod.</th><th>Position</th><th>Cut?</th><th>예상 크기</th><th>대상 Allele</th></tr>
<tr><td rowspan="3">BssHI</td><td rowspan="3">AB-F/B-R
AB-F/A-R</td><td>nt526</td><td>uncut</td><td>424</td><td>B</td></tr>
<tr><td>nt526</td><td>uncut</td><td>424(+ 296+ 128)</td><td>O^2</td></tr>
<tr><td>nt526</td><td>cut</td><td>296 + 128</td><td>others</td></tr>
<tr><td rowspan="3">AluI</td><td>AB-F/B-R</td><td>nt703</td><td>cut</td><td>197 + 117 + 110</td><td>B</td></tr>
<tr><td rowspan="2">AB-F/A-R</td><td>nt467</td><td>cut</td><td>314(+ 110) + 68 + 42</td><td>A^{leu}</td></tr>
<tr><td>nt703
nt467</td><td>uncut</td><td>314 + 110</td><td>others</td></tr>
<tr><td rowspan="2">MvaI</td><td rowspan="2">AB-F/B-R
AB-F/A-R</td><td>nt796</td><td>uncut</td><td>222 + 138 + 64</td><td>B</td></tr>
<tr><td>nt796</td><td>cut</td><td>222 + 138 + 39 + 25</td><td>others</td></tr>
</table>

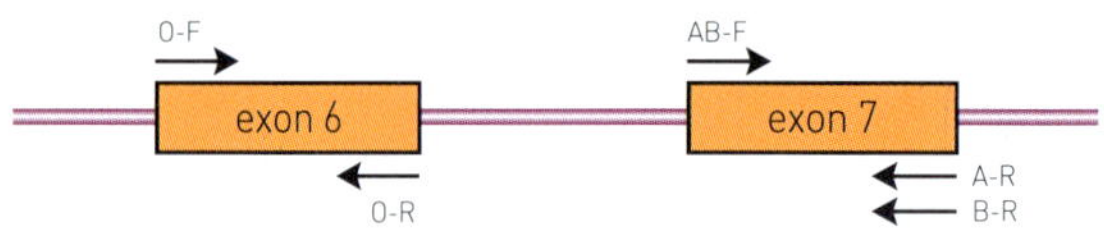

그림 15-7 ABO 혈액형 gene의 일부 구조와 primer annealing position

3) 검사의 기술적 고찰

Yamamoto 등에 의해 ABO 혈액형의 유전자 구조가 밝혀진 후 이를 바탕으로 많은 ABO 혈액형 유전형 검사법 즉, PCR-RFLP법, PCR-DGGE (denaturing gradient gel eletrophoresis)법, ASPCR법, PCR-SSO (sequence specific oligonucleotide)법, single-stranded conformational polymorphism (PCR-SSCP)법 및 PCR-SEQ (direct sequencing)법 등이 소개되었다. 이들 검사법들 중 가장 널리 사용되고 있는 것은 PCR-RFLP법과 ASPCR법인데, 이는 주로 O allele는 exon 6의 261번째 염기의 G 결손이 존재하며, B allele는 A나 O allele와는 달리 exon 7의 526, 703, 796번째 염기서열이 순서적으로 G, A, A란 점을 활용하여 개발되었다. 제한효소로 PCR 증폭산물과 같이 작은 크기의 DNA를 소화할 때는 그의 분석이 매우 중요하다. 분자 크기를 추정할 매우 좁은 범위의 표준 DNA를 사용해야 한다. 상품으로 100 bp ladder나 123 bp ladder가 사용하기 좋으며 이보다 작은 크기를 비교하고자 할 때는 50 bp ladder가 효과적이다. 이러한 ladder를 사용할 때는 충분한 양을 loading하여 가장 작은 크기의 밴드가 확연히 보이도록 해야 한다. 이 밴드가 ladder의 시작점이기 때문이다.

본 장에 기술된 실험에서는 ABO 유전형검사를 위해 AS-PCR법과 PCR-RFLP법이 활용되었으며 일부 검체는 ABO 유전자의 exon 6과 7의 직접 염기서열분석법이 활용되었다. 이러한 방법에 의한 ABO 유전형은 혈청학적 방법으로 해결할 수 없었던 ABO 혈액형을 정확히 분류할 수 있어 유용하다.

4) 실험결과 예시

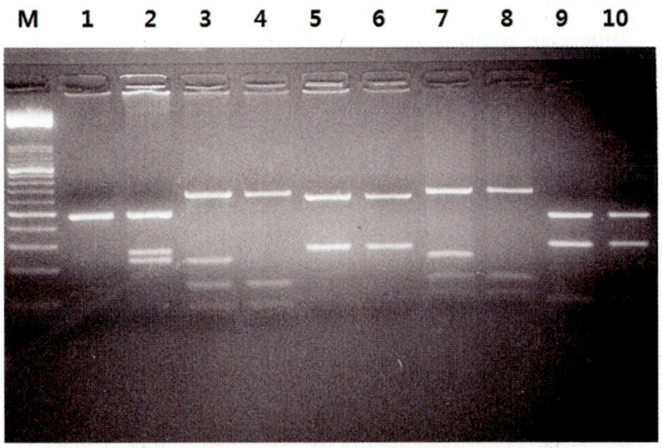

Patient: O/O

M: Marker
Lane 1: BstE II, patient
Lane 2: BstE II, control A/O
Lane 3: Pvu II, patient
Lane 4: Pvu II, control A/B
Lane 5: BssH II, patient
Lane 6: BssH II, control A/B
Lane 7: Alu I, patient
Lane 8: Alu I, control A/B
Lane 9: Mva I, patient
Lane 10: Mva I, control A/B

그림 15-8 혈액형 O/O인 환자의 PCR-RFLP 결과

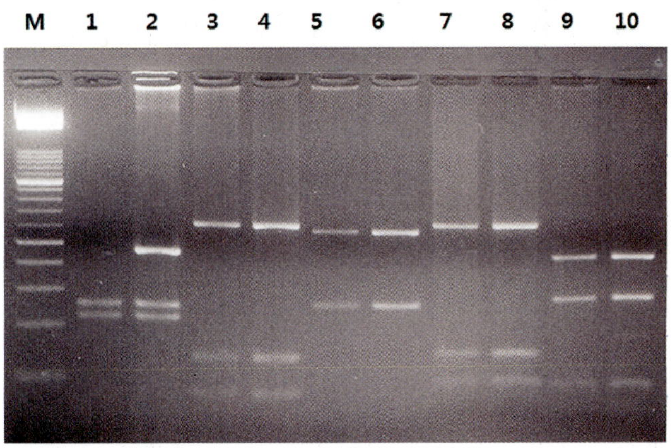

Patient: A/A

M: Marker
Lane 1: BstE II, patient
Lane 2: BstE II, control A/O
Lane 3: Pvu II, patient
Lane 4: Pvu II, control A/A
Lane 5: BssH II, patient
Lane 6: BssH II, control A/A
Lane 7: Alu I, patient
Lane 8: Alu I, control A/A
Lane 9: Mva I, patient
Lane 10: Mva I, control A/A

그림 15-9 혈액형 A/A인 환자의 PCR-RFLP 결과

참고문헌

- 과학수사실무교재, 국립과학수사연구소(원), 2007, p48-69.
- Forensic Science: From the Crime Scene to the Crime Lab, Richard Saferstein. 2007.
- Crime Scene Investigator PCR Basics™ Kit, explorer.Bio-rad.com
- Building microbial forensics as a response to bioterroism. Budowle, B. et al. Science. 2007. 301: 1852-1853.
- Microbial forensics: the next forensic challenge. Budowle, B. et al. Int J Legal Med. 2005. 119: 317-330.
- Forensic identification using skin bacterial communites. Fierer N. et al. PNAS. 2010. 107(14): 6477-6481.
- 국립과학수사연구원: https: //www.nfs.go.kr/
- FBI 홈페이지: https: //www.fbi.gov/homepage.htm/
- 미국 법과학 학회: https: //www.aafs.org/
- Yamamoto F, Clausen H, White T, Marken J, Hakomori S. Molecular genetic basis of the histo-blood group ABO system. Nature 1990; 345:229-33.
- 대한진단검사의학회지 제26권 제5호 2006 Korean J Lab Med 2006;26:374-9 “한국인에서 8가지 ABO 대립유전자의 빈도 분석”
- 대한진단검사의학회지 제29권 제3호 2009 Korean J Lab Med 2009;29:231-7 “DNA 정제 없이 전혈을 사용한 빠른 ABO 유전형 검사”
- 대한진단검사의학회지: 제25권 제2호 2005 Korean J Lab Med 2005; 25: 123-8 “대립유전자특이중합효소연쇄반응법에 의한 간편한 ABO 유전형 검사”

실습 결과 보고서

학과		반		실험 조	
성명		학번		실습일자	

1. Title(실습 주제):

2. Objectives(실습 목적):

3. Instruments and equipments(기구 및 장비):

4. Materials and reagents(재료 및 시약):

5. Methods(실습 방법):

6. Observation and results(관찰 및 결과): 별지 사용

7. Discussion(토론): 별지 사용

8. References(참고문헌): 별지 사용

• 이해도 확인 문제 •

1. 법의학적 유전자감식에서 인간 게놈 중 STR 서열이 특별히 선호되는 이유는 무엇인가?

2. STR 분석에서 아가로스 전기영동을 쓰지 않고 모세관 전기영동을 사용하는 이유를 설명하라.

3. 본 실습에서 다중 중합효소 연쇄반응(Multiplex PCR)을 진행하였는데, 이것의 장점을 서술하라.

4. PCR-RFLP에서 전기영동 후에 나타나는 산물의 크기 차이는 무엇을 의미하는가?

5. PCR-RFLP에서 제한효소는 어떻게 선택하여야 하겠는가?

6. 교재에 주어진 염기서열을 바탕으로 간단한 PCR-RFLP를 한 가지만 설계하여 보라.

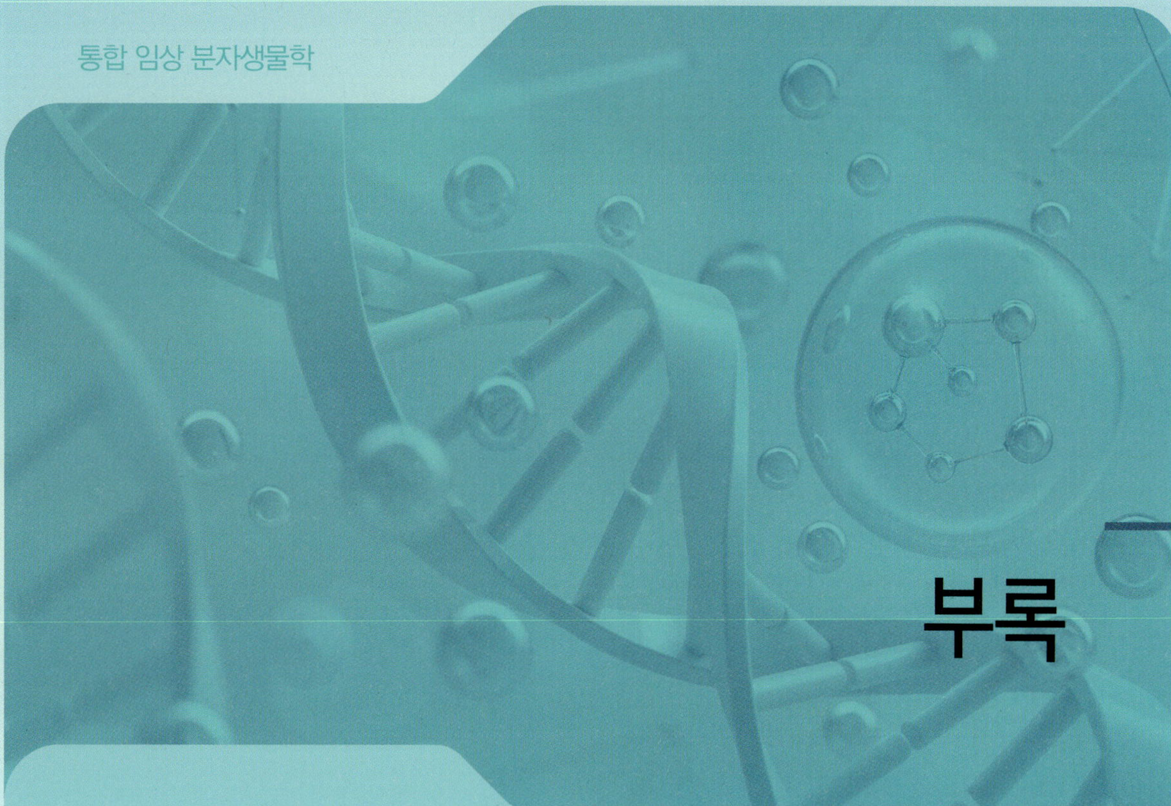

부록

부록 A - 약어, 환산, 참고치

1. 분자량 환산

1 μg of 1 kbp DNA = 1.52 pmol (3.03 pmoles of ends), 1 μg of pBR322 DNA = 0.36 pmol

1 pmol of 1 kbp DNA = 0.66 μg

1 pmol of pBR322 DNA = 2.8 μg

100 pmol of 100 kDa protein = 10 μg

1 kb of DNA(333 amino acids) = 37 kDa protein

10 kDa protein = 270 bp DNA

2. 수치접두어

T = tera = 10^{12}

G = giga = 10^{9}

M = mega = 10^{6}

k = kilo = 10^{3}

m = milli = 10^{-3}

μ = micro = 10^{-6}

n = nano = 10^{-9}

p = pico = 10^{-12}

f = femto = 10^{-15}

a = atto = 10^{-18}

3. 약어

ds	double-stranded (as in dsDNA)
ss	single-stranded (as in ssDNA)
bp	basepair
kb	kilobase: 1,000 bases or basepairs as appropriate
Mb	megabase: 1,000,000 bp
Da	Dalton, the unit of molecular mass; kDa = 1000 Da, MDa = 1,000,000 Da.
M	molarity, moles of solute per liter of solution

4. 핵산 크기 환산[Conversion Factors (DNA Na^+)]

1 kb dsDNA = 6.6 × 10^5 Da

1 kb ssDNA = 3.3 × 10^5 Da

1 kb ssRNA = 3.4 × 10^5 Da

1 MDa dsDNA = 1.52 kb

average mass of dNMP = 330 Da

average mass of dNMP bp = 660 Da

5. 몰(Moles, molar, molarity)

Term	Symbol	Meaning	Example
Mole	mol	Absolute amount of a substance	1 mol = 6.022 × 10^{23} molecules
Molar or Molarity	mol/1 or M	Concentration of a substance in a liquid	1 mol/L = 6.022 × 10^{23} molecules/L = a one molar solution = a solution with a molarity of one

6. Spectral constants for nucleotides (Adapted from Sambrook, et al., 1989)

Compound	Molecular weight(MW)	λ max(pH 7.0)	Absorbance at max(1M solution)
ATP	507.2	259	15,400
dATP	491.2	259	15,400
CTP	483.2	271	9,000
dCTP	467.2	272	9,100
GTP	523.2	253	13,700
dGTP	507.2	253	13,700
UTP	484.2	260	10,000
dTTP	482.2	267	9,600

7. 흡광도 환산

	Nucleic acid	Amount	Molarity(in nucleotides)
1A 260 unit	double–stranded DNA	50 μg/mL	0.15mM
	single–stranded DNA	33 μg/mL	0.10mM
	single–stranded RNA	40 μg/mL	0.11mM
	oligonucleotide	20~30 μg	0.06~0.09mM

8. 핵산순도 측정

For pure DNA: A260/A280 ≥ 1.8

For pure RNA: A260/A280 ≥ 2.0

◆ Note: An A260/A280 ratio of <1.8(DNA) or <2.0(RNA) means the nucleic acid preparation contains contaminations (i.g. protein), or phenol.

9. Recommended agarose gel concentration for resolving linear DNA

% Agarose	DNA size range(bp)
0.40	20,000~30,000
0.75	10,000~15,000
1.00	500~10,000
1.25	300~5,000
1.50	200~4,000
2.00	100~2,500

10. Stains and tracker dyes

Compound	MW	Application	Concentration
Acridine orange	301.8	DNA, RNA stain in gel electrophoresis	1~10 μg/mL in staining solution
Bromphenol blue	670	Gel electrophoresis marker dye	0.01~0.05% in gel loading buffers
Ethidium bromide	394.3	Fluorescent dye for DNA/RNA in density gradients and electrophoresis gels	1 μg/mL in running buffer or staining solution
Xylene cyanol	554.6	Gel electrophoresis marker dye	0.01~0.05% in gel loading buffers

부록 B - 국내 대학병원 진단검사의학과 분자진단검사실 분류별 검사항목

검사영역

- 유전질환
- 종양질환
- 감염질환
- 개인의 다양성
- 세포유전
- 생화학유전

1. 유전질환

A

Achondroplasia, G380R
Agammaglobulinemia, X-linked, BTK sequencing
Agammaglobulinemia, X-linked, 가족검사, BTK
Alagille syndrome, JAG1 sequencing
Alagille syndrome, 가족검사, JAG1
alpha-Thalassemia, HBA1/HBA2 squencing, del/dup
alpha-Thalassemia, 가족검사, HBA1/HBA2
Amyotrophic lateral sclerosis, SOD1 sequencing
Amyotrophic lateral sclerosis, 가족검사, SOD1
Androgen insensitivity syndorme, AR sequencing
Androgen insensitivity syndorme, 가족검사, AR
Aniridia, PAX6 sequencing
Aniridia, 가족검사, PAX6
Antithrombin deficiency, SERPINC1 sequencing
Antithrombin deficiency, 가족검사, SERPINC1
Apo-E genotyping

B

beta-Thalassemia, HBB sequencing
beta-Thalassemia, 가족검사, HBB
BRCA1 sequencing
BRCA1/2,가족검사
BRCA2 sequencing

C

CADASIL, NOTCH3 sequencing
CADASIL, 가족검사, NOTCH3
Citrin deficiency, SLC25A13 sequencing

Citrin deficiency, 가족검사, SLC25A13
Citrullinemia type I, ASS1 sequencing
Citrullinemia type I, 가족검사, ASS1
CMT, GJB1(cx32) sequencing
CMT, MPZ sequencing
CMT, 가족검사, GJB1(cx32)
CMT, 가족검사, MPZ
CMT/HNPP, PMP22 sequencing
CMT/HNPP, 가족검사, PMP22
CMT1A/HNPP, PMP22 dup/del test
CMT2, MFN2 sequencing
CMT2, 가족검사, MFN2
Congenital Insensitivity to Pain with Anhidrosis; HSAN Type IV, NTRK1 sequencing
Congenital Insensitivity to Pain with Anhidrosis; HSAN Type IV, 가족검사, NTRK1
Corneal dystrophy, TGFBI sequencing
Corneal dystrophy, 가족검사, TGFBI
Cystic fibrosis, CFTR sequencing
Cystic fibrosis, 가족검사, CFTR

D

Deafness, GJB2 sequencing
Deafness, MT-RNR1, m.1555A>G
Deafness, MT-TS1, m.7445A>G
Deafness, 가족검사, GJB2
DMD/BMD, carrier test
DMD/BMD, exon del/dup test
DMD/BMD, linkage test
Dopa-responsive dystonia, GCH1 sequencing
Dopa-responsive dystonia, 가족검사, GCH1
DRPLA
DYT1, GAG deletion

E

Early-onset familial Alzheimer disease, PSEN1 sequencing
Early-onset familial Alzheimer disease, 가족검사, PSEN1
Ehlers-Danlos syndrome type IV, COL3A1 sequencing
Ehlers-Danlos syndrome type IV, 가족검사, COL3A1

F

Factor V Leiden thrombophilia, F5, 1691G>A(R506Q)
Familial adenomatous polyposis, APC sequencing
Familial adenomatous polyposis, 가족검사, APC
Familial hemiplegic migraine, episodic ataxia type 2, CACNA1A sequencing
Familial hemiplegic migraine, episodic ataxia type 2, 가족검사, CACNA1A
Familial Hypokalemic periodic paralysis, SCN4A sequencing
Familial Hypokalemic periodic paralysis, 가족검사, SCN4A
FGFR1 sequencing

FGFR1, 가족검사
FGFR2 sequencing
FGFR2, 가족검사
FGFR3 sequencing
FGFR3, 가족검사
Fragile X syndrome (FRAXA), FMR1 PCR & Southern
Friedreich ataxia (FRDA), GAA repeat, PCR & Southern
Frontotemporal dementia, MAPT sequencing
Frontotemporal dementia, 가족검사, MAPT

G

Galactosemia type II, GALK1 sequencing
Galactosemia type II, 가족검사, GALK1
Galactosemia, GALE sequencing
Galactosemia, 가족검사, GALE
Gaucher disease, GBA sequencing
Gaucher disease, 가족검사, GBA
Glycogen storage disease type 3, AGL sequencing
Glycogen storage disease type 3, 가족검사, AGL
GSD1a, G6PC sequencing
GSD1a, 가족검사, G6PC

H

Hemochromatosis, C282Y
Hereditary multiple osteochondromas, EXT1 sequencing
Hereditary multiple osteochondromas, EXT2 sequencing
Hereditary multiple osteochondromas, 가족검사, EXT1
Hereditary multiple osteochondromas, 가족검사, EXT2
Hereditary Non-Polyposis Colon Cancer (HNPCC), MLH1/MSH2 sequencing
Hereditary Non-Polyposis Colon Cancer (HNPCC), 가족검사, MLH1/MSH2
Hereditary spastic paraplegia, SPG3A sequencing
Hereditary spastic paraplegia, 가족검사, SPG3A
Huntington disease
Huntington disease-Like 2 (HDL2)
Hypokalemic periodic paralysis, CACNA1S sequencing
Hypokalemic periodic paralysis, 가족검사, CACNA1S

J

Juvenile Polyposis Syndrome, SMAD4 sequencing
Juvenile Polyposis Syndrome, 가족검사, SMAD4

L

LHON, 4종 (3460, 11778, 14484, 4171)
LHON, MT-ND1, m.3460G>A
LHON, MT-ND1, m.4171C>A
LHON, MT-ND1, MT-MD4, MT-ND6 sequencing

LHON, MT-ND1, MT-MD4, MT-ND6, 가족검사
LHON, MT-ND4, m.11778G>A
LHON, MT-ND6, m.14484T>C
Li-Fraumeni syndrome, TP53 sequencing
Li-Fraumeni syndrome, 가족검사, TP53
Loeys-Dietz syndrome, TGFBR1 sequencing
Loeys-Dietz syndrome, TGFBR2 sequencing
Loeys-Dietz syndrome, 가족검사, TGFBR1
Loeys-Dietz syndrome, 가족검사, TGFBR2
Long QT syndrome, KCNH2 sequencing
Long QT syndrome, KCNQ1 sequencing
Long QT syndrome, SCN5A sequencing
Long QT syndrome, 가족검사, KCNH2
Long QT syndrome, 가족검사, KCNQ1
Long QT syndrome, 가족검사, SCN5A
Low GGT familial intrahepatic cholestasis, ABCB11 sequencing
Low GGT familial intrahepatic cholestasis, ATP8B1 sequencing
Low GGT familial intrahepatic cholestasis, 가족검사, ABCB11
Low GGT familial intrahepatic cholestasis, 가족검사, ATP8B1

M

Marfan syndrome, FBN1 sequencing
Marfan syndrome, 가족검사, FBN1
MELAS, MT-TL1 sequencing
Menkes disease, ATP7A sequencing
Menkes disease, 가족검사, ATP7A
MERRF, MT-TK sequencing
MODY3(maturity-onset diabetes of the young), TCF1 sequencing
MODY3(maturity-onset diabetes of the young), 가족검사, TCF1
MTHFR, 1298A>C
MTHFR, 677C>T
Multiple endocrine neoplasia type 2, RET sequencing
Multiple endocrine neoplasia type 2, 가족검사, RET
Multiple epiphyseal dysplasia, COMP sequencing
Multiple epiphyseal dysplasia, MATN3 sequencing
Multiple epiphyseal dysplasia, 가족검사, COMP
Multiple epiphyseal dysplasia, 가족검사, MATN3
Myoclonus-dystonia, SGCE sequencing
Myoclonus-dystonia, 가족검사, SGCE
Myotonic dystrophy(DM1), DMPK PCR & Southern

N

NARP, MT-ATP6 sequencing
Neurofibromatosis 1, NF1 sequencing
Neurofibromatosis 1, 가족검사, NF1
Neurofibromatosis 2, NF2 sequencing
Neurofibromatosis 2, 가족검사, NF2

Noonan syndrome, PTPN11 sequencing
Noonan syndrome, 가족검사, PTPN11
Norrie Disease, NDP sequencing
Norrie disease, 가족검사, NDP

O

OPMD, PABPN1, GCN repeat expansion
Optic atrophy type 1, OPA1 sequencing
Optic atrophy type 1, 가족검사, OPA1
Ornithine transcarbamylase deficiency, OTC sequencing
Ornithine transcarbamylase deficiency, 가족검사, OTC
Osteogenesis Imperfecta (OI), COL1A1/COL1A2 sequencing
Osteogenesis Imperfecta (OI), 가족검사, COL1A1/COL1A2

P

Pantothenate kinase-associated neurodegeneration, PANK2 sequencing
Pantothenate kinase-associated neurodegeneration, 가족검사, PANK2
Parkinson disease, PARK2 sequencing
Parkinson disease, 가족검사, PARK2
Pendred syndrome, SLC26A4 sequencing
Pendred syndrome, 가족검사, SLC26A4
Peutz-Jeghers syndrome, STK11 sequencing
Peutz-Jeghers syndrome, 가족검사, STK11
Polycystic kidney disease 2, Autosomal dominant, PKD2 sequencing
Polycystic kidney disease 2, Autosomal dominant, 가족검사, PKD2
Pompe disease, GAA sequencing
Pompe disease, 가족검사, GAA
Prader-Willi/Angelman Syndrome, Methylation PCR
Protein C deficiency, PROC sequencing
Protein C deficiency, 가족검사, PROC
Protein S deficiency, PROS1 sequencing
Protein S deficiency, 가족검사, PROS1
Prothrombin thrombophilia, F2, 20210G>A
PTEN hamartoma tumor syndrome (PHTS), PTEN, sequencing
PTEN hamartoma tumor syndrome (PHTS), 가족검사, PTEN

R

Retinoblastoma, RB1 sequencing
Retinoblastoma, 가족검사, RB1 sequencing
Retinoschisis, RS1 sequencing
Retinoschisis, 가족검사, RS1
RETT syndrome, MECP2 sequencing
RETT syndrome, 가족검사, MECP2

S

SBMA (Kennedy disease)
SCA1
SCA17
SCA2
SCA3
SCA6
SCA7
SMA, SMN1 and SMN2 del/dup
SMA, SMN1 sequencing
SMA, 가족검사, SMN1 sequencing
Spastic paraplegia, SPG4 (SPAST) sequencing
Spastic paraplegia, 가족검사, SPG4 (SPAST)

T

Tuberous sclerosis, TSC1/TSC2 Sequencing
Tuberous sclerosis, 가족검사, TSC1/TSC2

U

UGT1A1 sequencing
UGT1A1, 가족검사

V

VHL syndrome, VHL sequencing
VHL syndrome, 가족검사, VHL
Von Willebrand disease, VWF sequencing
Von Willebrand disease, 가족검사, VWF

W

Wilson disease, ATP7B sequencing
Wilson disease, 가족검사, ATP7B
Wiskott-Aldrich syndrome, WAS sequencing
Wiskott-Aldrich syndrome, 가족검사, WAS

2. 종양질환

B

BAALC mRNA, 정량, real-time RT-PCR
BCR-ABL1 rearrangement, 정량, real-time RT-PCR (Major, minor)
BCR-ABL1, drug resistant mutation, sequencing
BRAF, exon 15, sequencing

C

CBFB-MYH11 rearrangment, 정량, real-time RT-PCR

E

E2A-PBX1 (TCF3-PBX1) rearrangement, RT-PCR
EGFR, exon 18-21, sequencing
ETV6-RUNX1 (TEL-AML1) rearrangement, 정량, real-time RT-PCR

F

FLT3, ITD & TKD

G

GST, genotyping

J

JAK2, exon 12 sequencing
JAK2, V617F

K

KIT, mutation, sequencing
KRAS mutation, sequencing

L

Leukemia gene rearrangement (Hemavision), multiplex nested RT-PCR

M

Major BCR-ABL1 rearrangement, RT-PCR
Microsatellite instability (MSI)
Minor BCR-ABL1 rearrangement, RT-PCR

N

NPM1 mutation
NPM1 mutation, mRNA 정량, real-time RT-PCR
NRAS mutation, sequencing

P

PML-RARA rearrangement, RT-PCR
PML-RARA rearrangement, 정량, real-time RT-PCR

R

RUNX1-RUNX1T1 (AML1-ETO) rearrangement, RT-PCR
RUNX1-RUNX1T1 (AML1-ETO) rearrangement, 정량, real-time RT-PCR

3. 감염질환

B

Bacterial Identification, rDNA sequencing
BK virus, 정량검사, real-time PCR
BK/JC virus, PCR
Bordetella pertussis PCR
Borrelia burgdoferi PCR

C

Cytomegalovirus PCR
Cytomegalovirus, 정량검사, real-time PCR

E

EHEC, PCR
Enterovirus, PCR
Epstein-Barr virus, PCR
Epstein-Barr virus, 정량검사, real-time PCR

F

Fungal Identification, rDNA sequencing

H

Hantaan virus PCR
HBV PCR
HBV viral load
HCV viral load
Hepatitis C virus PCR
Herpes simplex virus, PCR
HIV drug resistance mutation, sequencing
HIV viral load
HPV genotyping (DNA microarray test)
Human herpes virus 6 (HHV6) PCR
Human herpes virus 8 (HHV8) PCR
Human papilloma virus, hybrid capture(high risk)

I

Influenza A virus subtyping

L

Legionella pneumophila, PCR

M

M. tuberculosis PCR
Malaria, PCR
Mycobacterium Identification, rDNA sequencing
Mycoplasma pneumoniae PCR

P

Parvovirus B19 PCR
Parvovirus B19, 정량검사, real-time PCR
Pneumocystis jiroveci (*P. carinii*), PCR

R

Respiratory virus, PCR panel

U

Ureaplasma urealyticum PCR

V

Varicella zoster virus PCR

4. 개인의 다양성

A

ABO genotyping
ABO subgroup, ABO sequencing (exon 6,7)

B

BMT monitoring, post-BMT test (STR)

C

CYP2C19, major genotyping
CYP2C9, major genotyping

N

NAT2, major genotyping

R

RhCcEe genotyping

T

TPMT(1) genotyping
TPMT(2) gene sequencing

참고문헌

• 국내 대학병원 진단검사의학과 분자진단검사실 검사종목안내 홈페이지: http://www.snuh-dnalab.or.kr/sub/catalog.php?-CatNo=2

찾아보기

한글

영문

T

U, V, W

기 타

저자소개

강희규 을지대학교 성남캠퍼스 임상병리학과
권기상 원광보건대학교 임상병리과
권순일 (前)대구보건대학교 임상병리과
권혁우 극동대학교 임상병리학과
김동운 전남대학교 산업기술융합공학과
김병원 김천대학교 임상병리학과
김수원 경운대학교 임상병리학과
김예운 인제대학교 임상병리학과
김윤식 동강대학교 임상병리과
김은정 상지대학교 임상병리학과
김정호 부산가톨릭대학교 임상병리학과
김종완 동의과학대학교 임상병리과
박성배 마산대학교 임상병리과
박지애 진주보건대학교 임상병리과
엄용빈 순천향대학교 임상병리학과
유 민 (前)계명대학교 생명과학전공
유성률 세명대학교 임상병리학과
윤경아 대전보건대학교 임상병리학과
이인수 혜전대학교 임상병리과
이지웅 서영대학교 임상병리과
이태희 대구보건대학교 임상병리과
장연희 경남정보대학교 임상병리과
정경태 동의대학교 임상병리학과
정상봉 대경대학교 임상병리과
정석률 남서울대학교 임상병리학과
조윤경 동남보건대학교 임상병리과
최연임 송호대학교 임상병리과
현성희 을지대학교 의정부캠퍼스 임상병리학과
홍승복 충북보건과학대학교 임상병리과

저자와의 협의로 인지생략

Clinical Molecular Biology

통합 임상 분자생물학

《 분자진단 실습편

발 행 일 2025년 6월 1일 1쇄 인쇄
2025년 6월 10일 1쇄 발행

저 자 강희규 권기상 권순일 권혁우 김동운 김병원 김수원 김예운 김윤식 김은정 김정호 김종완 박성배 박지애 엄용빈 유 민 유성률 윤경아 이인수 이지웅 이태희 장연희 정경태 정상봉 정석률 조윤경 최연임 현성희 홍승복

발 행 인 김재민

발 행 처 정문각 JMK
서울특별시 마포구 백범로 104, 봉화빌딩 4층

출판등록 2011년 1월 19일 제2011-000035호

전 화 02)713-0421~3

팩 스 02)704-6265

전자우편 jmk@jmkp.co.kr

홈페이지 www.jmkp.co.kr

정 가 **38,000원**

ISBN 979-11-6260-430-4 93510